U0227829

国医大师张大宁简介

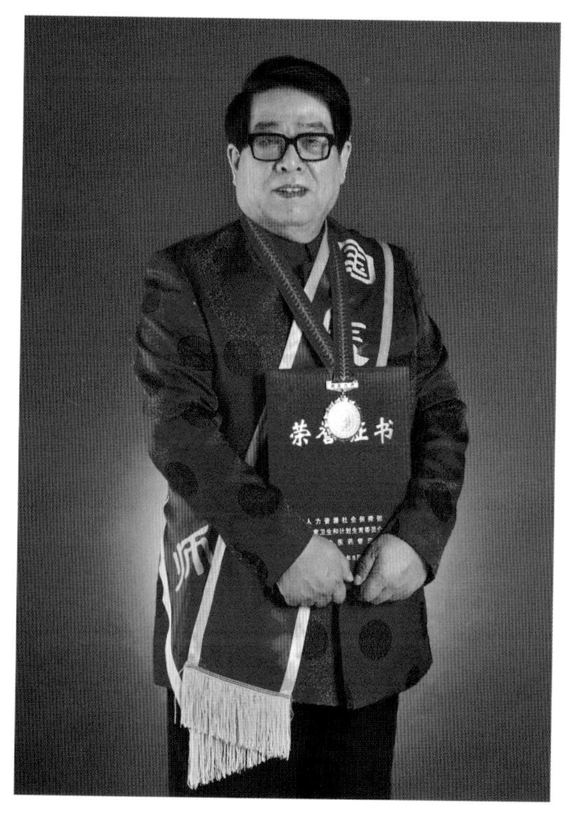

张大宁，生于1944年，天津人，国医大师、中央文史馆馆员、国际欧亚科学院院士、优秀中央保健医生，1998年被授予“张大宁星”。

现任天津市中医药研究院名誉院长、首席专家、天津市中医肾病研究所所长。主任医师、教授、博导、博士后导师、中医肾病学国家授衔专家，首批享受国务院特殊津贴专家，国家卫生和计划生育委员会公共政策专家咨询委员会委员，国家中医药管理局中医药改革发展专家咨询委员会委员。

又任中华中医学会副会长、肾病分会主任委员、中国中医药研究促进会会长、天津中医药学会会长。

曾任第九届、第十届、第十一届全国政协常委，第七届、第八届全国政协委员，第十一届全国政协教科文卫体委员会副主任，第十二届、第十三届、第十四届中国农工民主党中央副主席，第十二届天津市政协副主席，农工党天津市第八届、第九届主委。

作为中医肾病学的奠基人之一，20世纪80年代，张大宁主编了我国第一部

《实用中医肾病学》和《中医肾病学大词典》，提出“肾为人体生命之本”“心-肾轴心系统学说”“补肾活血法”等理论，并以高超的临床疗效赢得广大患者们的赞誉。

多年来，张大宁著述及论文颇丰。出版了我国第一部中医肾病学专著《实用中医肾病学》和《中医肾病学大辞典》，还有其他如《中医补肾活血法研究》《补肾活血法与肾脏疾病》《古今肾病医案精华》《张大宁医学论文集》《中医基础学》《常用中成药》等十余部学术专著，以及发表在国内外重要学术刊物上的百余篇论文，都在中西医学术界产生重要影响，其中有些著作被国外翻译成外文并在国外出版发行。

作为中国中医肾病学的学术带头人，张大宁曾多次主持国际及全国肾脏病学术会议，包括海峡两岸的一些高级学术会议。并应邀赴美国、英国、日本、德国、法国、韩国、澳大利亚以及东南亚等国家著名大学讲学、会诊，广受好评，并为不少外国元首、政要会诊，广受赞誉。

1990 年 8 月，张大宁教授作为大陆首位杰出中医学者应邀赴台湾讲学，半个多月的时间，他走进了台大、荣民总医院、阳明医学院等机构讲学与会诊，广受赞誉，在台湾宝岛引起轰动，使两千多万台湾同胞第一次目睹了大陆中医学者的风采，架起了隔绝四十多年的海峡两岸的第一座桥梁，受到中央领导好评。以后又多次赴台讲学、会诊，深受中国台湾中西医界以及社会上下层的欢迎。

1998 年 8 月，经中国科学院提名，国际天文学联合会批准，将中国科学院发现的 8311 号小行星命名为“张大宁星”，这是世界上第一颗以医学家命名的小行星，被收录世界吉尼斯大全，中国集邮总公司专门发行了纪念首日封。

2013 年，由张大宁亲传弟子张勉之教授主编的 450 万千字五卷精装本《张大宁学术思想文集》正式出版发行。为了祝贺该书的出版和“张大宁星”命名十五周年，全国政协、国家中医药管理局、天津市政协以及中华中医药学会、中国中医药研究促进会等组织了专门大会，现任和曾任党和国家领导人贾庆林、孙春兰、王刚、陈竺、桑国卫、陈宗兴等题字、来电或亲临大会表示祝贺，中国集邮总公司再次专门发行了纪念首日封。

2013 年，李克强总理在中南海紫光阁向张大宁颁发了亲自署名的中央文史馆馆员证书。

2014 年，由人力资源和社会保障部、卫生部和国家中医药管理局三部门共同组织评选，张大宁教授入选第二届国医大师。

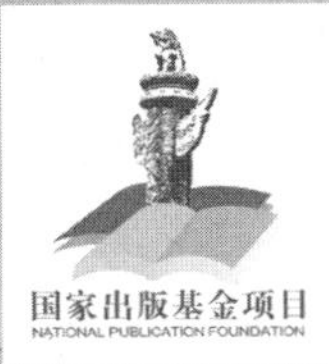

"十二五"国家重点图书出版规划项目

国医大师临床研究

中华中医药学会 组织编写

张大宁中医基础学

张勉之 王耀光 李立 主编

张大宁医学丛书

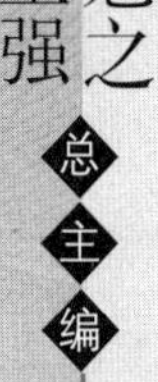

张勉之 范玉强 总主编

科学出版社
北京

内 容 简 介

本书是"十二五"国家重点图书出版规划项目《国医大师临床研究·张大宁医学丛书》分册之一，获得国家出版基金项目资助。编者系统总结了张大宁国医大师对中医基础理论的研究和认识，阐述了其在临床应用过程中对中医理论及经典的体会。

本书可供中医临床医生及科研人员阅读使用。

图书在版编目(CIP)数据

张大宁中医基础学／张勉之，王耀光，李立主编．—北京：科学出版社，2015.12

（国医大师临床研究·张大宁医学丛书）

国家出版基金项目·"十二五"国家重点图书出版规划项目

ISBN 978-7-03-046516-0

Ⅰ．张…　Ⅱ．①张…　②王…　③李…　Ⅲ．①中医医学基础-研究　Ⅳ．①R22

中国版本图书馆 CIP 数据核字（2015）第 285691 号

责任编辑：郭海燕／责任校对：桂伟利

责任印制：赵　博／封面设计：黄华斌　陈　敬

科学出版社 出版

北京东黄城根北街 16 号

邮政编码：100717

http://www.sciencep.com

北京通州皇家印刷厂 印刷

科学出版社发行　各地新华书店经销

*

2016 年 1 月第　一　版　开本：787×1092　1/16

2018 年 5 月第二次印刷　印张：12　插页：1

字数：323 000

定价：68.00 元

（如有印装质量问题，我社负责调换）

《国医大师临床研究》丛书编辑委员会

《国医大师临床研究·张大宁医学丛书》编委会

主　　审　张大宁

总 主 编　张勉之　范玉强

副总主编　张宗礼　车树强　徐　英　张文柱

编　　委　（以下按姓氏笔画排序）

王　莹　王耀光　车树强　司福全

李　立　李树茂　杨洪涛　张文柱

张宗礼　张勉之　张敏英　范玉强

徐　英　焦　剑　樊威伟

《张大宁中医基础学》编写人员

主　　编　张勉之　王耀光　李　立

编　　者　（以下按姓氏笔画排序）

王　莹　王耀光　卢爱龙　田　妮

李　立　李树茂　吴银娜　张文柱

张勉之　贾胜琴　徐　英

《国医大师临床研究》丛书序

2009年6月19日，人力资源和社会保障部、卫生部和国家中医药管理局在京联合举办了首届“国医大师”表彰暨座谈会。30位从事中医临床工作（包括民族医药）的老专家获得了“国医大师”荣誉称号。这是新中国成立以来，中国政府部门第一次在全国范围内评选国家级中医大师。国医大师是我国中医药事业发展宝贵的智力资源和知识财富，在中医药的继承创新中发挥着不可替代的重要作用。将他们的学术思想、临床经验、医德医风传承下来，并不断加以发展创新，发扬光大，是继承发展中医药学，培养造就高层次中医药人才，提升中医药软实力与核心竞争力的重要途径。

为了弘扬中华民族文化，广泛传播和充分利用中医药文化资源，满足中医药人才队伍建设的需要；进一步完善中医药传承制度，将国医大师的学术思想、经验、技能更好地发扬光大。科学出版社精心组织策划了“国医大师临床研究”丛书的选题项目，这个选题首先被新闻出版总署批准为“十二五”国家重点图书出版规划项目，后经科学出版社遴选后申报国家出版基金项目，并在2012年获得了基金的支持。这是国家重视中医药事业发展的重要体现，同时也为中医药学术传承提供良好契机。国家出版基金是国家重大常设基金，是继国家自然科学基金、国家社会科学基金之后的第三大基金，旨在资助“突出体现国家意志，着力打造传世精品”的重大出版工程，在“弘扬中华文化，建设中华民族共有精神家园”方面与中医药事业有着本质和天然的相通性。国家出版基金设立六年以来，对中医药事业给予了持续的关注和支持。

作为我国成立最早、规模最大的中医药学术团体，中华中医药学会长期以来为弘扬优秀民族医药文化、促进中医药科学技术的繁荣、发展、普及推广发挥了重要作用。本丛书编辑出版工作得到了中华中医药学会大力支持。国家卫生和计划生育委员会副主任、国家中医药管理局局长、中华中医药学会会长王国强亲自出任丛书主编。

作为中国最大的综合性科技出版机构，60年来科学出版社为中国科技优秀成果的传播发挥了重要作用。科学出版社为本丛书的策划立项、稿件组织、编辑出版倾注了大量心血，为丛书高水平出版起到重要保障作用。

本丛书同时还得到了各位国医大师及国医大师传承工作室和所在单位的大力支持，并得到各位中医药界院士的支持。在此，一并表示感谢！

本丛书从重要论著、临床经验等方面对国医大师临床经验发掘整理，涵盖了中医原创思维与个性诊疗经验两个方面。并专设《国医大师临床研究概览》分册，总括国医大师临床研究成果，从成才之路、治学方法、学术思想、技术经验、科研成果、学术传承等方面疏理国医大师临床经验和传承研究情况。这既是对国医大师临床研究成果的概览，又是研究国医大师临床经验的文献通鉴，具有永久的收藏和使用价值。

文以载道，以道育人。丛书将带您走进“国医大师”的学术殿堂，领略他们深邃的理论造诣，卓越的学术成就，精湛的临床经验；丛书愿带您开启中医药文化传承创新的智慧之门。

《国医大师临床研究》丛书编辑委员会

2013 年 5 月

陈 竺 序

中国医药学是一个伟大的宝库，是中华民族传统文化的重要组成部分。几千年来，对中华民族的繁衍昌盛和世界医学的发展都作出了巨大的贡献，是世界医学宝库中的一块璀璨的瑰宝。

中医学之所以称之为“伟大的宝库”，一方面它有着独立的系统完整的理论体系；另一方面还有着极其丰富、行之有效的临床实践经验。而这些理论和经验，除了记载在《黄帝内经》《伤寒论》《金匮要略》《神农本草经》四部经典和历代不少名家的医学著作中，还存在于众多的老中医的经验之中，所以完整地继承、整理、研究、发扬他们卓有成效的临床经验和理论，实是当务之急。

国医大师张大宁是我国著名中医学大家、国医大师、中央文史馆馆员、国际欧亚科学院院士，多年从事中央领导的医疗保健工作，学术功底深厚，临床经验丰富，尤其在中医肾病学的理论和实践方面造诣颇深。他曾在20世纪80年代主编了我国第一部《实用中医肾病学》和《中医肾病学大辞典》，科学严谨地规范了“中医肾病”的概念、范围及辨证论治的基本规律，并提出“肾为人体生命之本”“心–肾轴心系统学说”“补肾活血法”等理论，被誉为中医肾病学的奠基人之一，是一位被医学界和社会公认的、有着高超医术的中医大家。1998年，经中国科学院提名，国际天文联合会命名“张大宁星”，这是世界上第一颗以医学家命名的小行星。

大宁教授医德高尚，严格律己，善待病人。无论是高官政要、亿万富翁，还是平民布衣、贫困百姓，他都一视同仁，奉为至亲。他经常以孙思邈的《大医精诚论》来要求自己和教育学生，这种崇高的医德在医界和社会上传为佳话。

大宁教授是中国农工民主党党员，曾担任过第十二届、第十三届、第十四届农工党中央副主席，第九届、第十届、第十一届全国政协常委，第七届、第八届全国政协委员，并担任过第十一届全国政协教科文卫体委员会副主任，以及农工党天津市主委、天津市政协副主席等职务。作为担任过中央及地方领导的参政党党员，多年来他不仅努力敬业，做好自己的本职工作，而且积极参政议政，为中央及地方提出很多有价值、有建设性的意见和建议，受到中央领导的多次表扬。

大宁教授有很多名誉，但他从不自傲，总是谦虚待人，礼贤下士。此次《国医大师临床研究·张大宁医学丛书》的出版，凝聚了他及传承弟子的心血，我衷心地祝贺他，愿我们的医学同道及广大农工党员学习他的高尚医德和敬业精神，为我国医学卫生事业的发展做出新的贡献。

即将付梓，是为序。

全国人大常委会副委员长
中国农工民主党中央主席
中华医学会会长
陈竺

2015年11月

邓铁涛序

日前，大宁教授送来他弟子张勉之和范玉强等主编的《国医大师临床研究·张大宁医学丛书》的部分书稿，大体浏览了一下，注意到他说的这样一段话，我很同意。“中医学，从学科的属性来讲，属于自然科学中应用科学的范畴，即属于医学的范畴。但由于它在形成和发展的漫长历史过程中，所具有的特殊历史背景和条件，使其具有浓厚的、中华民族传统文化的底蕴和内涵。中医学是一门独立于现代医学之外的，系统完整的医学科学体系”，这段话既讲明了中医学有关“科学与文化”的双重属性，又讲明了中医学作为一门系统、完整，而又有着自己特色和优势的学科体系，独立地屹立于世界医学之林。

中医学之所以称为伟大的宝库，除了具有自己独特系统的理论体系和临床经验之外，还有着《黄帝内经》《伤寒论》《金匮要略》《神农本草经》等四大经典，及数以千计的历代医家著作。除此之外，还有着数以万计的老中医，这些老中医不仅有着丰富的临床实践经验，而且还有着自己独特的学术思想，总结、整理这些十分宝贵的资源、实是当今中医界的重要任务。

张大宁是我国第二届国医大师，对于我们这些耄耋之年、期颐之年的首届国医大师来讲，属于“小一辈”的国医大师，大宁教授是我国著名的中医大家，多年从事中医肾病学的研究，在中医肾病学的形成和发展中，作出了巨大的贡献，是中医肾病学的奠基人之一。大宁教授有着深厚的中医理论功底，和丰富的临床经验，多年坚持在中医临床工作第一线，以高尚的医德和高超的医术，赢得广大患者的赞誉。此外，他坚持教书育人，言传身教，提携后人，培养了一批又一批的中医高档人才。同时，他坚持临床与科研相结合，在中医肾病研究领域取得了很大的成果。

这里要特别提到大宁教授的亲传弟子张勉之，他从现代医学角度对大宁教授的临床经验，尤其是“补肾活血法”的机理进行了系统的研究，取得了不少的成绩，有力地证实了其科学基础和内涵。

最近，大宁教授的弟子们将其老师多年来积累的临床经验、学术思想、科研成果和心得体会编成大作出版，很有意义，必会推动中医学的发展，促进中医药的传承与创新，作为老一代的中医，我衷心的祝福他们。

谨以此为序。

邓铁涛

2015. 10

传承好中医 发展好中医

——写在《张大宁医学丛书》出版的时候

《张大宁医学丛书》即将付梓了，丛书编者请我写序，我想了想，写点想法，取名“传承好中医发展好中医”，放在丛书正文的前面，算是一点感悟吧。

时间真快，我现在已经是一名七十多岁的老人了，可以说干了一辈子中医，几乎每一天都没闲着，看病、看书、写书、学习，医、教、研忙个不停，看过的病人可以说“数以十万计”，在长期、大量的临床实践中，总结了一些行之有效的经验，也悟出了一些有关中医理论上的问题，学生们整理起来，编套丛书，算作为一次总结，和同道们的交流吧。

我们常说：“中医药学有着几千年的悠久历史，长期以来，在中华民族的繁衍昌盛上作出了巨大的贡献”，我想这是无疑的。但如何看待这门学科，如何评价这门学科，人们看法上却不尽相同。与此，我在2007年3月，在向时任中共中央总书记、国家主席胡锦涛汇报中医工作时，有过这样一段话：“中医学，从学科的属性来讲，属于自然科学中应用科学的范畴，即属于医学的范畴。但由于它在形成和发展的漫长历史过程中，所具有的特殊历史背景和条件，使其具有浓厚的中华民族传统文化的底蕴和内涵”。意思是说，中医学具有“医学”和“文化”的双重属性，我想这是西医所不具备的。正是因为如此，所以中医学算作“国学”的一部分，可以申请世界的“非遗”；也正是如此，中医学要讲传承，要带徒，要评大师，要读经典。纯属自然科学的学科，是“新的代替老的”，“读最新的、学最新的、用最新的”，而“文化”则不然，“文化”是讲经典，讲“新的老的并存，百花齐放”，《诗经》是诗歌的经典，但没有人分析“唐诗是超过了诗经，还是不如诗经”，没有人分析“现代诗是超过了唐诗，还是不如唐诗”，“文化”需要的是“新的继承老的、发展老的，但新的老的都要存在，要讲传承”，这也许能回答一些西医经常问的问题：“为什么中医总是要读古书?”

当然，我要说的一点是，中医学虽然是具有传统文化属性，但它根本的属性是“医学”，换言之，是一门防病、治病的科学。我常讲：“广义的临床疗效，包括防病、治病、康复、养生、延年益寿等，是任何一门医学的根本宗旨与归宿，离开了这点，作为一门医学将不复存在”，中医学也是如此。两千多年来，中医学之所以产生、所以发展，其根本的原因在于它的“疗效”，在于它能防病治病，能养生，能益寿，如果没有这些，它也就早已灭亡了。但由于前面所说的中医学的特点，中医学的双重属性，所以中医学作为世界医学宝库的一部分，它的“宝”

不仅仅在于当代的医疗实践中，而更多的在于中医学的四大经典，在于中医学的历代医学著作，在于现代老中医的经验之中。

不久前，中国中医科学院85岁的屠呦呦研究员荣获2015年诺贝尔生理学或医学奖，作为中国大陆第一位诺贝尔自然科学奖的获得者，像是一声惊雷，震动整个神州大地，中国人期盼百余年的梦想变成了现实，除了兴奋、激动、高兴之余，又会带来哪些思考呢？我想会很多、很多，但无疑，其中一条重要的思考是：这第一个诺贝尔奖来自于中医，来自于中药，来自于晋代葛洪的《肘后备急方》，一本看起来不显眼的小册子，“肘后”即放在袖子里，“备急”是医生、老百姓都可以“备急”，“方”即中药方剂、药物，《肘后备急方》充其量不过是一本“可以放在袖子里”的“简明内科急救手册”，传承下来，发展出去，却成了每年可以救活数百万人生命的无价之宝，要知道，这只是数以千计、数以万计的中医药著作中的“一本小书”，沧海之一粟，能量竟然如此之大，那整个中医药学的宝库中该有多少“宝”呢？该在世界医学的发展中作出多大的贡献呢？我想，再往大处想，再往远处想，再大也不为大，再远也不为远，真正的宝库啊！

我常和学生们讲：“读经典、读历代医学著作，学老中医经验，多临床、多实践、多总结”，这是学中医、用中医、传承中医、发展中医的必由之路，要系统完整的传承好中医，才能科学创新的发展好中医，我们鼓励西医学中医，鼓励中西医结合，鼓励多学科的专家们加入到研究中医、发展中医的队伍中来。

中共中央总书记、国家主席、中央军委主席习近平非常重视中华民族传统文化的继承与发扬，重视作为中华民族传统文化一部分的中医药的传承与发展，习主席指出：“中医药学凝聚着深邃的哲学智慧和中华民族几千年的健康养生理念及其实践经验，是中国古代科学的瑰宝，也是打开中华文明宝库的钥匙”。这是总书记站在战略的高度，对中医药学所做的最科学、最准确的评价，也是对中医药学最重要的指示。

2014年10月30日，中共中央政治局委员、国务院副总理刘延东在人民大会堂接见第二届国医大师时，曾做过一段中医学整体定位与发展的重要指示：“要把中医药这一独特的卫生资源发展好，潜力巨大的经济资源利用好，具有原创优势的科技资源挖掘好，优秀的文化资源弘扬好，重要的生态资源维护好”，这一段精彩的论述，不仅给悠久的中医药学以科学、完整地定位，而且又以简练、准确的语言对中医药学的发展予以高度的概括。所以后来国家中医药管理局让我代表30位国医大师发言时，我以四个“非常”表达了大家的感想和体会，即“非常科学、非常全面、非常严谨、非常准确地表明了中医药学的特色和优势，表明了中医药学在我国医疗卫生事业中的重要作用，表明了中医药学作为原创医学在人体生命科学中的重要内涵，表明了中医药学在中华民族传统文化中的重要位置，表明了中医药学在我国经济、文化、科教，乃至整个社会发展中所作出的，和将进一步做出的更大更重要的贡献”。

在这篇感悟文章的最后，我愿以下面一段发自内心的话，与同道们共勉：

我们生活在条件最好的年代里，有这么好的民族，这么好的国家，这么好的制度，这么好的领导，这么好的传统文化，这么好的中医遗产，这么好的老中青结合的队伍，让我们团结起来，“坐下来，安下心，念好书，实好践，多看书、多临床、多研究、多总结”，把我们中华民族传统文化中的瑰宝中医学，系统完整地继承下来、传承下去，科学创新地发展开来，为中国人民、世界人民的健康事业作出贡献，为世界医学宝库增添一份绚丽多彩的礼物。

谢谢大家。

張大寧

2015 年 11 月

总 前 言

张大宁，我国著名的中医学大家、中医临床家、中医教育家、中医肾病学专家、国医大师、中央文史馆馆员、国际欧亚科学院院士。从20世纪90年代至今，张大宁连续担任中央保健医生，负责中央领导的医疗保健工作，被中央授予优秀中央保健医生，予以表彰。张大宁现任天津市中医药研究院名誉院长、首席专家，天津市中医肾病研究所所长。主任医师、教授、博导、博士后导师、中医肾病学国家授衔专家、首批享受国务院特殊津贴专家、国家卫生和计划生育委员会公共政策专家咨询委员会委员、国家中医药管理局中医药改革发展专家咨询委员会委员。同时，还兼任中华中医药学会副会长、肾病分会主任委员、中国中医药研究促进会会长、天津市中医药学会会长、天津市老卫生科技工作者协会会长，以及《中医杂志》《中华中医药杂志》等十余种专业学术期刊的编委会主任、副主任。

作为中医肾病学奠基人之一的张大宁教授，在20世纪80年代，就主编了我国第一部《实用中医肾病学》和《中医肾病学大辞典》，科学、严谨地规范了“中医肾病”的概念、范围，及辨证论治的基本规律，从而“中医肾病学”从中医内科学中科学地分离出来，形成一门独立的，系统完整的中医临床学科。其中，他提出的“肾为人体生命之本”“心-肾轴心系统学说”“肾虚血瘀论和补肾活血法”等理论，已被中西医学术界所公认。尤其是“补肾活血法”的理论，经过三十余年中西医多学科的共同研究，现已在100多种病症中得到广泛使用，获得满意的效果。为此，经全国科协、国家中医药管理局、民政部批准，中华中医药学会于2011年成立了全国自然科学二级学会——中医补肾活血法分会，这是第一个以“个人提出的治法”命名的医学会。张大宁治疗各种肾脏疾病，如慢性肾炎、慢性肾盂肾炎、肾病综合征、糖尿病肾病、慢性肾衰竭等，有着卓著的疗效，在全国乃至国际上都享有盛名。几十年来，经他治愈的患者数以万计，不少国家元首政要都慕名求诊。他医德高尚，严格律己，对待病人，都一视同仁，奉为至亲。门诊看病时，他经常从早上八点看到半夜，仔细认真、一丝不苟，病人感动万分。几十年来，他几乎每天不离病人，有求必应。用他自己的话说；“从个体上、现象上看，是病人求医生；但从整体上、本质上看，是医生求病人。脱离了病人，医生就失去了存在的价值”。

科研方面，张大宁多年从事中医药治疗肾脏疾病的临床与基础研究，他强调“在临床实践有效的基础上，从事基础研究”。作为首席专家，负责国家“十五”“十一五”“十二五”“十三五”的课题多项，其研究成果证实，中医药对于肾小球硬化、间质纤维化、小管萎缩以及血管病变等，都有着良好的效果，从而打破了西医“不可逆”的理论，也为其他脏器硬化和纤维化的治疗提供了新的思路。其领衔研究的“肾衰系列方治疗慢性肾衰竭的临床与实验研究”“TNF-α 对肾间质纤维化细胞表型变化的影响及补肾活血法对 TEMT 的抑制作用”“补肾活血法在肾间质纤维化上的应用研究”“补肾活血法治疗系膜增生性肾小球肾炎的临床与基础研究”等，先后荣获国家各级科技进步一等奖、二等奖等十余项科技成果奖及多项发明专利。他研制的“肾康宁胶囊”“补肾扶正胶囊”“活血化瘀胶囊”“补肾止血胶囊”“肾衰排毒胶囊”“糖肾康胶囊”等二十余种成药，疗效显著，驰名国内外。其他如“碳类药”在慢性肾衰中的应用；中药“脱钾”技术在高血钾患者中的应用等，都堪称国内外一流水平。

1990 年 8 月，张大宁作为首位大陆杰出中医学者赴台湾讲学会诊，破冰之旅，架起了海峡两岸医学交流的第一座桥梁，受到台湾两千多万同胞和中西医界的热烈欢迎，以后又多次赴台，为两岸交流作出重大贡献，受到中央领导的表扬。

1993 年，张大宁用个人款项建立了“张大宁传统医学基金会”，以弘扬祖国传统医学，发扬中医肾病事业。张大宁积极培养接班人，作为博士生导师、博士后导师和国医大师，多年来在全国各地建立了数十个工作站，培养了一批又一批的学术接班人，形成完整的学术梯队。

1998 年 8 月，经中国科学院提名，国际天文学联合会批准，将中国科学院发现的 8311 号小行星命名为“张大宁星”，这是世界上第一颗以医学家命名的小行星，为此被选入世界吉尼斯大全，中国集邮总公司特别发行了纪念首日封。

此外，张大宁作为国学大师，对中华民族的传统文化，对国学，尤其是“经学”，有着深厚的功底和研究，他有自己撰写的 96 字的治家格言和各种教人诲人的警句名言，使后学者，包括子女和学生，都能“做人正，做事强，人忠厚，人包容”，以下仅将张大宁的《治家格言》摘录于下，作为本书总前言的结束语以自勉。

张大宁治家格言；书香门第，诗礼传家；孝悌为首，忠厚为佳；实力立足，事业为重；勤奋好学，若谷为大；人生挑战，笑而相迎；难得糊涂，粗旷儒雅；宏观人世，似与非似；业绩昭昭，为本中华；女子贤惠，端庄规范；敬老爱夫，教子淑达；家庭和睦，老幼各宜；代代相传，兴旺发达。

《张大宁医学丛书》总主编　张勉之
范玉强

2015 年 11 月

前　言

本书是张大宁老师系统论述中医基础理论的一篇精彩力作。张老师对于中医学的学科归属、学科特点、学科体系等，曾有过一段非常精彩的论述：“中医学从学科的属性来讲，属于自然科学中应用科学的范畴，但由于它的形成和发展过程中的特殊历史背景和条件，使其具有浓厚的传统文化的底蕴和内涵。它是一门独立于现代医学之外的完整的医学科学体系。”在这段论述中，既谈了中医学的“自然科学”和“医学”属性，又谈了它的“传统文化”特色和优势，尤其谈到了它“独立于现代医学之外的完整的医学科学体系”，换言之，中医学是一门独立的、系统的、完整的医学科学体系。

张大宁老师认为，中医学可分为基础与临床两大部分，临床部分自然有内科、外科、妇科、儿科、针灸科、骨科等诸多学科；而基础部分则由三根支柱构成，即中医基础学、中医诊断学和中药方剂学。中医基础学主要讲述中医学的生理、病理、病因、治疗大法等；中医诊断学则介绍中医学望、闻、问、切的诊察疾病方法，以及判断疾病的性质、阶段，也就是辨证论治的方法等；中药方剂学则主要讲述中药的性能、功效及方剂的配伍等。这三根支柱的融会贯通，交叉使用，即为临床各科病症的治疗、预防、保健、康复等打下坚实的基础。正如孩子们玩的积木一样，灵活多变的积法，构成了丰富多彩的临床各科。

在这部书中，张大宁教授以其扎实的基本功，渊博的中医理论知识和对于中医学理论深刻的、入木十分的理解，简要系统地介绍了阴阳五行学说、脏象经络学说、病因病机学说，以及中医的预防原则和治疗原则，平铺直述中引经据典、旁征博引，传统中医理论的讲述中，附录了大量国内外的最新研究进展，有些论述却是中医理论中的“独树一帜”，读起来让人耳目一新。如对于“疾病”概念的论述，健康、疾病、死亡关系的表格归类，“阴阳学说中医学应用示意图”，“肾与命门的论述”，“心、肝、脾、肺与血的关系”，“气的生理功能表述”等，在20世纪80年代，确有极其独到之处，如今不少理念已被中医学术界所收纳，成为中医学基础理论的一部分。

中医学和任何一门学科一样，基础理论是整个学科的基石，要学好这门学科，必须首先学好它的基础理论，所以要继承发扬张大宁的学术思想，这本书的重要位置就可想而知了。

张勉之

2015 年 11 月

目　录

《国医大师临床研究》丛书序

陈竺序

邓铁涛序

继承好中医 发展好中医

总前言

前言

绪　论

中国医药学是我国优秀文化的一个重要组成部分，已有数千年的历史，是中国人民长期同疾病作斗争的极为丰富的经验总结，是在古代朴素唯物论和自发辩证法思想的影响和指导下，通过长期的医疗实践，而逐步形成的独特医学理论体系，为中国人民的保健事业和中华民族的繁荣昌盛，为世界医药学的发展作出了巨大的贡献。

中医学从学科的属性上讲，属于自然学科中应用学科的范畴，即属于医学的范畴，仅就这一点而言，中医学和现代医学是没有区别的。但中医学由于在形成和发展中所具有的特殊历史背景和条件，又使其具有浓厚的中华民族传统文化底蕴和内涵，这也就构成了中医学与现代医学不同的地方。前者为中医学的根本属性，后者为中医学的辅助属性。

也可以说，中医学是独立于现代医学之外的完整系统的医学科学体系。换言之，中医学有自己独特的生理学、病理学、诊断学、药物学，以及内科、外科、妇科、儿科等完整的临床分科。同时，还有着自己独特的养生、保健、防病、延年益寿等方面的科学理论和方法，所以说，中医学是一门系统完整的医学科学体系。

一、中医学理论体系的形成和发展

（一）中医学理论体系的形成

中医学是研究人体生理、病理、疾病的诊断和防治的一门学科，它有独特的理论体系和丰富的临床经验。中医学的理论体系受我国古代的唯物论和辩证法思想——阴阳五行学说的深刻影响，它是以整体观念为指导思想，以脏腑经络的生理和病理为基础，以辨证论治为诊疗特点的独特医学理论体系，是一门发源于中国的传统医学。

严格地讲，有了人类便有了“医药活动”，人们在同大自然作斗争的过程中，在为了生存、生活的各种实践中，会有意识、无意识地进行一些“医药活动”，如按摩推拿、砭石针灸、服用各种植物等，久而久之，便积累了一些“医药经验”，但这绝不是“中医学”，换句话说，远远未构成一门“学科”。据近代学者考据，中医学的学术体系形成大约在春秋战国至秦汉时期，我国从公元前21世纪进入奴隶社会以后，人们对疾病的认识随着医疗实践的增多而不断发展。从近代出土的文物来看，早在3000多年前商代的甲骨文中就有关于医药卫生的记载。到了西周、春秋时代，我们的祖先对疾病的认识又进一步深化，已积累了较为丰富的医疗实践经验，为中医药学理论体系的形成奠定了丰富的实践基础，这是中医学形成的根本。我国古代自然科学，如天文、历法、气象、农业、数学等方面的知识对中医药学的渗透和影响，为中医药学理论体系的形成奠定了科学技术的基础，尤其值得提出的是，春秋战国时期盛行的阴阳五行学说、精气学说等具有朴素唯物论和自发辩证法思想的古代哲学学说，为中医药学理论体系的形成奠定了哲学思想和方法论的基础。这三种基础的有机结合和相互渗透，使祖国医药学产生了质的飞跃，由感性到理性、由实践到理论，从而形成了一个完整的医学理论体系。其理论体系形成的标志是《黄帝内经》的问世。

《黄帝内经》包括《灵枢》、《素问》两部分，它是以阴阳五行学说为理论工具，以整体观念为主导思想，来解释人体内外和环境的统一关系，系统地阐述人体解剖、生理、病理、经络、诊断、治疗、预防、长寿等问题，从而奠定了祖国医学的理论基础。它在阐述医学理论的同时，还对当时哲学领域的一系列重大问题，如阴阳、五行、精气、天人关系、形神关系等进行了深入的探讨。它一方面用当时的先进哲学思想为指导，研究中医药学，从而推动了医学科学的发展。另一方面又在医学科学发展的基础上，丰富和提高了哲学理论，把先秦以来的唯物主义哲学思想向前推进了一步。今天看来，《黄帝内经》中的许多内容已大大超越了当时的世界水平。在形态学方面，关于人体骨骼、血脉的长度，内脏器官的大小和容量等记载，基本上是符合实际情况的。如书中记载食管从会厌至胃长 1.6 尺，大小肠共长 5.3 丈（大肠 2.1 丈、小肠 3.2 丈），广肠 2.8 尺，食管与肠的比是 1∶35，现代解剖则是 1∶37，两者非常接近。在血液循环方面，提出心主血脉，认识到血液在脉管内是流行不止、环周不休的，并从刺血射与不射来分辨血之清浊，这与动静脉的实际情况是符合的。以上这些认识比美国哈维在公元 1628 年（明·崇祯元年）经过 17 年的时间发现的心脏维持血液在体内循环的作用要早 1000 多年。《黄帝内经》一书至今还有效地指导着中医的临床实践，所以被奉为经典。

这里要特别指出的是孔子儒家学说对中医学的影响，儒家学说的核心是一个“仁”字，而孔子提出的“剖尸不仁”的思想实际上影响了中医解剖学的发展，这也就逼迫着中医学向“临床经验的积累”，“以哲学思想分析、研究、归纳”和“通过信息的输入、输出来分析人体黑箱内的变化”等发展，从而形成了自己独特的理论体系。

（二）中医学理论体系的发展

《黄帝内经》之后，随着社会政治、经济和科学文化的发展，中国医药学也得到了相应的提高和发展，大量具有丰富内容的医学著作不断出现，成为不同时期的主要标志。

《难经》是一部可与《黄帝内经》媲美的古典医籍，相传为秦越人所著，成书于汉之前，内容十分丰富，包括生理、病理、诊断、治疗等各方面，补充了《黄帝内经》之不足，与《黄帝内经》一样，成为后世指导临床实践的理论基础。

东汉时期，中国出现了被誉为“医圣”的著名医学家张仲景，他“勤求古训，博采众方”，在继承过去的基础上，进一步总结了当时的医学成就，结合自己的临床经验，写成了《伤寒杂病论》（即后世的《伤寒论》和《金匮要略》）。这本著作以六经辨证、脏腑辨证的方法对外感疾病和内伤杂病进行诊治，确立了辨证论治的理论体系和治疗法则，为临床医学的发展奠定了基础，成为中医学的又一部经典。

张大宁老师经常说，张仲景《伤寒杂病论》的出现及贡献，绝对不仅仅是“经方”的高超疗效，重要的或者说他最大的贡献在于确立了中医“辨证论治”的诊疗理论和方法。具体地说，张仲景是第一位将临床上一些零散的症状、体征（如舌脉等），用中医的基础理论（主要是内经中的一些内容）进行分析后，归纳、升华为各个不同的“证型”，包括外感病和杂病，并对这些证型之间的传变、转变、变化进行了论述，从而奠定了中医辨证论治理论体系的基础，也为后世树立了典范。今天，我们之所以还沿用这套理论体系和临床治疗方法，最原始的鼻祖就是张仲景，所以我们中医药学术界，再如何推崇、崇敬、抬高张仲景“医圣”的地位，都是不为过的。

在《黄帝内经》和《伤寒杂病论》的基础上，历代医家均从不同角度发展了中医药学，形成了各具特色的医学流派。其中金元四大家就是典型的代表。刘完素以火热立论，力倡“六气皆从火化”之说，用药多主寒凉，被称为“寒凉派”。张子和力主“攻破”，主张“邪去则正安”，治当用汗、吐、下三法以攻邪，被称为“攻下派”。李东垣提出“内伤脾胃，百病由生”，治疗重在升补脾阳，被称为“补土派”。朱丹溪提出“阳常有余，阴常不足”之论，治病应滋阴降火为主，被称为“养阴派”。上述四家之说各有创见，在理论和治疗上均有独到之处，对中医学理论的发展，起到了促进作用。

明清时代，温病学派的兴起，标志着中医传染病学的高度发展，吴又可著《温疫论》，叶天士著《外感温热篇》，吴鞠通著《温病条辨》，薛生白著《湿热病篇》，王孟英著《温热经纬》，明确地提出了“戾气”致病的新概念，创立了以卫气营血、三焦为核心的一套比较完整的温病辨证论治的理论和方法，从而命名了温病学并形成了完整的理论体系。温病学说对完善中医学理论体系、促进中医药学的发展做出了巨大贡献。

此外，清代医学家王清任著《医林改错》，重点发展了瘀血致病的理论，对中医病学理论和临床的发展也有一定的贡献。

新中国成立以后，在中国共产党的正确领导下和中医政策的光辉照耀下，广大中医药及其他科学工作者，继承古代经验，发展中医药学，使古老的传统医学在理论和临床实践上都有了很大的进步。

在中医基础理论研究方面，如对于经典古籍、历代古籍的整理校译；用现代科学方法对经络学说实质的研究；活血化瘀法的现代医学研究；各种有效方剂、药物的研究；临床各种常见病的辨证论法规律的研究等，都取得不少重大的进展，也就越来越受到世界各国的重视，一个世界性的“中医热”正在逐渐兴起。

二、古代中医药学的重大成就

中医药学历史悠久，成就卓著。不少理论、著作、临床经验均为世界之最，影响甚广。以下仅举古代中医学的一些成就，以管窥豹。

（一）最早的麻醉法和开腹术

世人皆知的三国时代名医华佗，是我国外科学的鼻祖。他一生的贡献很多，但最大的发明当推麻醉法和开腹术。中药麻醉剂麻沸散是他研制的，用这种麻醉剂可使患者很快失去知觉，然后施以剖腹手术。《后汉书·华佗传》曾记载他以该药施行了全身麻醉剖腹手术三例，可见他医术的高明。

（二）最早的药物学专著——《神农本草经》

据记载，本书可能为汉魏时代的作品，托名神农所著。本书中收载药物365种，除重复的药物外，实收347种，其中植物药237种，动物药65种，矿物药45种。药物按作用分上、中、下三品（即三类），上品补身养命，中品养性补虚，下品专以治病。这种根据药物作用分类，而不是依据自然形态分类的方法在当时也是很先进的。书中对每味药物的性味、功效、别名、产地等都有较详细的记叙，形成了较为系统的理论。《神农本草经》中记载的不少药物，如麻黄定喘，常山截疟，黄连、白头翁治痢等，至今仍有效地运用于临床。其中用水银治疗皮肤病的记载，要比阿拉伯和印度早500~800年。

（三）最早的脉学专著——《脉经》

切脉诊断疾病是中医学的独特诊断方法，据史书记载，最迟在周代便有了切脉辨病的方法。《周礼》中曾述医生通过切脉分析人体内脏病变的史实。汉代张仲景亦曾记载了十几种病理脉象。至晋代王叔和，继承了前人切脉经验，结合自己的体会，编著了最早的一部脉学专著——《脉经》。全书分10卷98篇，归纳了浮、芤、洪、滑、数、促、弦、紧、沉、伏、革、实、微、涩、细、软、弱、虚、散、缓、迟、结、代、动 24 种脉，对每一种脉都系统地阐述了形态、脉理及辨证方法，是一部全面、系统地论述脉学的承先启后的专著，成为中医脉学的经典著作。

《脉经》大约在 11 世纪初传入欧洲，影响阿拉伯医学，阿拉伯名医阿维森纳的医典中有关切脉的部分，就是接受了王叔和《脉经》的知识。

（四）现存最早一部针灸学专书——《针灸甲乙经》

针灸起源很早，在《内经》中已经有了较详细的针灸论述。晋・皇甫谧根据《素问》、《灵枢》、《明堂孔穴针灸治要》三书中有关针灸部分结合自己的经验总结而著《针灸甲乙经》，共分 12 卷，128 篇。《针灸甲乙经》为祖国医学史上第一次总结针灸的专书，它对后世的影响很大，从晋至唐、宋有关针灸专书基本上都在《针灸甲乙经》的基础上发展而来。

《针灸甲乙经》在唐朝传入日本，所以后来日本、朝鲜、法国针灸学所用的经穴部位，基本上都源于本书。其对世界针灸医学的影响很大。

（五）最早的病因病理学专著——《诸病源候论》

《诸病源候论》是公元 610 年隋・巢元方等编著的，此书总结了魏晋以来的医疗经验，详述了种种疾病的病源和症状，包括诊断和养生导引。全书共分 50 卷 67 门，列病候 1700 多条。

书中对感染寄生虫病与饮食有关的记载，是很宝贵的。如寸白虫是吃不熟的牛肉所致。对蛔虫、蛲虫、绦虫已能从形态上鉴别。又如对过敏性皮肤并漆疮的形成，认为与人的素质有关。书中对麻风、天花的描述比较正确。如对天花（伤寒登痘疮）的描述，认为系“伤寒热毒气盛，多发疱疮，其疮色白或赤，发于皮肤，头作瘭浆，戴白脓者，其毒则轻，有紫黑色作根，隐隐在肌肉里，其毒则重”。此外，对传染病的认识，认为是外界有害的物质因素（乖戾之气）所致。由此可知，《诸病源候论》是祖国医学遗产中的一份宝贵文献。

（六）世界最早的药典——《新修本草》

药典，指由国家颁布的，带有规范、法律性质的权威性药物学专著。公元 657 年，唐代政府召集当时医药界名流重修本草著作，由苏敬等 20 多人集体编写一部《新修本草》。它是在《本草经集注》的基础上修订的，全书共 54 卷，载药 844 种，是根据陶氏以自然来源分类的方法分类，如金、石、草、木、果、虫、鱼等。

这是我国古代由政府颁布的第一部药典。它比欧洲纽伦堡政府于公元 1542 年颁布的《纽伦堡药典》要早 883 年。

（七）制药化学的开端——炼丹术

炼丹是制药化学的开端，其起源很早，西汉初期《淮南子・人间训》就有铅能炼成丹的记载。至东汉末年，经道家的提倡，此风大兴。如汉・吴人魏伯阳的《参同契》就讲了许多炼丹法。到了晋代葛洪集炼丹之大成，写了《抱朴子》一书。据《抱朴子》记载：炼丹有两种目的，一是炼成仙丹服后成仙，二是养成黄金白银发财致富，这当然是荒诞的。但在炼丹过程中掌握了升华、蒸馏、熔融技术等产生的两种积极成果，一是这种方法传入欧洲，对近代化学的发展起了很大的启发和促进作用；二是给祖国医学许多有效的外用药（如升降丹等）提供了炼制方法。

（八）药物学的巨著——《本草纲目》

李时珍是家喻户晓的人物，他的最大贡献是完成了药物学巨著——《本草纲目》，全书共分

16部62类，载药1892种。其中整理《证类本草》的有1479种，取金元诸家所载者39种，新增374种。每种药物下分校正、释名、集解、正误、修治、气味、主治、发明诸项，附方11 096首，可见本书资料之丰富，实为以往任何本草所不及。

本书最大的贡献有下列几方面：①批判了对某些药物的不合理传说。如在水银项下说："《大明》言其无毒，《本经》言其久服神仙，《甄权》言其还丹元母，《抱朴子》以为长生之药。六朝以下贪生者服食，致成废笃而丧厥躯，不知若干人矣。方士固不足道，本草岂可妄言哉"。另外，对"草子变鱼"，"马精入地变锁阳"都加以驳正。②发展了药理学说，如对气味阴阳升降浮沉、引经报使等的提出，另外在每味药的主治项下概括了其主要功能如泻下、发汗、温补、和解、行气和血、安神镇惊等，这样便于辨证施治的实施。③收载并证实了许多新发现药物的疗效，如三七、曼陀罗、番木鳖、大枫子、烧酒等。

本书出版后不仅在国内有很大的影响，同时很快引起外国的注意。公元1659年波兰人卜弥格例将其中植物部分译成拉丁文传入欧洲，以后又陆续译成日、法、德、俄等国文字，遍布全世界，其中英文译本竟多至10余种，这种风行世界的情况，在科学史上是罕见的。

（九）新的病原学说——戾气

"戾气"的发现是明·吴又可在《温疫论》（1642）中提出的，他说："夫瘟疫之为病，非风、非寒、非暑、非湿，乃天地间别有一种异气所感"，他否定了历来对传染病的病源为寒、温、暑等因所致，而是别有一种异气所感。吴氏把这种异气叫"戾气"，或厉气、杂气，并且肯定这种气是物质的。他说："夫物者之气化也，气者物之变也。"气即是物，物即是气，不过这种气是肉眼看不见的。他说："此气无象可见，况无声无臭，何能深睹深闻?"虽然不能见，但他分析了这种气的特性：①戾气是多种多样的，并有特异性。他说："为病种种难以枚举。大约病偏于一方，延门阖户，众人相同，此时行疫气……为病种种，是知气之不一也"，"众人触之者，各随其气而为诸病焉"。②戾气特适性。他说："盖当其特适，有某气专入某脏腑经络，专发为某病。"③戾气的感受性和免疫性。他说："偏中于动物者，如牛瘟、羊瘟、鸡瘟、鸭瘟，岂当人疫而已哉？然牛病而羊不病，鸡病而鸭不病。人病而禽兽不病，究其所伤不同，因其气各异也"。除此而外，他对外科的传染病的认识同样认为是由"戾气"所致。他说："如疔疮、发背、痈疽、流注、流火、丹毒，与其发斑痘疹之类，以为痒疮疡，皆属心火……实非火也，皆杂气所为耳。"

吴氏对传染病病源的认识要比欧洲早200多年。1867年英国著名外科学家李斯特第一次发现伤口化脓和内科传染病是由微生物引起的，但当时他是在巴斯德关于微生物研究的启发下取得的。由此，我们就更知吴氏在当时的条件下能有如此的认识是如何可贵了。

（十）免疫学的先驱——种痘法的发明与推广

天花在我国的流行自葛洪《肘后方》即有记载，唐宋而下，日渐增多，自《备急千金要方》而后虽有专篇专书，但都偏重于治疗。自宋以后致力于天花预防的探索，首先创制了"种痘法"，但效果不理想。明·谈野翁之"试验小方"及李时珍《本草纲目》中都记载了用水牛虱预防天花的方法。

关于种痘的起源，据文献记载颇不一致。如清·董正山《牛痘新书》记载"考上世无种痘诸经，自唐开元间，江南赵氏传鼻苗种痘之法"。

清·俞茂鲲《痘科金镜赋集解》说："闻种痘法，起于明朝隆庆年间，宁国府太平县，姓氏失考，得异人丹传之家，由此蔓延天下。致今种痘者，宁国人居多。"

据一般考查，种痘法的发明，至迟也在16世纪中叶。较英国人琴纳1796年始发明牛痘接种法要早250年。

种痘法发明后，很快地传到了国外，清·康熙年间俄国曾遣人至我国学种痘。乾隆九年杭州人李仙山将种痘法传至日本、朝鲜，后经土耳其传至欧洲，为世界免疫学奠定了基础。

三、中医学理论体系中的唯物辨证观

科学史告诉我们，任何一门科学的发展，都不能离开哲学，这种情况在哲学与自然学科尚未彻底分开的古代更是如此。中国医药学是在长期的医疗实践基础上形成和发展的，在它的形成发展过程中，又一直受着中国古代先进哲学思想的影响，所以在它的理论中，包含着相当丰富的朴素唯物论和自发辩证法思想，正如恩格斯所说的，“不管自然科学家们采取什么样的态度，他们总还是在哲学的支配下”。以下仅从两个方面简略论述一下。

（一）唯物论

1. 人体生命活动的唯物观

中医认为世界是物质的，是阴阳之气相互作用的结果。《黄帝内经》有“清阳为天，浊阴为地”，“本乎天者，天之气也；本乎地者，地之气也。天地合气，六节分而万物化生矣”等记载。这充分说明中医对于世界物质性的唯物观点。

对于人体生命活动，中医学更明确指出它的“物质性”，正如《类经》谈到的“人之生也，必合阴阳之气，媾父母之精，两精相搏，形神乃成”，意思是说，父母之精相合，“以母为基，以父为楯”，形成胚胎，而产生了形神皆俱的物质性人体。

2. 物质与精神统一的唯物观

物质与精神，中医称“形”与“神”，形神关系，即指物质与精神的关系。中医学吸取了古代唯物主义的思想精华，结合临床实践，正确地分析了形体和精神的关系。它一方面指出“精者神之本也”（《素问·金匮真言论》），肯定物质的“精气”是生命的根本，是第一性的东西；另一方面又指出“神者，水谷精气也”（《灵枢·平人绝谷》），“气乃神之祖……气者精神之根蒂也”（《脾胃论》），明确指出精神是由物质派生的，是第二性的东西。形乃神之宅，神乃形之主。形是体，是本；神是生命的功能及作用。有形体才有生命，有生命才有精神活动和具体的生理功能。而人的形体又须依靠摄取自然界一定的物质才能生存，所以说“血气者，人之神”（《素问·八正神明论》）。神的物质基础是气血，气血又是构成人体的基本物质，而人体脏腑组织的功能活动，以及气血的营运，又必须受神的主宰，这种“形与神”两者相互依存而不可分割的关系，称为“形与神俱”。形存则神存，形灭则神灭，无神则形成不可活，无形则神无以附，两者相辅相成，不可分离。形神统一观，是养生防病，延年益寿，以及诊断治疗的重要理论根据。

3. 疾病防治的唯物观

首先，中医认为疾病的发生是物质的，不是神鬼作怪，《黄帝内经》中曾针锋相对地指出患病非鬼神可使，而是不知养生的缘故。《灵枢·本神》中说：“血脉营气精神，此五脏之所藏也。至其淫泆离脏则精失，魂魄飞扬，志意恍乱，智虑去身者，何因而然乎？天之罪与？人之过乎？”这段经文的意思是说，血脉营气及精神活动，是由于五脏所支配，假若出现魂魄不定，精神恍惚，志意错乱，没有智慧与忧虑，是什么原因呢？是上帝给的惩罚呢？还是自己不知养生所致呢？显然，主要是由于不懂得养生所造成的。所以《灵枢·本神》篇中作了明确的回答："智者之养生也，必顺四时而适寒暑，和喜怒而安居处，节阴阳而调柔刚，如是，则僻邪不至，长生久视"。这就告诉人们要想健康长寿，唯有遵守自然规律，使身体适应自然的变化，才是防止发病的正确途径。《素问·生气通天论》说："苍天之气，清静则志意治，顺之则阳气固，虽有贼邪，弗能害也，此因时之序。"《黄帝内经》认为对于迷信鬼神的人，不能对他讲医学道理。所以《素问·五藏别论》说："拘于鬼神者，不可与言至德。"这种坚持唯物主义精神，与神学巫术斗争的思想，在当时的历史条件下，是难能可贵的。

对于疾病的防治，中医同样体现了唯物主义的观点。《素问·上古天真论》中曾明确指出"虚邪贼风，避之有时，恬憺虚无，真气从之，精神内守，病安从来"，说明疾病的预防性。未病之前，重视形体和精神的调养；既病之后则强调及时发现，早期治疗，防止传变，故曰："邪风之至，疾如风雨，故善治者治皮毛，其次治肌肤，其次治筋脉，其次治六腑，其次治五脏。治五脏者，半死半生也"。

（二）辨证观

中医学不仅认为一切事物都有着共同的物质根源，而且这一切事物都不是一成不变的，各个事物不是孤立的，它们之间是相互联系和相互制约的。所以说中医不仅包含着唯物观点，而且还包含着辨证观点。

中医学的辩证法思想贯穿在中医学的生理、病理、诊断和治疗各个方面。

（1）生理学的辨证观点：主要表现为人体以五脏为中心，体内外环境相统一的脏象学说的整体观；脏腑之间相互依存、相互制约的对立统一观；气血津液等生命活动的必要物质与脏腑生理功能；精神活动与生理活动之间的辩证统一观等。

（2）病理学的辨证观点：表现为邪气伤人，非常则变，既注意内因又不排斥外因的病因学观点；"正气存内，邪不可干"，强调内因的发病学观点；五脏相通，病变互传，移皆有次，注重整体联系的病理学观点等。

（3）诊断学的辨证观点：中医学认为疾病是机体各系统脏腑器官之间，以及机体与外界环境之间平衡协调的破坏。因此，在诊断疾病时，不是把人体疾病孤立起来就病论病，而是将疾病的形成、发展、变化与人体所处的自然与社会环境联系起来，当作一个整体来考察。由外知内，四诊合参，透过现象认识疾病的本质；察色按脉，先别阴阳，善于抓住疾病的主要，从四诊的初级诊断阶段进入到辨证的高级阶段，认识病的本质，从而作出正确的诊断。

（4）防治学的辨证观点：体现在从运动变化的观点出发，强调未病先防，既病防变。用对立统一的观点指导治疗，主张扶正祛邪，调整阴阳，因时因地制宜及因人施治等。治疗上强调"异病同治"，"同病异治"，整体与局部并重，外治与内治结合，动与静统一。而辨证论治则是辩证法思想在诊断和治疗上的集中反映。

四、中医学的"四大经典"

"四大经典"是中医学常用的术语，被广泛地应用于中医教学、医疗、科研中。但究其命名却众说纷纭，莫衷一是。为此，张大宁老师提出自己的看法，并进行了详细的论述。张老师认为，中医学的"四大经典"，应该是《黄帝内经》、《伤寒论》、《金匮要略》和《神农本草经》。

（一）"四大经典"的提出

张老师认为，"四大经典"一词，源于"四圣"一说。清代著名医家黄元御著有《四圣心源》

一书，所谓“四圣”，系指黄帝、岐伯、扁鹊、张仲景四位医家，黄氏为四圣之著——《黄帝内经》、《难经》、《伤寒论》、《金匮要略》著家释义，实有“四大经典”之义，这应是最早的提法。

正式明确提出“四大经典”一词，系1955年卫生部在中国中医研究院“第一届西学中班”教学计划中明确提出的：学习中医，必须要系统学习“四大经典”，即《黄帝内经》、《神农本草经》、《伤寒论》、《金匮要略》四部著作。1960年，卫生部组织全国五大中医学院主编全国第一版中医院校试用教材时，曾作这样说明“本教材除了取材于四部古典医籍——黄帝内经、神农本草经、伤寒论、金匮要略”。

但后来由于种种原因，中医界对“四大经典”的说法越来越不统一，如北京中医学院曾提出以《黄帝内经》、《伤寒论》、《金匮要略》、《温病条辨》为四大经典。近年来在执业医师考试、各种晋升考试中多以《黄帝内经》、《伤寒论》、《金匮要略》和“温病”为四大经典，其中“温病”的含义，并非《温病条辨》，而是指“温病学”。

（二）“经典”的含义

《中华大字典》载：“经，经书也”，《文心雕龙》云：“三极彝训，其书曰经”；《博物志》云：“圣人制作曰经”，所以“经典”的含义应该是在某个学科的建立和发展中起到重要奠基作用或作出巨大贡献的著作。儒家把诗、书、易、乐、礼、孝、论语等列为经典，当今把《资本论》、《自然辩证法》等列为马列主义的经典，都出于这个道理。

具体到中医学的经典，张大宁老师认为应该是在中医学理论体系（其中自然包括中药学）的形成、发展中起到过重要的奠基作用，或对中医学辨证论治体系的确立作出过巨大贡献，成书年代较早，至今仍有重要指导意义的著作。

（三）“四大经典”的命名

正是基于上述原因，张老师认为中医学的“四大经典”，应该为《黄帝内经》、《神农本草经》、《伤寒论》、《金匮要略》四部古典医药学巨著。

《黄帝内经》是我国现存最早的一部医学理论巨著，约成书于春秋战国至秦汉时期。在这以前还尚未形成一门系统完整的中医学。因此，《黄帝内经》的产生，在中医学的学科形成和发展史上，起到了划时代的作用。以后的2000多年中，虽有所发展，但在最基本的理论上并为越出该书的范围，至今仍有着指导意义。

《神农本草经》是我国最早的一部药物学专著，约成书于公元2世纪，它总结了东汉之前在药物方面的实践经验，把中药学提高到理论高度，奠定了中药学的基础。后世的中药学专著，包括《本草纲目》在内，都是在此基础上发展起来的。

东汉末年张仲景编著的《伤寒杂病论》，即《伤寒论》和《金匮要略》，总结了汉以前的临床实践经验，充实和发展了《黄帝内经》中的热病理论，强调理法方药的严谨，奠定了中医学辨证论治的基础。可以不夸张地讲，《伤寒杂病论》是继《黄帝内经》、《神农本草经》之后中医学的又一次“质”的飞跃。总之，将上述四部医著定为中医学的“四大经典”是当之无愧的。

（四）关于《难经》和“温病”

《难经》原名《黄帝八十一难经》，相传为战国时期名医扁鹊所著。“难”有“问难”之义，即以问答形式，阐发《黄帝内经》中的医理，好似《黄帝内经》的一部参考读物，该书虽然有重要价值，但称之为“经典”，仍似欠妥。

关于近年来不少人将“温病”列为“四大经典”之一的问题，张大宁老师认为，这不但贬低了“经典”的水平，而且混淆了理论与临床、著作与疾病的概念。“温病”是一类外感病的总称，是“病”不是“书”。至于“温病学”，则是“研究四时温病发生发展规律及其诊治方法的一门临床学科”（中医学院教材《温病学》），同内科学、妇科学等一样，属于临床医学的范畴，是由现代专家编写的不断更新的学科，怎么能称为“经典”呢？

关于《温病条辨》，系200多年前的著作，尽管它在温病学的发展史上做出了重要贡献，但在此前后，亦有《外感温热论》、《温热经纬》等专著，论其贡献，亦相差无几。如称其为温病学的“经典”，尚可考虑，若为中医学“经典”，并与《黄帝内经》等齐名，则显然不妥。为此，张老师还建议，将“四大经典”安排在中医学院教学最后。其中，《神农本草经》也可作为选读课。

近年来，中医学术界在基本上接受张大宁老师意见的基础上，将《伤寒论》与《金匮要略》合并为原来的书名——《伤寒杂病论》，并将《难经》升格为“经典”，提出了《黄帝内经》、《伤寒杂病论》、《难经》、《神农本草经》为中医四大经典的观点，虽与张老师提法不尽相同，但已经向更科学、更准确地确立中医学的“经典”大大迈进了一步。

五、中医学的基本特点

这里所讲的中医学基本特点，是相对于现代医学而言的，即指中医学独有的、带有根本性的特异性内容。对于这个问题，多年来中医界曾有过争论。近年来，随着中医的发展，看法日趋一致，公认“整体观念和辨证论治”是中医学的两个基本特点，实际上也是中医学的精华所在。

（一）整体观念

整体观念含有统一性、有机性和完整性。所谓中医学的整体观念就是指人体本身及人与自然界的统一性、有机性和完整性。具体地说，是指人体各个组成部分之间，在结构上不可分割，功能上相互协调，以及与自然界的相互联系。

1. 人体是一个统一的整体

人是一个有机的、完整的统一整体，这是中医学对人体生命活动的基本出发点。就组织结构而言，人体是由若干脏器和组织器官及各种体液等所组成的，它们各自有着不同的功能，但这些功能都是相互资助、相互联系的，共同组成人体整体的生命活动。当然，在病理上，当某一局部有病变时，又通过各种联系影响到其他部分，从而使人体整体失调。中医学正是以这种思维方法来认识疾病的，实际上这就构成了中医学辨证论治的理论基础（图0-1）。

人体是统一的整体
- 生理上：相互资助、相互制约 → 维持协调平衡
- 病理上：相互影响、相互传变 → 局部影响整体

→ 辨证论治的理论基础

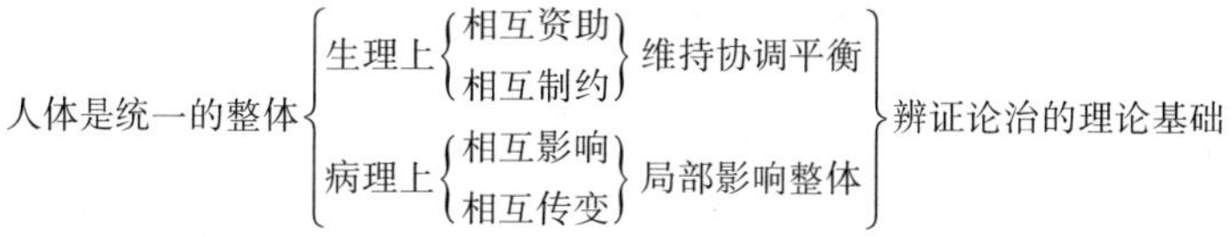

图0-1　人体的整体性

祖国医学对机体整体统一体系的形成，是以五脏为中心，以经络的“内联脏腑，外络支节”作用实现的。在生理上，以五脏为主，与六腑成为表里关系，从而联系到体表、九窍、五体，通过经络的阴经通脏，阳经连腑，循行于体表，构成机体的统一机能活动。这里必须指出的是，人体的整体统一是在心的统一指挥下实现的，《素问・灵兰秘典论》说：“主明则下安……主不明则十二官危”，“凡此十二官者，不得相失也”正是这个意思。

此外，中医学里的气血津液理论和形神统一学说，阴阳动态平衡观、制约观等都是人体整体性的重要体现（图0-2）。

- 人体（以五脏为中心（心为主导）以经络为联系）整体体现于：
  - 局部与整体的统一
    - 内脏之间
    - 内脏与其他组织器官之间
  - 机能与形体的统一
    - 气血津液学说
    - 形神统一学说
  - 动态平衡观、制约观
    - 阴阳平衡说
    - “制则生化”的理论

图 0-2　人体整体性的体现

在病理上，脏腑有可能通过经络反映到体表，体表有病通过经络传入内脏，就是脏与脏、腑与腑、脏腑之间，通过经络互为影响。

在诊断、治疗上，正由于生理和病理上有这种整体统一性，所以通过体表五官、五体、形色等方面的异常，从而了解内在脏腑的病变，进而作出正确的诊断和治疗。如暴发火眼用清肝方法；口舌生疮用清心泻小肠的方法；脱发、耳聋补肾；感冒咳嗽宣肺等就是根据整体观念来确定的。

2. 人与自然界的整体统一性

人类生活在自然界中，自然界存在着人类赖以生存的必要条件。同时自然界的运动变化又常常直接和间接地影响着人体，而机体相应地发生生理和病理上的反应。所以，《黄帝内经》有“人与天地相应”的论述。

(1) 季节气候对人体的影响：春温、夏热、长夏湿、秋凉、冬寒是一年四季气候变化的一般规律，生物体相应地会出现春生、夏长、长夏化、秋收、冬藏的适应性变化。人体亦同样如此，《灵枢 · 五癃津液别》说：“天暑衣厚则腠理开，故汗出……天寒则腠理闭，气湿不行，水下流于膀胱，则为溺……”意思是说，春夏之际，人体阳气发泄，气血趋向于体表，表现为皮肤松弛疏泄多汗等；秋冬之时，阳气收藏，气血趋向于里，表现为皮肤致密，少汗多尿等。同样，四时的脉象也有变化，春夏阳气向外，脉多浮大；秋冬阳气向里，脉多沉小，正如《素问 · 脉要精微论》中所述“春日浮，如鱼之游在波；夏日在肤，泛泛乎万物有余；秋日下肤，蛰虫将去；冬日在骨，蛰虫周密”（图 0-3）。

- 一年四季
  - 春温、夏热：阳气发泄、气血趋于体表
    - 天暑衣厚——汗多
    - 脉多浮大
  - 秋凉、冬寒：阳气收藏、气血趋向于里
    - 天寒衣薄——尿多
    - 脉多沉小

图 0-3　季节气候对人体的影响

生理上的密切联系，必然导致病理上特异反映。四时气候不同，发病特点亦有不同，中医称为“时令病”，《素问 · 金匮真言论》有“长夏善病洞泄寒中，秋善病风疟”的记载，即春季多温病、夏季多泄泻、秋季多疟疾、冬季多伤寒，体现了四时发病的不同。此外，某些病证，随着季节气候变化而轻重不同，如痹证、哮喘等，也反映了这点。

(2) 昼夜晨昏对人体的影响：昼夜晨昏的变化也是阴阳盛衰的变化，人体同样也必须予以适应。昼则阳气盛，夜则阴气盛。一般地说，阳盛之病白天多重，阳衰之病夜间多重正是这个道理。《素问 · 生气通天论》说：“故阳气者，一日而主外，平旦人气生，日中而阳气隆，日西而阳气已虚，气门乃闭。”这就是说明人体在昼夜阴阳变化中，生理活动的适应性变化。

(3) 地区方域对人体的影响：中国地大物博，地区不同，气候迥异，人体的生理活动、发病特点以治疗规律自然也不同。江南一代，气候湿热，人体腠理多稀疏，民多湿病；北方地域，气候燥寒，人体腠理多致密，民多燥病。故江南医生多用燥湿之药，北方医生多以滋润之品，正是这个道理。“医之治病也，一病而治各不同，皆愈何也……地势使然也”（《素问·异法方宜论》）。

（二）辨证论治

辨证论治是中医学独特的诊治原则，是由医圣张仲景首先创立的，也是中医学的主要特点。首先，要了解症、征、证和病的概念。

症即症状，多为患者主观所能感觉到的现象，如咳嗽、胃病、头痛、失眠等。

征是体征，多为能被觉察到的客观表现，在中医学里多指舌苔、脉象等。

证指证候，表面看来是症状的概括，实际上是对疾病发展的某一阶段，临床表现、病因病机、病性病位及疾病发展趋势的总概括。它包括了病变的部位、原因、性质及邪正关系，反映疾病发展过程中某一阶段的病理变化的本质，因而能正确地揭示出疾病的本质。

病即疾病，疾病是一种病理过程。在一定致病因素的作用下，机体内外环境之间的动态平衡遭到破坏，导致阴阳失调、气血紊乱。表现出脏腑组织的生理功能或形态结构上的异常变化和机体对环境适应能力的下降，妨碍了机体正常的生命活动，因而出现一系列症状和体征，进而影响了劳动能力，便称之为疾病。

病在中医学中多是以主要症状命名的，如“咳嗽”、“胃病”等既是一个症状，又是一种疾病。另外，也有以疾病特点和其他因素命名的，如中暑、疟疾、痢疾、中风等。

什么是辨证论治呢？所谓辨证，就是通过四诊所得的资料、症状和体征，来辨清疾病的原因、性质和部位。所谓论治，就是根据病变的原因、性质和部位，确定治疗措施，也就是根据辨证的结果，确定相应的治疗方法。辨证是决定治疗的前提和依据，论治是解决疾病的手段和方法，通过论治可以检验辨证的正确与否，辨证和论治是临床工作不可分割的两个方面，也是理论指导实践，实践证实理论的具体运用。所以说辨证论治是祖国医学的特点。

中医在辨证论治过程中，以症状和体征等临床资料为依据，从患者的整体出发，以联系的、运动的观点全面地分析疾病过程中所表现出来的各种临床现象，以症辨证，以症辨病，病证结合，从而确定对疾病本质的认识。

中医认识并治疗疾病，不是以辨证为满足，而是既要辨证，又要辨病，由辨病再进一步辨证。虽然既辨病又辨证，但又重于辨证。例如，感冒、发热、恶寒、头身疼痛等症状，属病在表。但由于致病因素和机体反应性的不同，又常表现为风寒感冒和风热感冒两种不同的证候。只有把感冒所表现的“证候”是属于风寒还是属于风热辨别，才能确定用辛温解表或辛凉解表法，给予适当的治疗。由此可见，辨证论治既区别于见痰治痰、见血治血、见热退热、头痛医头、脚痛医脚的局部对症疗法，又区别于不分主次、不分阶段、一方一药对一病的治病方法（图 0-4）。

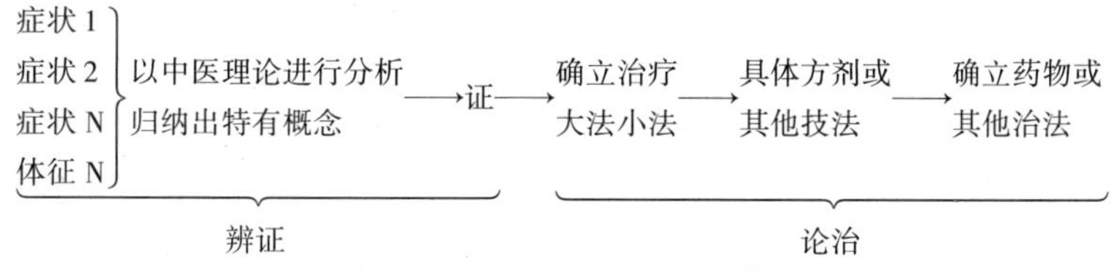

图 0-4　辨证论治的过程

辨证论治作为指导临床诊治疾病的基本法则，由于它能辨证地对待病和证的关系，既看到一种病可以包括几种不同的证，又看到不同的病在发展过程中可以出现同一证候，因此在临床治疗时，还可以在辨证论治的原则指导下，采取“同病异治”或“异病同治”的方法来处理。所谓“同病异治”，指同一种疾病，由于发病的时间、地区及患者机体的反应性不同，或处于不同的发展阶段，所表现的证候不同，因而治法也不一样。以感冒为例，由于发病的季节不同，治法也不同。暑季感冒，由于感受暑湿邪气，故在治疗时常须用一些芳香化浊药物，以祛暑湿。这与其他季节的感冒治法不一样。再如麻疹，因病变发展的阶段不同，因而治疗方法也各有不同，初期麻疹未透，宜发表透疹；中期肺热明显，常须清肺；而后期则多为余热不尽，肺胃阴伤，则又须以养阴清热为务。也有几种不同的疾病，在其发展过程中，由于出现了具有同一性质的证，因而可采用同一方法治疗，这就是"异病同治"。例如，久痢脱肛、子宫下垂等，是不同的病，但如果均表现为中气下陷证，这都可以用升提中气的方法治疗。由此可见，中医治病主要的不是着眼于"病"的异同，而是着眼于"证"的区别。相同的证，用基本相同的治法；不同的证，用基本不同的治法，即所谓"证同治亦同，证异治亦异"。这种针对疾病发展过程中不同质的矛盾用不同的方法去解决的法则，就是辨证论治的精神实质（图0-5）。

辨证论治的临床运用 { 同病异治 / 异病同治 } 同证同治、异证异治

图0-5　辨证论治的临床运用

（三）以"证"为核心的医学体系

以"证"为核心的医学体系是中医学的根本"特色"与"优势"。

前者论及，"整体观念"和"辨证论治"是中医学的两大特点，迄今为止，几乎所有的中医著作中都是这样论述的。但张大宁老师认为，如何再深化一步探讨中医学的真正"特点、特色"，甚至"优势"，还应该把"证"这个中医学特殊的概念抽象出来，独立地进行分析研究，因为中医体系中几乎所有的内容都是围绕着"证"进行的。

张老师认为，中医学作为一门独立的学科，其"特色"，也就是从根本上、从基础上不同于现代医学的地方，是以"证"为核心的医学体系。换言之，中医学从基础到临床，从治疗、康复到养生、保健都是围绕一个字做文章，即"证"。"证"是中医学特有的概念，它既不是症状、体征，也不是病名，它是中医学从另外一个角度（即不同于现代医学的角度）观察人体异常生命活动后，对人体不正常的病理现象所给出的一种高度的概括和分类，它是从中医生理学与病理学中抽象出来的一个独特的概念，张老师曾做过这样的讲解：中国古代进入封建社会后，尤其是孔子学说盛行后，就不能再解剖尸体，认为"剖尸不仁"，甚至后世还制订"剖尸者与杀人同罪"的刑法，这样就影响了解剖学的发展，中医也就不能完全从解剖学角度研究人的生理病理，这就"逼"得中医从另外一个角度，即"从人体外在的生理病理现象，从用药物治疗这些现象的变化"来分析人体内部的变化，再将这些实践经验以阴阳五行学说、精气学说等加以总结升华，得出一个中医学特有的概念——"证"，以此对各种症状、体征进行科学的归纳与分类，并总结其病变治疗规律，这就是"辨证论治"。张老师形象地比喻：西医就好像是从正面看人，把人分成漂亮、一般、不太好看、难看等几个类型。中医呢？就好像人被罩上面纱，不能从正面对人的外形分类，只好从侧面进行分类，从侧面分类也可以分为美丽、一般、不好看、难看等几个类型，换句话说，正脸看着漂亮的不一定侧脸也漂亮，要真正知道一个人是否漂亮，应该"正脸、侧脸全方位地看人"才比较准确，而这个"侧脸"，就好像中医的"证"，也许"正脸"看人的准确度大一些，但无疑"侧脸"看人对衡量一个人的整体是否漂亮，是一个很大的补充和修订。临床上医生通过望闻问切四诊获得患者零散的症状和体征，然后运用中医学的脏象经络理论、病因病理理论及各种辨证方法对其进行"处理"，升华为一个或若干个"证"的过程，就是"辨证"的过程。然后根据"证"制定出治疗的大法、小法，再选择好基本方剂和药物（或其他治疗方法，如针灸按摩等），这就是"论治"的过程，合起来就是"辨证论治"的全过程，所以在其中最"核心"的是"证"，只要"证"辨对了，"论治"就迎刃而解了，后人说的"治病容易辨证难"就是这个意

思。临床上无论内科、外科、妇科、儿科等各种病症，都是根据不同的“证”，采取不同的治法，这样就有了“同病异治、异病同治”的说法，实际上就是“同证同治、异证异治”。由此，张老师讲到张仲景之所以被称为“医圣”，之所以伟大，其根本的原因不仅在于它的“经方”有效，不仅在于他写的《伤寒杂病论》，而更重要的是他是第一位科学地把零散的症状、体征，归纳为若干“证”，并以此制订了治法与方药，换句话说，他是中医辨证论治的奠基人。

所以，张老师认为，中医学从基础到临床，从中医、中药到针灸、推拿、按摩，从治疗疾病到防病、康复、养生，纵观整个中医学体系，无不围绕一个“证”字，如果脱离了“证”，直接由中医的病名联系到治法，则中医变成“对证治疗”（因中医的病名多以主要症状定病名），如果由西医的病名直接联系到治法，那就等于为西医增加了一个有效的方法，等于丢掉了中医，所以只有由“证”到“治”才是中医学的特色，也就是“辨证论治”，也正是由于这种特殊角度认识疾病的方法和治疗疾病的方法，构成了中医学的“优势”，因为它不仅补充了西医认识疾病的不足，使人们对疾病的认识由“单维坐标”变成“多维坐标”，由一条“线”变成一个“点”，而且也由此衍生出不少用西医办法解决不了的疾病，以中医的治法得到解决，大大丰富和提高了人们防病、治病的方法和效果。正是由于如此，张老师提出：以“证”为核心的医学体系是中医学的“特色”和“优势”。

六、中医基础学的基本内容

中医基础学主要是阐述人体生理、病理、病因，以及疾病的防治原则等基本理论知识的学科。内容包括：阴阳、五行、脏象、气血津液、经络、病因与发病、病机、预防与治则等。

中医学，从广义上讲，由基础、临床两大部分组成。临床部分自然包括内、外、妇、儿、针灸等多种临床分科；而基础部分则由中医基础学、中医诊断学和中药方剂学三个支架构成。所以中医基础学在整个中医学中占有重要的位置。

阴阳五行是我国古代的唯物论和辩证法思想，中医学运用它关于矛盾对立统一及事物间相互关联的学说，来阐明人体的结构、生理、病理，并指导临床的诊断和治疗。本书着重介绍阴阳五行的基本概念、内容及其在医学上的应用。

脏象学说是研究人体各脏腑、组织器官的生理功能、病理变化及其相互关系；脏腑组织器官与外界环境相互关系的学说，是中医学理论体系的重要组成部分，是指导临床各科辨证论治的理论基础。

气血津液学说主要阐述气、血、津液的生成、作用及其相互关系，从而说明气、血、津液既是脏腑功能活动的产物，又是脏腑功能活动的物质基础。

经络学说是研究人体经络系统的生理功能、病理变化及其与脏腑相互关系的学说，是中医学基础理论的重要组成部分。经络是人体沟通表里上下、联络脏腑组织器官、通行气血的一个完整的组织系统。本书着重阐述十二正经和奇经八脉的基本概念、分布、走向与交界规律、循行路线，以及其在生理、病理、诊断、治疗上的作用。

病因与病机主要阐述各种致病因素的性质、特点及其所致病症的临床表现，以及发病原理。

病机学说主要是阐述疾病发生、发展、变化的一般规律，揭示疾病的本质。

预防与治则即防病和治病的基本法则，强调预防为主，主张“治未病”，对控制疾病的发生与发展具有重要意义。治疗法则主要介绍“治病求本”，“扶正祛邪”，“调整阴阳”及“因人、因时、因地制宜”等几个主要方面。

上述内容，是中医学理论体系的重要组成部分，是来自实践又转过来指导实践的基本理论，也是学习中医学临床各科的基础。

第一章　阴阳五行学说

阴阳五行学说是阴阳学说和五行学说的总称，是古人用以认识和解释自然的一种宇宙观和方法论，是我国古代的唯物论和辩证法，属于古代的哲学范畴。它承认世界是物质的，物质世界是在阴阳二气作用和推动下，资生着、发展着的。木、火、土、金、水五种最基本的物质，是构成世界万物不可缺少的五种物质元素，这五种基本元素相互资生，相互制约，处于不断的运动变化之中。阴阳五行学说的出现，标志着我国古代唯物主义哲学和科学的进一步结合，也意味着我国古代哲学得到了进一步的发展和提高，这种学说对后来古代唯物主义哲学有着深远的影响，并成为我国古代自然科学的唯物主义世界观的基础，也是古人认识自然和改造自然的方法，它不仅与当时的天文学、气象学、历法、农学、生物学、化学等许多自然学科密切联系在一起，而且渗透到中医学中，作为中医学理论体系的重要内容，对中医学的发展有着深远的影响。

中医学运用阴阳五行学说来说明人类生命的起源、人体的生理功能和病理变化，并指导着临床的诊断和治疗，成为中医学独特理论体系的一个重要组成部分，但是，由于受当时社会及历史条件的限制，阴阳五行学说也必然存在于一般古代唯物论和辩证法所具有的历史的弱点，它不是建立在高度科学抽象的基础之上的，因而还不可能有完备的理论，也就不能完全解释宇宙和复杂的生命现象，尚不能与现代的科学的唯物辩证法等量齐观。为此，我们要用一分为二的观点予以批判地继承取其合理部分，去其糟粕部分，运用现代科学的知识和方法去研究它、提高它、发展它，使之更好地为医疗实践服务。

第一节　阴 阳 学 说

一、阴阳与阴阳学说的基本概念

阴阳是一个机动的代名词，是对自然界相互关联的某些事物和现象对立双方的概括。它既可代表两个相互对立的事物，又可以代表同一事物内部所存在的相互对立的两个方面。例如，男与女、黑与白、天与地、昼与夜等。一般来说，天、昼、晴属阳；地、夜、雨属阴。在表、在上的属阳；在里、在下的属阴。就自然界的一切事物或现象而言，无论它的形态是庞大的还是微小的，不管它的结构是复杂的还是简单的，都是由相互对立而统一的两个方面所组成，都可以用阴阳来概括。要进一步理解阴阳的概念可以从以下几个方面来认识。

（一）阴阳是一个机动的代名词，是一种对事物“属性”上的划分

“阴阳”二字，虽说是从日、月、昼、夜等发源的，但作为阴阳学说的“阴阳”二字而言，确是一个机动的代名词，是从一些具体事物中抽象出来的一种“属性”的概念。从这点意义上讲，似乎是“有名而无形的”，正如《灵枢·阴阳系日月》篇中所说的“且夫阴阳者，有名而无形”。

正因为如此，在谈到阴阳时，必须用“属”，而不能用“是”。换句话说，只是一种“属性”而不能代表“本质”。如男属阳，女属阴，只能说明性质，而不能说明本质，故决不能说成“男是阳，女是阴”，因为“男的本质仍是男，女的本质仍是女”，阴阳只不过是一种“属性”的划分而已。

阴阳是一个机动的代名词，还表现在它的相对性上。所谓相对性，一是表现在条件变化后，阴阳的互相转化性；二是表现在阴阳的无限可分性。如体表为阳，里为阴；在表的背与腹又有阴阳之分，在里的脏腑也可再分阴阳，即脏为阴，腑为阳。这就是表里相对、脏腑相对所分之阴阳。脏与腑相对来说脏为阴，腑为阳。而就五脏相对来说，五脏中又有阴脏（肝脾肾）和阳脏（心肺）等。因此，阴阳代表具体事物时，是随着客观事物的相对情况而随时代表不同的事物，故称它是一个机动而相对的代名词。

（二）阴阳是对“相互关联”事物属性的划分，而且具有各自的特性

阴阳虽然能概括事物的对立属性，但这些事物必须是相互关联而不是毫不相干的。

如天与地可以分阴阳，因为天与地是一对相互关联事物，而天与女就不能分阴阳，因为它们两者不是一对相互关联的事物。这样，我们就可以把自然界中相互关联的某些事物和现象中的对立双方，皆用阴阳来概括之（表1-1）。

表1-1　阴阳归属

属性	性别	空间	时间	季节	温度	湿度	重量	亮度	事物运动状态		机能
阳	男	天	昼	春夏	温热	干燥	轻	明亮	上升	动	兴奋亢进
阴	女	地	夜	秋冬	寒冷	湿润	重	晦暗	下降	静	抑制衰退

此外，阴阳还各自具有自己的特异性。如凡是活动的、外在的、上升的、温热的、明亮的、功能的、无形的、机能亢进的都属于阳；反之，沉静的、内在的、下降的、寒凉的、黑暗的、物质的、有形的、机能衰退的都属于阴。如果将上述分类颠倒过来则是不通的。

（三）阴阳的普遍性

阴阳是一个抽象的概念，但它适用于自然界任何相互关联的事物，是自然界一个普遍的规律，也就是说：阴阳具有普遍性。故《素问·阴阳离合论》中曾谈到“阴阳者，数之可十，推之可百；数之可千，推之可万；万之大，不可胜数，然其要一也”。“一”即指阴阳。

二、阴阳学说的起源与形成

（一）阴阳学说的起源

阴阳的概念起源很早，据今天考据，在原始社会后期就有了，但阴阳学说的形成，可能在殷周时期。“阴阳”二字首见于《周易》，《易传·系辞上》说：“一阴一阳谓之道。”

古人生活在大自然的环境中，经常接触到日往、月来、白天、黑夜、晴天、阴雨、温暖、寒冷等种种两极现象的变化。

于是便自然地产生了相互对立而又统一的“阴”、“阳”两个概念。阴阳最初是指日光的向背而言。即向日光的地方为阳，背日光的地方为阴，如《说文解字》曰：“阴，暗也”，“阳，明也”，《山海经·南山经》云：“又东三百七十里曰杻阳之山，其阳多赤金，其阴多白金”，《吕氏

春秋·重己篇》曰："室大则多阴，台高则多阳"等，都是这个意思。随着农业的发展，人们也就产生了时间概念上的阴阳划分。如我国最古老的民歌道："日出而作，日入而息，凿井而饮，耕田而食，帝何力于我哉?"可见古人在很早就认识到日出光明为阳，可以从事劳动。这种时间上的概念，《管子·四时篇》中已有"日掌阳，月管阴"的记载。故阴阳在早期人类是非观念中，只不过是正和反两个方面的现象而已。以后根据日出、日入和阳光的多少有无特点，加以引申、发展为凡是光明、温暖的东西和现象即归之于阳，如昼为阳，夜为阴；春夏为阳，秋冬为阴；火为阳，水为阴等，以上这些感性知识积累多了，就促使人们的认识产生了一个飞跃，抽象出阴阳的概念，用以说明这些具体现象，再结合许多现象之间相互联系的事实，经过推理、判断、归纳、演绎就形成了理论，创立了阴阳学说。

（二）阴阳学说形成的重要标志——《周易》

《周易》是古代经典之一，而且一直被列为群经之首，从哲学意义上讲，是阴阳学说成熟、形成的重要标志。

该书约著于2700年之前，作者很难确定。虽然司马迁在《史记·报任安书》中曾谈及"文王拘而演《周易》"，但大量的资料证实，作者很可能是西周末年的一位筮官。

"周"作周朝讲，"易"作变字解，古人称"日月谓之易"，意思是说"易"字由"上日下月"组成，日、月、阴、阳是变化的，所以称为"易"，引申到文字学中，"易"即作"变"字讲。所谓"周易"是指成书于周代的一部论事物"变化"的著作。

《周易》在形式上是一部占筮书，在写法上、编排上、体例上也具有占筮书的特点，但在占筮书的思路方法上，贯穿着一整套朴素的辩证法思想，它以"——"代表阳，"— —"代表阴，前者为阳爻，后者为阴爻，三个爻组成一个基本卦，共八个卦，即☰（乾）、☵（坎）、☶（艮）、☳（震）、☴（巽）、☲（离）、☷（坤）、☱（兑）。有两个基本卦组合成一个卦画，总计六十四卦画，所以每个卦画就有六个爻，各卦各爻都有自己解释的辞句，称为卦爻辞。

《周易》至战国时期即被奉为经典，致使阴阳学说盛行，但由于内容难懂，不宜理解，所以当时儒家就给书中的卦爻辞以解释，这些解释有些并非忠实、确切地解释卦爻辞，而是借卦爻辞来发挥他们的哲学，这种新解释存下来，便是所谓《易传》，后人将《易传》也放入《周易》中，形成《周易》的现在概念。《周易》包括《易经》（原来的《周易》）和《易传》两个部分。

从《周易》的内容来看，广泛地记录了西周的社会生活，反映了周代民族从太王迁于岐山，中经武王克商、周公东征，到王室东迁之前这一奴隶社会由极盛而衰落的变化史迹，甚至还保存了文献上罕见的原始社会遗风，具有很重要的史学价值。

此外，《周易》还具有一定的文学价值，全书基本上是散文，但韵文也占其中三分之一。语言简净，描写细腻，有时运用比喻、起兴、衬托等手法，引用模仿民歌，故在一定程度上，体现了当时的文学发展水平。

总之，从哲学思想、社会史料、文学价值三方面来看，《周易》无愧是一部2700年前留下来的珍贵的文化巨著。从哲学意义上讲，标志着阴阳学说已经形成。

三、阴阳学说的基本内容

阴阳学说的基本内容，实际上就是阴阳的基本规律，可以用"对立、互根、消长、转化"八个字来概括。

（一）阴阳的对立斗争

阴阳的对立斗争指阴阳双方的对立、斗争和相互制约。对立如上下、左右、动静、昼夜、天地、寒热等。而这种对立还表现为斗争和制约，只有这种对立、斗争和制约，才能使阴阳双方达到统一，取得动态平衡。

如在自然界中，春温、夏热、秋凉、冬寒是一年四季的变化规律。由春至夏，阳气逐渐上升，天气逐渐变热，但夏至之后，阴气渐次以生，用以制约火热的阳气；而由冬及春，阳气逐渐至上升，阴气逐至下降。所以可以说，春夏之所以温热是因为春夏阳气上升抑制了秋冬的寒凉之气，秋冬之所以寒冷是因为秋冬阴气上升抑制了春夏的温热之气的缘故。这是自然界阴阳相互制约、相互斗争的结果。

人体的生命活动亦是如此。阴阳的对立斗争是人体生命发展的主要动力，贯穿在整个生命过程之中。《内经》说："阳化气，阴成形"，就是这个意思。即阴（精）为生命物质以成形，阳（气）为生命功能而化气，两者在正常范围内，相互对立、相互斗争、相互制约，完成人体的整体气化功能。

总之，只有阴阳的动态平衡，自然界才能变化，生物才有生、长、化、收、藏及生、长、壮、老、已。世间一切事物，大至整个自然界，小至每一物质的每一个组成部分，都是由一阴一阳的相互对立斗争，而引起了发展变化。故《周易》作者已经认识了事物发展的这个规律，提出了"一阴一阳之谓道"，这是符合辩证法观点的。

阴与阳之间的制约和斗争，应当是"势均力敌"的，只有双方处于暂时"势均力敌"之状态，斗争的结果才能是统一动态平衡的。如果阴与阳任何一方过于亢盛或衰弱，斗争的结果就会有胜负，就会失调，就会产生危害作用，自然界可出现变异，人体就会产生疾病。如地震的发生是由于"阴伏而不能出，阴迫而不能蒸"。疾病的发生是由于"阴胜而阳病，阳胜而阴病"。死亡则是由于"阴阳离决，精气乃绝"。

（二）阴阳的依存互根

阴阳的依存互根是指阴阳双方中任何一方都以对方的存在作为自己存在的前提和基础，任何一方都不能脱离对方而单独存在。所谓"互根"，即互为根本之意，好像是同一根上的两支叉，比喻互相依存的意思。如上为阳，下为阴，没有上，就无所谓下。热为阳，寒为阴，没有热，就无所谓寒，没有寒，也就无所谓热等。总之，没有阴，就无所谓阳；没有阳，也就无所谓阴。阳依存于阴，阴依存于阳，每一方都以另一方为依存条件，即所谓"孤阴不生，独阳不长"，"无阴则阳无以化，无阳则阴无以生"。阴阳的这种互根依存的关系，一般称为"互根"。《素问·阴阳应象大论》说："阴在内，阳之守也；阳在外，阴之使也"，就是对阴阳双方相互依存关系的很好说明。这里的阴阳，主要指物质与功能，即阴代表物质，阳代表功能，物质居于体内，所以说"阴之内"；功能表现于外，所以说"阳在外"。在外的阳是内在物质运动的表现，故云阳为"阴之使"；在内的阴是产生功能的物质基础故谓阴为"阳之守"。张介宾注云："阴性静，故为阳之守；阳性动，故为阴之使。守者守于中，使者运于外。"如果阴阳双方失去了互为存在的条件，即所谓"孤阴"和"独阳"也就不能再生化和资长了。

（三）阴阳的消长转化

1. 阴阳的消长

阴阳相互对立、相互依存的双方不是处于静止不变的状态，而是处于"阳消阴长"或"阴消阳长”互为消长的运动变化之中。消，有消减、衰减之意；长，有增长，盛大之意。在一定的限度内阴阳之间不断地有盛有衰，有消有长，“阴消则阳长，阳消则阴长”，保持着相对的动态平衡。阴阳的这种相互消长，是事物发生发展的动力，属于正常的现象。朱熹在《语类》中说：“阴阳虽是两个字，然却是一气之消息，一进一退，一消一长。进处便是阳，退处便是阴；长处便是阳，消处便是阴。只是这一气之消长，做出古今天地间无限事来。”

在一定的范围内，阴阳消长是事物发展变化的规律。如自然界四时气候之变，寒暑往来，就是阴阳消长的过程。从冬至春至夏，气候由寒变温变热，乃“阴消阳长”的过程；由夏至秋至冬，气候由热变凉变寒，乃是“阳消阴长”的过程。就人体而言，各种机能活动（阳）的产生，必然要消耗一定量的营养物质（阴），这就是“阳长阴消”的过程；而各种营养物质（阴）的产生和转化，又必须消耗一定的能量（阳），这是“阴长阳消”的过程。

在正常情况下，阴阳的这种相互消长，是处于相对平衡状态中的，如果这种“消长”关系超出一定的限度，打破了阴阳的动态平衡，就会造成阴阳的偏盛偏衰，产生异常现象，人体就要发生疾病。由上可知，阴阳消长的过程是一个“量变”的过程。

2. 阴阳的转化

阴阳转化是指阴阳对立双方在一定条件下，各自可向其相反的方向转化，即由阴转化为阳，或由阳转化为阴。阴阳互相转化，一般表示事物变化的物极阶级，即所谓“物极必反”。如果说“阴阳消长”是一个量变过程的话，阴阳转化便是一个质变的过程。阴阳的转化，除了有突变的因素外，大多数则是一个由量变到质变的发展过程。四时气候的变化，除包含着阴阳的消长过程外，也包含着阴阳的转化。如《灵枢·论及诊尺》篇说：“四时之变，寒暑之胜，重阴必阳，重阳必阴。故阴主寒，阳主热。故寒甚则热，热甚则寒。故曰：寒生热，热生寒。此阴阳之变也。”《素问·阴阳应象大论》说：“重阴必阳，重阳必阴”。又说：“寒极生热，热极生寒。”物质和功能的相互转化，也是如此。在疾病的发展过程中，由阳转阴和由阴转阳的变化，是常常可以见到的。某些急性传染病，如中毒性肺炎、中毒性痢疾等，由于热毒极重，损伤机体正气，在持续高热的情况下，可突然出现体温下降、面色苍白、四肢厥冷、脉微欲绝等一派阴寒危象。这种病的变化，即属于由阳转阴。此时，若抢救及时，处理得当，则四肢转温，色脉转和，阳气得以恢复，病情又可出现好的转机。从辩证唯物主义的观点看，阴阳的相互转化是有条件的，没有一定的必要条件，转化是不可能的。这种一定的必要条件，一是指事物内部有无转化的可能性；二是促进转化的外部因素。前者是内因，是事物转化的根据；后者是外因，是促进转化的条件（图1-1）。

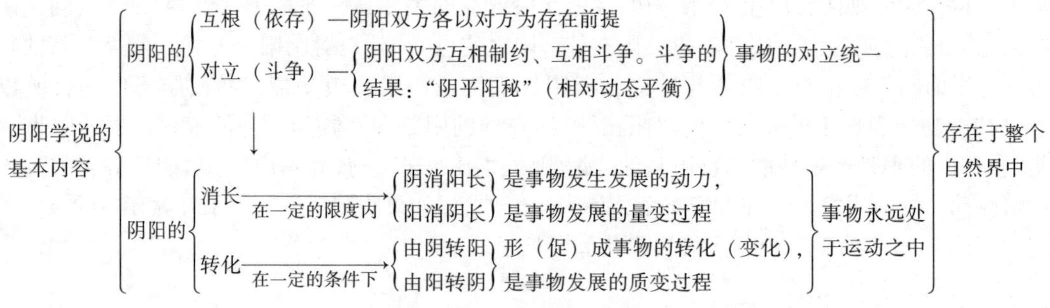

图1-1 阴阳相互转化的必然条件

综上所述，阴阳的对立斗争、依存互根、消长转化等方面的关系，是阴阳学说的基本内容，它们之间不是孤立的，而是互相联系、互相影响、互为因果的。

四、阴阳学说在祖国医学中的应用

阴阳学说贯穿在祖国医学理论体系的各个方面，用来说明人体的组织结构、生理功能、疾病的发生发展规律，并指导临床诊断和治疗。

（一）说明人体的组织结构

根据阴阳对立统一的观点，认为人体是一个有机整体，人体内部充满着阴阳对立统一的现象。如《素问·宝命全形论》说："人生有形，不离阴阳。"人体的一切组织结构，既是有机联系的，又可以划分为相互对立的阴阳两部分。就大体部位来说，则身体的上部属阳，下部属阴；体外属阳，体内属阴。体表的背部属阳，腹部属阴；外侧属阳，内侧属阴。就脏腑来讲，则六腑属阳，五脏属阴。《素问·金匮真言论》说："夫言人之阴阳，则外为阳，内为阴；言人身之阴阳，则背为阳，腹为阴；言人身之脏腑中阴阳，则脏者为阴，腑者为阳。肝、心、脾、肺、肾五脏皆为阴，胆、胃、大肠、小肠、膀胱、三焦六腑皆为阳……故背为阳，阳中之阳心也……腹为阴，阴中之阳肝也；腹为阴，阴中之至阴脾也。"同时，就每一脏腑而言，又都有阴阳两个方面，如心有心阴心阳、肾有肾阴肾阳等。以此类推，只要是人体相对而又相互联系的两个方面，皆可用阴阳来概括（图 1-2）。

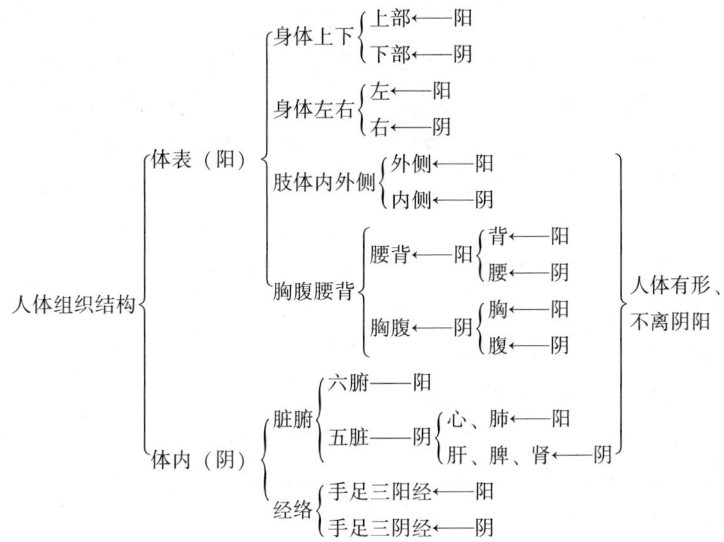

图 1-2　人体组织结构阴阳归属

（二）说明人体的生理功能

对人体的生理功能，阴阳学说认为人体的正常生命活动是阴阳两个方面保持着对立统一的协调关系的结果。例如，属于阳的功能与属于阴的物质之间的关系，就是这种对立统一关系的体现。人体的各种功能活动，都必须以营养物质为基础，没有物质基础，功能活动就无从产生；同时，功能活动又是化生营养物质的动力，没有脏腑的功能活动，营养物质就无从化生。

前已述及，阴阳并不是处于静止不变的状态，而是相互消长、相互转化的。人体中的阴阳亦如此，在生理范围内保持着相对的动态平衡和正常的转化关系。例如，人体在进行功能活动时，必然要消耗一定的营养物质，所以人们工作到一定时间，就会感到饥饿而需要饮食，这是阴消阳长的过程；反之，在化生营养物质时，又必然消耗一定的能量，所以人们往往在饭后感到疲倦，这是阳消阴长的过程。在阴阳的消长过程中，还包含着相互转化的关系，即功能转化为物质，物质又转化为功能。如此，阴阳双方相互依存制约、消长转化，在一定的限度内，维持着人体生命活动的正常进行。即《素问·阴阳应象大论》说："阴在内，阳之守护也；阳在外，阴之使也"；《素问·生气通天论》说："阴者，藏精而起亟也；阳者，卫外而为固也"就是这个意思。

此外，在人体的气化活动中，也存在着阴阳之间的普遍规律。阳居于上，其气下降；阴居于下，其气上升，由此阴阳环抱，才可相互依存，人体中也是如此。如胃属阳居上，脾属阴居下，但胃气必然下降，脾气必然上升，前者称为降浊，后者称为升清。若胃气不降而逆，则可出现呕吐、呃逆；脾气不升而陷，则会出现崩漏、泄泻。所以治前者常以降逆之方，治后者专以升提之法。

（三）说明人体的病理变化

到目前为止，人们对于"疾病"一词并没有给予一个准确的定义，甚至连概念也很难叙述。但是从中医学的角度来分析，"疾病"一词确有一个较为恰当的概念。

疾病指人体由于各种原因导致的阴阳相对平衡的破坏而出现的一种异常现象。这个概念虽然有些哲学色彩，但总是在某种程度上揭示了疾病的本质。

中医认为，"阴平阳秘，精神乃治"，即健康状态；"阴阳离决，精气乃绝"，即人体死亡。而处在"既不平衡又未离决"之间广阔领域的即是"不调状态"，也就是疾病状态。

疾病的形成和发展关系到正气和邪气两个方面。正气，包括人体对疾病的抵抗力、体内外环境的适应力和自身修复力；邪气，泛指各种致病因素。正气与邪气，以及它们相互作用、相互斗争的情况，皆可用阴阳来概括说明。正气分阴阳，包括阴精和阳气两部分；邪气亦有阴邪、阳邪之分，如六淫致病因素中的寒、湿为阴邪，风、热、火、燥为阳邪。疾病的过程，即是邪正斗争的过程，其病理结果则引起机体的阴阳偏盛偏衰。若阳邪侵袭人体，可使阳偏盛耗阴，出现热证；阴邪侵入机体，可使阴偏盛而伤阳，出现寒证。例如，暑热之邪侵入人体之后，可造成机体的阳气偏盛，出现发热、出汗、口渴、烦躁等实热证；纳凉饮冷，可造成阴气偏盛，出现腹痛、腹泻、恶寒肢冷等寒实证，以上两者，皆为外邪侵犯所致，对此，祖国医学称之为"邪气盛"。在这里，引起病理的主要矛盾是邪气侵犯机体，此即《素问·阴阳应象大论》所说"阳胜则阴病，阴胜则阳病。阳胜则热，阴胜则寒"。

另一种情况，疾病的产生是由于邪气的侵犯，导致正气衰弱，或由机体本身的阴阳气血不足所致。这种不足祖国医学称之为"正气虚"或"精气夺"，例如，大病愈后的自汗、短气乏力等症。若机体阳气虚弱，可出现形寒肢冷、神疲倦卧、自汗脉微等虚寒证；若久病耗阴或素体阴液亏虚，可出现潮热、盗汗、五心烦热、脉细数等虚热证，此即《素问·调经论》所说"阳虚则外寒，阴虚则内热"。

由"邪气盛"所致的病证，叫做"实证"；由"精气夺"所引起的病证，称为"虚证"。正如《素问·通评虚实论》所说"邪气盛则实，精气夺则虚"。综上所述，尽管疾病的病理变化复杂多端，但均可以用"阴阳失调"（偏盛或偏衰）来概括说明，"阳胜则热，阴胜则寒，阳虚则寒，阴虚则热"，就是祖国医学的病理总纲。

人体中的阴阳两方面，在相互消长的过程中，除了造成偏盛偏衰出现病理现象以外，还可以在一定条件下，各自向相反的方向转化。如机能亢进的阳证可以转化为机能衰退的阴证；同样，阴证也可以转化为阳证。故《素问·阴阳应象大论》说："重寒则热，重热则寒。"《灵枢·论急诊尺》篇说："重阴必阳，重阳必阴。"

此外，由于阴阳互根，当久病机体的阴阳任何一方虚损到一定程度时，常可导致对方的不足，即所谓"阳损及阴，阴损及阳"，甚则出现"阴阳俱虚"（表 1-2）。

表 1-2　人体的病理变化

<table>
<tr><td>健康</td><td colspan="3">←康复——疾病——恶化→</td><td>死亡</td></tr>
<tr><td rowspan="3">阴阳平衡</td><td colspan="3">阴　阳　不　调</td><td rowspan="3">阴阳离决</td></tr>
<tr><td>邪气实</td><td>阳邪、阴邪 } 伤及──→正气 { 阴液、阳气 } 出现──→ 阳盛──→热证
阴盛──→寒证</td><td>实证</td></tr>
<tr><td>正气虚</td><td>阴虚、阳虚 } 导致──→正气 { 阳盛、阴盛 } 出现 { 阴虚阳盛？虚热证
阴虚阴盛？虚寒证
阴虚、阳虚 } 损及──→ { 阳、阴 } 出现──→阴阳两虚证</td><td>虚证</td></tr>
</table>

（四）诊断疾病的总纲

诊断包括"诊"与"断"两部分。诊即四诊，是一种方法；断即辨证，是揭示疾病的本质，是一种结论。《素问·阴阳应象大论》说："善诊者，察色按脉，先别阴阳"，也就是说，中医在诊断疾病时，重要的一点，或者说最根本的一点，就是分辨阴阳。

在诊法上，无论望、闻、问、切哪一诊，都要给予阴阳属性的划分。以下仅列表举例（表 1-3）。

表 1-3　阴阳属性的划分

属性	望诊			闻诊		问诊	切诊
阴	色泽晦暗	舌苔白	舌质淡白	声音低下	气味小	恶寒、口不渴、便溏	脉沉迟、细、小
阳	色泽鲜明	舌苔黄	舌质红绛	声音洪亮	气味大	发热、口渴、便秘	脉浮、数、洪、大

辨证方面，中医的八纲即阴、阴、表、里、寒、热、虚、实。在八纲之中，又以阴阳为总纲，表、实、热属阳；里、虚、寒属阴。临床上，必须首先分清阴阳，才能抓住疾病的本质，做到执简驭繁。正如《景岳全书·传忠录》所云"凡诊病施治，必须先审阴阳，乃为医道之纲领，阴阳无谬，治焉有差？医道虽繁，而可以一言而蔽之者，曰阴阳而已。故证有阴阳，脉有阴阳，药有阴阳……设能明彻阴阳，则医理虽玄，思过半矣"。

（五）指导疾病的治疗

1. 确定治疗原则

如上所述，疾病的变化尽管千差万异，但究其根本来讲，都可以用阴阳不调，即阴阳的偏盛偏衰来解释。这就决定了中医治疗疾病的根本原则，在于调整阴阳，使之回到相对平衡的状态，正如《素问·至真要大论》中所说的“谨察阴阳所在而调之，以平为期”。具体地讲，有以下两种类型。

（1）阴阳偏盛者：阳热太过则用寒凉药物以制其阳，阴寒太过则用温热药以制其阴。即《素问·至真要大论》所说“寒者热之，热者寒之”，这就是阳热实证和阴寒实证的治疗原则和方法。当然，在治疗主要矛盾的同时，前者还当稍佐滋阴之药，后者须加助阳之品。

（2）阴阳偏衰者：若因阳虚不能制阴而致阴盛者，则须益阳以消阴；因阴虚不能制阳而致阳亢者，则须滋阴以潜阳。即《素问·至真要大论》所说“诸寒之而热者取之阴，热之而寒者取之阳”。王冰注释说：“壮水之主，以制阳光；益火之源，以消阴翳。”张景岳在《类经》中注此说：“诸寒之而热者，谓以苦寒治热而热反增，非火之有余，乃真阴之不足也，阴不足则阳有余而为热，故当取之于阴，谓不宜治火也，只补阴以配其阳，则阴气复而热自退矣。热之而寒者，谓以辛热治寒而寒反甚，非寒之有余，乃真阳之不足也。阳不足则阴有余而为寒，故当取之于阳，谓不宜攻寒也，但补水中之火，则阳气复而寒自消也。”这是对阴虚证和阳虚证提出的治疗原则和方法。

此外，对于阴阳两虚者，当用阴阳并补的原则。

2. 归纳药物的性能

阴阳用于疾病的治疗，不仅用以确立治疗原则，而且也用来概括药物的性能，作为临床用药的依据。治疗疾病，除了正确的诊断和治疗方法外，还必须熟练地掌握药物的性能，才能根据治疗方法，选用适当药物，收到预期效果。

药物的性能，一般地说，主要靠它的气（性）味、升降浮沉来决定，而药物的气味及升降浮沉，又皆可以用阴阳来归纳。气有四气，即寒、热、温、凉；味有五味，即酸、苦、甘、辛、咸。四气中，温热属阳，寒凉属阴。五味中，辛、甘性善发散者为阳，酸、苦、咸性善涌泻者为阴。《素问·至真要大论》说：“辛甘发散为阳，酸苦涌泻为阴；咸味涌泻为阴，淡味渗泻为阳。”属阳的“气”能轻清上浮，属阴的“味”能重浊下降。同时，气味中又有厚薄之分。气厚则阳多，可以理中散寒；气薄则阳少，可以解表发汗。味厚则阴多，可以消导泻下；味薄则阴少，可以通利小便。如《素问·阴阳应大论》说：“阴味出下窍，阳气出上窍。味厚者为阴，薄为阴之阳；气厚者为阳，薄为阳之阴；味厚则泄，薄则通；气薄则发泄，厚则发热。”至于药物的升降浮沉，则升浮者为阳，沉降者为阴（表1-4）。

表1-4　药物的性能

中药性能 / 阴阳属性	四气	五味	作用
阴	寒、凉	酸、苦、咸	沉、降
阳	温、热	辛、甘、（淡）	升、浮

治疗疾病就是根据病情的阴阳偏盛偏衰情况确定治疗原则，再结合药物的阴阳属性和作用选择使用相应的药物，从而达到治愈疾病之目的。

此外，在针灸、气功及养生防病等方面，中医都以阴阳学说为指导，通过各种补泻手法的运用、大小周天的循环及“春夏养阳、秋冬养阴”等具体养生方法的应用等，最终达到“阴平阳秘”的目的，从而使人祛病延年（图1-3）。

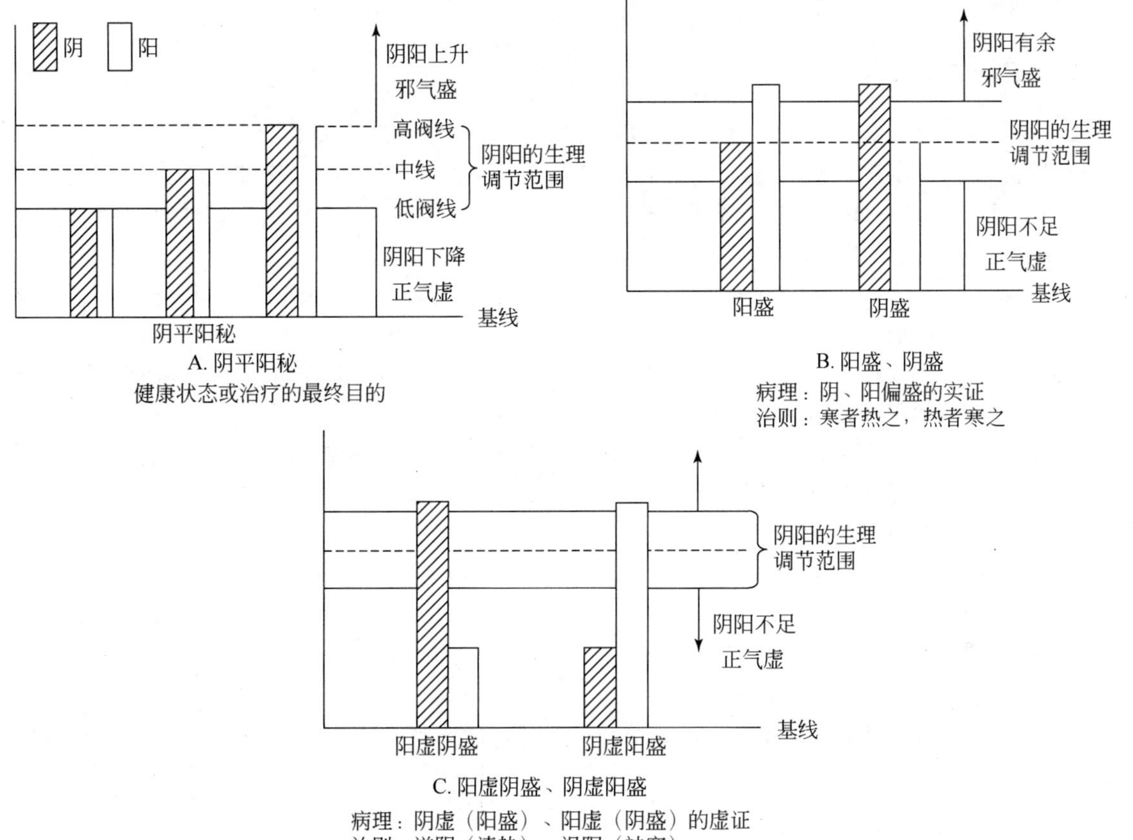

图 1-3　阴阳学说在中医诊治疾病上的应用

第二节　五 行 学 说

一、五行与五行学说的基本概念

五，指木、火、土、金、水五种自然界中不可缺少的最基本物质；行，指运行，即运动变化之意。五行，即木、火、土、金、水五种物质的运动。《白虎通义》说："五行者，何谓也？谓金、木、水、火、土也。言行者，欲言为天行气之义也。"汉代郑康成亦言："五行者，以顺天行气也。"

所谓五行学说，就是用木、火、土、金、水五种自然界基本物质之间相互运动变化的规律来解释、说明自然界事物、现象的一种古代哲学学说。五行学说被引用到中医学领域，是借以说明人体生理、病理及其与外在环境的相互关系等问题，从而指导临床的诊断与治疗。

要进一步理解五行学说，应注意以下两个方面。

（一）五行的特征与归类方法

1. 五行的特征

毋庸置疑，最早的木、火、土、金、水概念，是指构成自然界万物的基本物质，所以曾有“五材”之说。但后来的概念已经截然不同，它主要是论这五类物质的“特征”，而并非指这五类物质的本身。《尚书·洪范》中曾作了明确的论述“水曰润下，火曰炎上，木曰曲直，金曰从革，土爰稼穑”。后人将其引申如下。

木的特性：古人称“木曰曲直”。“曲直”，实际上是指树木的生长形态，都是枝干曲直，向上向外周舒展。因而引申为具有生长、升发、条达、舒畅等作用或性质的事物，均归属于木。

火的特性：古人称“火曰炎上”。“炎上”，是指火具有温热、上升的特性。因而引申为具有温热、升腾作用的事物，均归属于火。

土的特性：古人称“士爰稼穑”。“稼穑”，是指土有播种和收获农作物的作用。因而引申为具有生化、承载、受纳作用的事物，均归属于土。故有“土载四行”，“万物土中生，万物土中灭”和“土为万物之母”之说。

金的特性：古人称“金曰从革”。“从革”，是指“变革”的意思。引申为具有清洁、肃降、收敛等作用的事物，均归属于金。

水的特性：古人称“水曰润下”。“润下”，是指水具有滋润和向下的特性。引申为具有寒凉、滋润、向下运动的事物，均归属于水。

这种五行特性的认识，启示我们不能单纯从五种物质上去看五行，而是要从五种性能上去理解五行。

2. 对事物属性的五行分类

古代医家运用五行学说，对人体的脏腑组织、生理病理现象，以及与人类生活有关的自然界事物，作了广泛的联系和研究，并用“取类比象”的方法，按照事物的不同性质、作用与形态，分别归属于木、火、土、金、水“五行”之中，借以阐述人体的脏腑组织之间的生理、病理的复杂联系，以及人体与外界环境之间的关系。这种对事物属性的归纳方法，在《素问·阴阳应象大论》和《素问·金匮真言论》等篇中都有详细论述。现选择地归纳列表如下（表1-5）。

表1-5 五行分类

自然界						五行	人体				
五味	五色	五化	五气	五方	五季		五脏	五腑	五官	形体	情志
酸	青	生	风	东	春	木	肝	胆	目	筋	怒
苦	赤	长	暑	南	夏	火	心	小肠	舌	脉	喜
甘	黄	化	湿	中	长夏	土	脾	胃	口	肉	思
辛	白	收	燥	西	秋	金	肺	大肠	鼻	皮毛	悲
咸	黑	藏	寒	北	冬	水	肾	膀胱	耳	骨	恐

这种用五行归纳事物的方法，基本上不是木、火、土、金、水五种物质的本身，而是按其特性，抽象地概括出不同事物的归类方法。例如，木性的特点是生长、柔和、升发，凡具有这种特

点的事物，便概括归之为“木”；凡具有火性特点的事物，便概括归之为“火”；凡具有土性特点的事物，便归之为“土”；凡具有金性特点的事物，便归之为“金”；凡是具有水性特点的事物，便归之为“水”。所以，医学上所沿用的五行，实际上是五种不同属性的抽象概括。

（二）五行之间的关系

理解五行学说除了从“特性”上理解之外，重点理解五行之间的“关系”，用这种关系来说明事物的变化。这些将在“五行学说的基本内容”中介绍。

二、五行学说的起源与形成

人们在同大自然界作斗争的过程中，总是在不断地寻找、总结大自然界的基本规律，五行学说的形成也是这样的。

据今天考据来看，五行学说的前身是“五材”，而“五材”的前身是“五方”。最晚到殷代，人们就有了东、南、中西、北的“五方”概念。如胡厚宣说：“殷代确有五方之观念，则可由卜辞证之。如帝乙、帝辛时卜辞有曰：‘己巳五十贞图岁商受年，王乩曰吉。东土受年，南土受年，西土受年，北土受年’。此卜商与东南西北四方受年之辞也。商者，亦称中商……中商而与东南西北并贞，则殷代已有中东南西北五方之观念明矣……然则，此即后世五行说之滥觞”（《论殷代五方观念及“中国”称谓之起源》）。卜辞中还有关于四方风雨的记载：“癸卯今日雨：其自西来雨？其自东来雨？其自北来雨？其自南来雨”（《卜辞通纂·天象门》）。为什么下雨要占卜东、南、西、北的方向呢？这是和农业生产有密切关系的。因为不同方向的风雨可以产生不同的作用，故产生对不同方向风雨的认识。

五方概念的不断发现，又出现了“五材”的概念。我们知道，寻找宇宙万物的最基本元素似乎是人们认识世界的必经之路，也是科学发展的重要阶段。古人通过长期观察，发现尽管万物差别很大，但基本上是由木、火、土、金、水五类物质构成的，称为“五材”（又称六府），即五种材料的意思。如《回语·郑语》说：“以土与金木水火杂，以成万物”，“天生五材，民并用之，废一不可”。《尚书大传》说：“水火者，百姓之所饮食也；金木者，百姓之所兴作也；土者，万物之所资生也，是为人用。”《左传·文公七年》说：“六府三事，谓之九功；水、火、金、木、土、谷谓之六府；正德、利用、厚生，谓之三事。”可见六府与五材，除多了一种谷以外，其他内容则完全与五行相同。可能因为谷生于土，以后就把谷略去，而通称“五行”了。《国语·鲁语》说：“地之五行，所以生殖也。”可见水、火、金、木、土这五种物质元素，是人们生活和生产所必需的资料。这五种物质元素为什么从“五材”和“六府”而发展为“五行”呢？这是人们对于事物认识不断深化的结果。“行”字，古文作╬，像街衢道路之形，有通路之义。因此，行有运行、运动之义。《白虎通义》说：“五行者，何谓也？谓金、木、水、火、土也。言行者，欲言为天行气之义也。”所谓为天之行气，是说五类物质的运行，构成了物质世界。人们不但认识到了五种物质的运行是在相互联系下进行的，而且对五种物质的属性，进行了归纳抽象的概括。正如《尚书·洪范》所说“水曰润下，火曰炎上，木曰曲直，金曰从革，土爰稼穑。润下作咸，炎上作苦，曲直作酸，从革作辛，稼穑作甘”。水之性湿润而下流；火性炎烈而上升；木性本柔，能曲复能直；金性虽坚，能柔能刚而变革；土性善于变化，为稼穑所从出。照这样演绎，一切事物，凡具变革之性者皆为金；凡具稼穑之性者皆为土。这样，对五行属性的概括，只需从其属性类分，不一定是指实物了。对五行属性的抽象和概括，已上升为理性认识。古人通过长期接触观察到它们的运行有相互联系和相互制约的关系，于是产生了“相生”、“相克”的理论。五行的“相生”说，在五时配五行的顺序中已经含有相生的意义。五行的“相胜”（相克）说在《黄帝内经》中已提出，如《素问·宝命全形论》说：“木得金而伐，火得水而灭，土得木而达，金得火而缺，水得土而绝。”所以，“五行”这种“相生”、“相克”的关系，具有辩证法思想。

三、五行学说的基本内容

五行学说除了讲五行的特性之外，主要是谈五行之间的关系，而这种关系包括正常和异常两种。正常关系为“相生、相克”，异常关系为“母子相传和相乘反侮”。

（一）五行之间的正常关系——相生、相克

1. 相生

相即相互、互相；生即资生、促进、助长的作用。五行的相生，指木、火、土、金、水五行之中，有相互资生、促进、助长的作用。五行相生的顺序是：木生火，火生土，土生金，金生水，水生木。在相生的关系中，任何一行都有“生我”、“我生”两方面的关系。《难经》把它喻作“母子”关系。“生我”者为母，“我生”者为“子”。以“火”为例，生“我”者木，则木为火之母；“我”生者土，则土为火之子。

2. 相克

克指克制、制约、抑制。相克即指五行之间相互制约、抑制的作用。五行相克的顺序是：木克土，土克水，水克火，火克金，金克木。在相克的关系中，任何一行都有“克我”、“我克”两方面的关系。《黄帝内经》称之为“所胜”与“所不胜”。“克我”者为“所不胜”，“我克”者为“所胜”。

所以，在五行关系中，任何一行都有“生我”、“我生”、“克我”、“我克”四个方面的关系。

3. 制化

五行中的制化关系，是五行生克关系的结合，是事物不可分割的两个方面。没有生，就没有事物的发生和成长；没有克，就不能维持事物正常协调关系下的变化与发展。因此，必须生中有克，克中有生，即事物之间的相互资生和相互制约，才能相反相成，维持和促进事物相对的平衡协调和发展变化。事物间的这种生克关系，就叫做“制化”。《素问·六微旨大论》说：“亢则害，承乃制，制则生化。”张景岳在《类经》中注释说：“盛极有制则无亢害，无亢害则生化出乎自然。”《类经图翼》又说：“造化之机，不可无生，亦不可无制。无生则发育无由，无制则亢而为害。”

在这种相反相成的生克制化中还可以看出，五行之间的协调平衡是相对的。因为相生相克的过程，即事物消长发展的过程，在此过程中，一定会出现太过和不及的现象。这种现象的出现，又可引起再一次相生相克的调节，从而又出现新的协调平衡，这种相对平衡的无休止运动，不断地推动着事物的发展与变化。

（二）五行之间的异常关系——母子相传和相乘反侮

1. 母子相传

相传这里指异常的相传，即“母”有病而影响至“子”，“子”有病而影响至“母”。如木病传火为“母病及子”；金病传土为“子病及母”等。

2. 相乘

乘是乘虚侵袭、以强凌弱之意。相乘指一行对其“所胜”的一行克制太过，从而引起一系列的异常相克反应。造成“相乘”的原因不外乎两个方面：一是五行中某一行本身过盛，造成超过正常制约的强度，促使其“所胜”的虚弱。如木过于强盛，以克土太过，造成土的不足，称“木乘土”。二是五行中某一行本身虚弱，因而对它“克我”一行的相克就显得相对的增强，而其本身就更虚弱。如木本来正常，克土自然当正常，但由于土本身不足，因而形成木克土的力量相对增强，使土更加不足，即称为“土虚木乘”。

3. 相侮

相侮又称“反侮”，侮有欺侮之意，是一行对其“所不胜”的反克。如木本受金克，但木由于某种原因，表现出过于强盛时，则不仅不受金的克制，反而对金进行“反克”，称为“木侮金”，这是一个方面。同样，由于金本身过于虚弱，不仅不能对木进行克制，反而受到木的反侮，则称为“金虚木侮”。以上关系，正如《素问·五行运大论》所说“气有余，则制己所胜而侮所不及，其不及，则己所不胜，侮而乘之，己所胜，轻而侮之”。

四、五行学说在祖国医学中的应用

五行学说在祖国医学中的应用，主要是以事物属性的五行分类方法和生克乘侮的变化规律，具体地解释人体生理、病理现象，并指导临床诊断与治疗。即以五行配五脏、联系内外环境，进行归类演绎；以五行生克乘侮理论说明五脏间生理、病理的相互关系，并据此确定治疗原则和方法。

（一）说明五脏的生理及其相互关系

1. 说明五脏的生理功能

在五行的取类比象表中，是以五脏为中心的。换句话说，是先以五脏和五行的特性相比较，取类比象，然后再将余下内容和五脏联系而成。

（1）以肝属“木”：肝生理上具有“木性”那样生长、条达、柔和的特点，病理上又像木那样易于化火动风。

（2）以心属“火”：心在生理上具有“火性”的温热作用，在病理上，心火易于炎上。

（3）以脾属“土”：脾为气血生化之源，具有“土性”能化生万物的特性。脾居中州，化生精微，以营养四肢百骸、五脏六腑，像“土居中央，灌溉四旁”一样。在病理上，脾虚则气血不足、营养不良，亦若土虚不能滋养万物一样。

（4）以肺属“金”：肺气具有“金性”那样清肃重降、鸣响的特点。在病理上，肺失肃降则气上逆、喘咳有声，肺气虚则气低息微，亦若金失肃降，鸣响那样。

（5）以肾属“水”：肾主水、藏精，具有“水性”那样润下、制火的特点。在病理上，肾精虚亏则水少不能滋润，从而虚炎妄动。

在此基础上，又将自然界的五方、五时、五气、五味、五色与人体的六腑、五体、五官等联系起来，成为一个“人的整体”和“人与自然界的整体”的整体概念。

2. 说明五脏之间的相互关系

五行之间有相生、相克的正常关系，五脏之间同样也有这种关系。尤其是五脏的生理功能是人体整体生命活动的重要内容，则这种关系就显得更为密切和明显。

(1) 五脏之间的相互资生关系：如肝藏血以济心，为肝生心（即木生火）；心阳热以温脾，为心生脾（即火生土）；脾生化气血以充肺，为脾生肺（即土生金）；肺之清肃下行以助肾水，为肺生肾（即金生水）；肾水藏精养肝，为肾生肝（即水生木）等。

(2) 五脏之间的相互制约的关系：如肝木条达，以疏泄脾土之壅滞，为肝克脾（即木克土）；脾主运化，以制约肾水泛滥，为脾克肾（即土克水）；肾水上承，以制约心火之亢烈，为肾克心（即水克火）；心火之热，以制约肺金之清肃太过，为心克肺（即火克金）；肺气清肃下降，以制约肝阳上亢，为肺克肝（即金克木）等。

《素问·五藏生成论》说："心……其主肾也"，"肺……其主心也"，"脾……其主肝也"，"肾……其主脾也"，"肝……其主肺也"。这里所说的"主"即指"克制本身者"，有"主人"之意，也正说明了五脏之间的制约、克制关系。

总之，五行学说在生理方面的应用，可以归纳为以下三点：①五脏配属五行，五脏又联系着自己所属的五味、五官、五体等，从而把机体各部分联结在一起，形成了祖国医学的五大生理系统，体现了人体的整体观。②根据五行生克制化规律，肝、心、脾、肺、肾五个系统之间相互联系、制约，使人体形成了一个完整的有机整体。③以五脏为中心的五行归属，说明人体与外在环境之间相互联系的统一性。

（二）说明五脏病变的相互影响

五脏之间既然在生理上有着相互资生、相互制约的"生、克"关系，自然，它们在病理上也可以通过这种关系相互影响，本脏有病可以传至他脏，他脏之病亦可传至本脏，这种病理上的影响称之为传变。当然，从五行学说的角度可分为相生关系的传变和相克关系的传变。

1. 相生关系的传变

相生关系的传变包括"母病及子"和"子病及母"两个方面。

母病及子，又称"母虚累子"，系病邪从母脏传来，侵入属子的脏器，即先有母脏的症状，后有子脏的症状。如水不涵木，即肾阴虚不能滋养肝木。其临床表现，在肾，则为肾阴不足，多见耳鸣、腰酸膝软、遗精等；在肝，则为肝之阴血不足，多见眩晕消瘦、乏力、肢体麻木或手足蠕动，甚则震颤抽掣等。阴虚生内热，故亦现低热、颧红、五心烦热等症。肾属水，肝属木，水能生木，现水不生木，其病由肾及肝，由母传子。

子病犯母，又称"子盗母气"，系病邪从子脏传来，侵入属母的脏器。即先有子脏的症状，后有母脏的症状。如心火亢盛而致肝火炽盛，有升无降，最终导致心肝火旺。心火亢盛则现心烦或狂躁谵语、口舌生疮、舌尖红赤疼痛等；肝火偏旺，则现烦躁易怒、头痛眩晕、面红目赤等。心属火，肝属木，木能生火。肝为母，心为子，其病由心及肝，由子传母。

2. 相克关系的传变

相克关系的传变包括"相乘"和"相侮"两个方面。

相乘是相克太过为病。如木旺乘土，又称木横克土。木旺乘土，即肝木克伐脾土。先有肝的症状，后有脾胃的症状。由于肝气横逆，疏泄太过，影响脾胃，导致消化机能紊乱。肝气横逆，则现眩晕头痛、烦躁易怒、胸闷胁痛等，及脾则表现为脘腹胀痛、厌食、大便溏泄或不调等脾虚之候；反之，若因脾虚而致肝木克伐太过，即“土虚木乘”者，情况亦然，只不过是主要矛盾不同罢了。

相侮又称反侮，是反克为害。如木火刑金，由于肝火偏旺，影响肺气清肃，临床表现既有胸胁疼痛、口苦、烦躁易怒、脉弦数等肝火过旺之征，又有咳嗽、咳痰，甚或痰中带血等肺失清肃之候。肝病在前，肺病在后。肝属木，肺属金，金能克木，今肝木太过，反侮肺金，其病由肝传肺，病邪从被克脏器传来。反之，“金虚木侮”也是这个道理。

总之，五行学说应用于中医学中，在一定程度上，解释了一些病症的机理，有它一定的临床意义。但在复杂多变的疾病当中，单以一个五行的“生克乘侮、母子相传”来解释，显然是不全面、不严谨的，所以在运用时必须正确地对待它。

（三）用于诊断方面

人体是一个有机整体，内脏有病可以反映到体表，“有诸内者，必形诸外”。当内脏有病时，可以反映到体表相应的组织器官，出现色泽、声音、形态、脉象等诸方面的异常变化。由于五脏与五色、五音、五味等都是以五行分类归属形成了一定的联系，因此，在诊断疾病时，就可以用望、闻、问、切四诊所得来的资料，以五行生克乘侮规律来推断病情。正如《难经·六十一难》所说“望而知之者，望见其五色，以知其病；闻而知之者，闻其五音，以别其病；问而知之者，问其所欲五味，以知其病所起所在也。切脉而知之者，诊其寸口，视其虚实，以知其病，病在何脏腑也”。例如，面见青色、喜食酸味、脉见弦象，多为肝病；目赤肿痛、心烦而怒、脉弦数，多为“肝火”；面赤、口苦、心烦、脉洪，为心火亢盛；面青、腹痛腹泻、食欲不振、乏力肢冷、脉弦细，为肝木乘土。心脏患者，面见黑色，为水来克火等。

总之，五行学说用于诊断方面，既可以通过“同一属性”来判断内在疾病，又可以通过“生克乘侮”等关系来分析疾病，并断定预后的善恶。

（四）用于治疗方面

1. 控制疾病的转变

疾病是一个变化的过程，可由某一内脏始发，传变他脏，以引起整个机体的失调。而在这个传变当中，五行之间的规律是一个重要的途径。因此，在治疗疾病时，可根据五行之间规律，给予适当治疗，以调整各脏之间关系和整个机体的功能。具体地说，太过者，泻之，不及者，补之，即所谓“抑强扶弱”的治法。例如，肝脏有病，可通过生克乘侮规律影响到心、脾、肺、肾，又可由心、脾、肾的疾病影响至肝而得病。如《素问·玉机真藏论》说：“五脏受气于其所生，传之于其所胜。气舍于其所生，死于其所不胜。病之且死，必先传行，至其所不胜，病乃死。”《难经·七十七难》说：“见肝之病，则知肝当传之于脾，故先实其脾气。”《金匮要略》亦有类似论述。但是，疾病的发展和变化，往往并不依此顺序而传。正如《素问·玉机真藏论》所说“然其卒发者，不必治于传，或其传化，有不以次”。这就是说，不少猝发的疾病，其传变不一定按着五行的生克乘侮规律而传，所以在治疗时，就不能按这种生克乘侮的传变次序来治疗。临床上既要掌握五行规律，又不能过于机械，刻舟求剑，必须根据具体情况，灵活予以运用。

2. 确定治疗原则和立法

临床上运用五行学说来指导治疗疾病，其基本原则是《难经·六十九难》中提出的“虚则补其母，实则泻其子”和“扶弱抑强”两大法。前者是根据五行相生关系确定的，后者是根据相克关系确定的。

补母，指某脏虚时，补其“母脏”的方法，主要用于母子关系的虚证。如肝血不足时，有时可用滋肾之法，滋补肾水以养肝血；又如肺气虚弱严重时，可影响脾之健运而导致脾虚，脾土为肺金之母，虚则补其母，故可用补脾气以益气的方法治疗。针灸上，对于虚证，可补其所属的母经或母穴，如肝虚证取用肾经合穴（水穴）阴谷，或本经合穴（水穴）曲泉来治疗，均属于“虚则补其母”的范畴。

泻子，指某脏出现实证时，可用泻其“子脏”的方法，主要用于母子关系的实证。如肝炎炽盛的实证，可采用泻心火的治法。同样在针灸上，实证可泻其所属的子经或子穴。如肝火实证可取心经荥穴（火穴）少府，或本经荥穴（火穴）行间治疗，这些都属于“实则泻其子”的范畴。此外，临床上对于单纯子病者，还可以“虚则补其母”，来加强相生力量，提高治疗效果。总之，“补母、泻子”之法是根据五行相生规律而制定的。

根据五行学说相克规律而制定的“扶弱、抑强”法，主要运用于“克者过强、被克者过弱”的不正常状态。从相克的关系来看，当出现异常时，虽有相克太过、相克不及和反侮的不同，但总是一者过强，一者过弱，因此治疗上须同时采取“抑强扶弱”的治疗。“抑强”即抑制强者，既可用于“相乘”，亦可用于“反侮”；“扶弱”指扶助弱者，临床上通过这一“抑强”、“扶弱”来达到五行相克关系的正常。

3. 介绍几种根据五行规律而制定的治法

（1）培土生金法：适用于虚劳，如久咳肺虚，除出现咳嗽、咳血、潮热、颧红、自汗、盗汗外，兼有气短声怯、倦怠无力、食欲不振、便溏等脾胃虚弱症状。这是肺虚耗夺母气以自养，累及脾病的结果，叫做“子盗母气”。治疗则宜培土生金，即健脾益气以达滋补肺虚的目的。此时若仅用润肺或补肺的方法，则会因润肺药易滑肠，补肺药易碍胃，而使食减、便溏加重。只有先从健脾和胃着手，使脾胃功能正常，而食欲自旺，便溏自止。肺得谷气滋补也有利于咳嗽、自汗、盗汗等虚劳症状的恢复。这即为补脾代替补肺的治法。

（2）滋水涵木法：适用于肾（水）亏虚不能滋养肝（木）而致肝阳上亢，出现头晕目眩、头痛、耳鸣、腰膝酸软无力、脉弦等症。治疗宜滋肾养肝且潜肝阳。

（3）补火生土法：适用于命门火衰。不能生土，脾胃运化失常而致的五更泄泻。症见黎明前腹痛作泻、形寒肢冷、腰膝酸软等。治疗则宜补火生土法，即温肾健脾。

（4）金水相生法：系滋养肺、肾阴虚的一种方法。适用于肺肾阴虚者，即或是因肺阴虚而致肾阴虚，或是因肾阴虚而致肺阴虚者。临床见症如咳嗽、咳血、音哑、潮热、骨蒸、盗汗、腰酸等。

（5）扶土抑木法：是疏泄（抑）肝气、兼益（扶）脾阳的一种治法，适用于肝旺、脾虚之证，又称疏肝健脾法，临床多见两胁胀痛、烦躁易怒、腹泻、纳呆等症。

（6）培土制水法：培土指健脾，制水指制水湿泛滥，临床上脾阳虚弱，水湿泛滥而致水肿胀满者，可以温运脾阳以治之，称培土制水。

（7）泻南补北法：“南”指火即指心；“北”指水，即指肾。“泻南”是泻心火；“补北”是滋肾水。故泻南补北法，又称泻火补水法、滋阴降火法。主要适用于肾阴虚弱，心火旺盛的心肾不交证。临床见症心烦、失眠、口舌糜烂、腰酸腰痛、潮热盗汗、男子梦遗等。

（8）佐金平木法：佐金，辅助肺金；平木，平抑肝木。适用于肝木亢盛，木火上炎，肺金失降所致的气逆、咳嗽、面红、喉干、咳引两胁等症。

4. 其他方面

五行学说在中医治疗的其他方面，如针灸、气功、药物分类等都有一定的应用价值。

综前所述，阴阳学说和五行学说同属于古代哲学思想的范畴，属于朴素的唯物论和自发的辩证法思想。这两个学说在解释自然界和医学中问题时，又是相互为用的。张景岳说："五行即阴阳之质，阴阳即五行之气。气非质不立，质非气不行"，就充分地说明了阴阳和五行的关系。

在中医学辨证论治上，要明确疾病的"阴阳"性质，如阴虚、阳虚等，再根据五行规律去分析病症。治疗时更须根据阴阳、五行的规律分析、归纳，以制定出有效的治疗方法。

由此可见，阴阳、五行学说，虽各有特点，但在中医学中是彼此印证，互相补充，相互为用，不可分割的。

附 参考资料

一、内经原文摘录

1.《素问·阴阳应象大论》

黄帝曰：阴阳者，天地之道也，万物之纲纪，变化之父母，生杀之本始，神明之府也。治病必求于本。故积阳为天，积阴为地。阴静阳躁，阳生阴长，阳杀阴藏。阳化气，阴成形。寒极生热，热极生寒；寒气生浊，热气生清。清气在下，则生飧泄，浊气在上，则生䐜胀。此阴阳反作，病之逆从也。

故清阳为天，浊阴为地。地气上为云，天气下为雨；雨出地气，云出天气。故清阳出上窍，浊阴出下窍；清阳发腠理，浊阴走五藏，清阳实四支，浊阴归六府。

水为阴，火为阳。阳为气。阴为味。味归形，形归气，气归精；精归化。精食气，形食味；化生精，气生形。味伤形，气伤精，精化为气，气伤于味。阴味出下窍，阳气出上窍。味厚者为阴，薄为阴之阳。气厚者为阳，薄为阳之阴。味厚则泄，薄则通；气薄则发泄，厚则发热。壮火之气衰，少火之气壮；壮火食气，气食少火；壮火散气，少火生气。

气味辛甘发散为阳，酸苦涌泄为阴。阴胜则阳病，阳胜则阴病。阳胜则热，阴胜则寒。重寒则热，重热则寒。寒伤形，热伤气，气伤痛，形伤肿。故先痛而后肿者，气伤形也；先肿而后痛者，形伤气也。

故曰：天地者，万物之上下也；阴阳者，血气之男女也；左右者，阴阳之道路也；水火者，阴阳之征兆也；阴阳者，万物之能始也。故曰：阴在内，阳之守也；阳在外，阴之使也。

故曰：阴中有阴，阳中有阳。平旦至日中，天之阳，阳中之阳也；日中至黄昏，天之阳，阳中之阴也；合夜至鸡鸣，天之阴，阴中之阴也；鸡鸣之平旦，天之阴，阴中之阳也，故人亦应之。

2.《素问·金匮真言论》

夫言人之阴阳，则外为阳，内为阴；言人身之阴阳，则背为阳，腹为阴；言人身之藏府中阴阳则藏者为阴，府者为阳。肝、心、脾、肺、肾五藏皆比为阴，胆、胃、大肠、小肠、膀胱、三焦六府皆为阳。所以欲知阴中之阴，阳中之阳者，何也？为冬病在阴，夏病在阳，春病在阴，秋病在阳，皆视其所在，为施鍼石也。故背为阳，阳中之阳心也；背为阴，阳中之阴肺也；腹为阴，阴中之阴肾也；腹为阴，阴中之阳肝也；腹为阴，阴中之至阴脾也。此皆阴阳表里，内外雌雄，相输应也，故以应天之阴阳也。

帝曰：五藏应四时，各有收受乎？岐伯曰：有。东方青色，入通于肝，开窍于目，藏精于肝，其病发惊骇，其味酸，其类草木，其畜鸡，其谷麦，其应四时，上为岁星，是以春气在头也，其音角，其数八，是以知病之在筋也，其臭臊。

南方赤色，入通于心，开窍于耳，藏精于心，故病在五脏。其味苦，其类火，其畜羊，其谷黍，其应四时，上为荧惑星。是以知病之在脉也。其音徵，其数七，其臭焦。

中央黄色，入通于脾，开窍于口，藏精于脾，故病在舌本；其味甘，其类土，其畜牛，其谷稷，其应四时，上为镇星，是以知病在肉也，其音宫，其数五，其臭香。

西方白色，入通于肺，开窍于鼻，藏精于肺，故病在背；其味辛，其类金，其畜马，其谷稻，其应四时，上为太白星，是以知病之在皮毛也，其音商，其数九，其臭腥。

北方黑色，入通于肾，开窍于二阴，藏精于肾，故病在溪；其味咸，其类水，其畜彘，其谷豆，其应四时，上为辰星，是以知病之在骨也，其音羽，其数六，其臭腐。

3.《素问·阴阳离合论》

黄帝问曰：余闻天为阳，地为阴，日为阳，月为阴，大小月三百六十日成一岁，人亦应之。今三阴三阳，不应阴阳，其故何也？岐伯对曰：阴阳者，数之可十，推之可百；数之可千，推之可万；万之大，不可胜数，然其要一也。

二、后世医家论述摘录

1.《景岳全书·传忠录》

凡诊病施治，必须先审阴阳，乃为医道之纲领。阴阳无谬，治焉有差？医道虽繁，而可以一言蔽之者，曰阴阳而已。故证有阴阳，脉有阴阳，药有阴阳。

以证而言，则表为阳，里为阴；热为阳，寒为阴；上为阳，下为阴；气为阳，血为阴；动为阳，静为阴；多言者为阳，无声者为阴；喜明者为阳，欲暗者为阴。阳微者不能呼，阴微者不能吸；阳病者不能俯，阴病者不能仰。

以脉而言，则浮大滑数之类皆为阳也，沉微细涩之类皆阴也。

以药而言，则升散者为阳，敛降者为阴；辛热者为阳，苦寒者为阴；行气分者为阳，行血分者为阴；性动而走者为阳，性静而守者为阴。

此皆医中之大法。至于阴中复有阳，阳中复有阴，疑似之间，辨须的确。此而不识，极易差讹，是又最为紧要。然总不离于前之数者。但两气相兼，则此少彼多，其中便有变化，一皆以理测之，自有显然可见者。

若阳有余而更施阳治，则阳愈炽而阴愈消；阳不足而更用阴方，则阴愈盛而阳斯灭矣。设能明彻阴阳，则医理虽玄，思过半矣。

2.《鱼孚溪医论选》

病之生也，百出不穷，治法总不外乎阴阳、五行四字。天以阴阳、五行化生万物；医以阴阳、五行调治百病，要之，五行之生克仍不外乎阴阳。气为阳，血为阴也，气血即水火之谓也。气为火，而血为水也，气无形而血有形，气附血以行，血无气亦不能自行。无阴则阳无以生，无阳则阴无以化，阴阳和而万物生焉。人生一小天地，阴阳必得其平。医者偏于用凉，偏于用温，皆不得其正也。

3.《医原》

阳不能自立，必得阴而后立，故阳以阴为基，而阴为阳之母；阴不能自见，必得阳而后见，故阴以阳为统，而阳为阴之父。根阴、根阳，天人一理也。以定位言，则阳在上，阴在下，而对待之体立；以气化言，则阴上升，阳下降，而流行之用宏。……若是阴阳互根，本是一气，特因升降而为二耳。

4.《寓意草》

夫人身之阴阳，相抱而不脱。是以百年有常。故阳欲上脱，阴下吸之，不能脱也；阴欲下脱，阳上吸之，不能脱也。但治分新久，药贵引用。新病者，阴阳相乖，补偏救弊，宜用其偏；久病者，阴阳渐入，扶之养正，宜用其平。引用之法，上脱者，用七分阳药三分阴药而夜服，从阴以引其阳；下脱者，用七分阴药三分阳药而昼服，从阳以引其阴。

5.《济生方》

一阴一阳之谓道，偏阴偏阳之谓疾。夫人一身，不外乎阴阳气血，相与流通焉耳！如阴阳得其平，则疾不生；阴阳偏胜，则为痼冷、积热之患也。

6.《医碥》

五脏生克，须实从气机病情讲明，若徒作五行套语，茫然不知的，实多致错误。

饮食入胃，脾为营运其精英之气，虽曰周布诸脏，实先上输于肺，肺先受其益，是为脾土生肺金。肺受脾之益则气愈旺，化水下降，泽及百体，是为肺金生肾水。肾受肺之生则水愈足，为命门之火所蒸，化气上升。肝先受其益，是为肾水生肝木。肝受肾之益则气愈旺，上资心阳，发为光明，是为肝木生心火。脾之所以能运化饮食者气也。气寒则凝滞而不行，得心火以温之，乃健运而不息，是为心火生脾土。此五脏相生之气机也。

肺在心上，心火上炎，肺受其伤，此为心火克肺金也；若由脾胃积热，或由肝肾相火，或由本经郁热，皆与心无涉。肾阴太盛，寒气上冲，心为之悸；或肾寒甚而逼其龙火上乘，心为之烦，皆肾水克心火也；若饮水过多，停蓄不行，心火被逼不安而悸者，与肾无涉。脾气过燥，则肾水为其所涸而失润，或过湿则肾水为其所壅而不流，皆脾土克肾水也；若他脏之燥，外感之湿，与脾无涉。肝木疏泄太过，则脾胃因之而气虚，或肝气郁结太甚，则脾胃因之而气滞，皆肝木克脾土也；若自致耗散，自致凝滞，及由他脏腑所致者，与肝无涉。气有降则有升，无降则无升，纯降则不升，何则？浊阴从肺右降。则胸中旷若太虚，无有窒塞；清阳得以从肝左升，是谓有降有升；若浊阴壅满胸中，不肯下降，则肝气被遏，欲升不能，是谓无降无升；肺金肃敛太过，有秋无春，是谓纯降不升。无降无升，纯降不升，皆肺金克肝木也；若肝木自沉，或因他脏之寒郁，与肺无涉。此五脏相克之病情也。

不足则欲其生；太过则欲其克，故木疏土而脾滞以行，金得火而肺寒以解，肾得脾之健运而水无泛滥之虞，肝得金之敛抑而木无疏散之患。人但知生之为生，而不知克之为生。心火偏胜则克肺金，若肾水充足则火有所制，不但不克金，且温脾以生金，余脏同此论之。

三、关于阴阳五行学说的研究进展

（一）阴阳学说的研究

阴阳学说是中国古代的一种宇宙观和方法论，它建立在唯物论的基石之上，内涵丰富的辩证法思想。阴阳学说渗透到中医学领域之后，推动了中医学的发展，成为中医学理论体系的重要组成部分。近年来的研究侧重于从哲学角度揭示其丰富的辩证法思想并指出其局限性，从理论角度阐述阴阳学说的科学性，从实验角度探索阴阳学说实质。现概述如下。

1. 阴阳学说的哲学意义及其局限性

李金庸认为，对立面的统一和斗争是辩证法的实质和核心。阴阳是万物产生、发展、变化、灭亡的源泉，是客观世界运动变化的根本规律。阴阳之间存在着相互对立、依存、消长、转化的关系，其中最根本的则是相互对立与相互依存的辩证关系。阴阳双方处于不断运动变化之中，这种运动变化具有量变和质变过程，阴阳消长是其量变过程，阴阳转化是其质变过程。陆干甫等认为，中医阴阳学说虽源于古代哲学，但当其与医学科学知识密切结合之后，使之从简单到全面、零碎到系统、笼统到具体、无规律到有规律，这不能不说是有了本质意义上的发展。

徐木林认为，中医阴阳学说比古希腊哲学的辩证法内容要丰富而深刻得多。古希腊哲学把世界本源归于永恒的水或火，是以形而上学的形式简单地表述了唯物主义的某一基本内容。中医认为客观存在的万事万物都可以分为阴阳两大类，阴阳中又可以分阴阳，肯定物质可以不断再分割，说明阴阳对立统一是一切事物运动变化和生长毁灭的根本。

刘长林指出，《黄帝内经》把自然界纷纭众多的事物和现象归纳为阴阳两大类，提出阴阳的对立统一是宇宙的总规律，这对于指导人们认识世界时做到提纲挈领、执简驭繁把握事物的本质，指导人们对复杂事物进行分析综合，在一定程度上辩证地把握事物的矛盾运动具有积极意义。然而，阴阳学说的朴素性表现在阴阳这一范畴和现代辩证法所说的矛盾范畴根本不同。矛盾范畴适用于一切领域，是事物和现象最抽象、最一般的根据，而阴阳范畴不仅具有对立统一的属性，还具有另外一些特殊的规定性。《黄帝内经》夸大了阴阳矛盾的普遍性，把一切种类的矛盾统统归结为阴阳。阴阳既是个别，又是一般，即在一定方面歪曲了普遍和特殊的辩证关系，模糊了不同运动形式之间质的区别，从而把事物性质的差异简单化了。阴阳学说对古代科学认识的发展起过巨大的推动作用。这一点不可低估，但对其局限性也必须指出，以防止束缚人们的思想。

2. 阴阳学说的科学性

马伯英对阴阳属性规定的合理性作了分析。不管阴阳属性分类多么复杂，归根结底是从部位、趋向、运动性质这三方面来分的。阴阳属性规定的原理及理论意义，通过几千年的中医临床实践证明是极其巨大的。中医史上杰出医家在理论上的成就，都是由于精研了阴阳学说，结合实践中发现新的问题，引申出阴阳之间各种具体联系方式或系统原则，从而建树起新的理论思想。

戴洪云从"化学平衡"规律分析"阴阳平衡"理论的科学性。18世纪西方文化学家盖·吕查得（Le Chatelier-Braun）提出的化学平衡规律，"设一个体系已经达到平衡，若变更任何可以影响平衡的因子，则反应向减少此种影响的方向进行"。这种影响平衡的因子对于化学反应来说，指的是温度、压力、浓度（包括反应物与生成物的浓度）。用通式：$aA+bB \rightleftarrows cC+dD$ 代表任何一种可逆的化学变化，其中a、b、c、d分别是物质A、B、C、D在反应式中的系数。如改变影响平衡因子——温度、压力、浓度，而使化学平衡向正反应或逆反应方向移动。可见条件改变，就改变了平衡的状态，平衡是动态的，这与阴阳平衡的原理是一致的。作者从浓度与虚实、温度与寒热、压力与表里，分别阐释了改变影响化学平衡的条件与中医学八纲阴阳平衡状态的科学性，并指出千方百计寻求有效的手段控制机体的动态平衡，是当前医学尚待探索解决的问题。

有关调解控制理论的研究是现代化科学发展的重要内容。贝润甫认为，中医的阴阳调节有三种形式：一是阴阳对整体的控制调节，即在"天人合一"思想指导下，旨在调解机体内环境及内外环境之间的协调平衡；二是阴阳的促进性调节，根据阴阳资生、互根的理论，"阳化气，阴成形"，物质是功能调节的基础，功能则能调节促进物质生命的发展；三是阴阳的抑制性调节，《黄帝内经》中的"阳杀阴藏"，"亢则害，承乃制，制则生化"，即通过阳阴互相对立牵制，以维持阴阳平衡的调节控制。作者还从现代医学中的中枢神经系统、内分泌、能量、免疫等方面的调节机制，说明阴阳调节理论的物质基础。

陈一列提出以"阴阳协调论"取代"阴阳平衡论"。"阴阳协调论"符合生命运动的基本特征，机体有序不乱的运动是一种协调运用。现代"耗散结构"理论特点之一，就是非均匀而有序，远离平衡态而稳定。在人体中不同部位，其温度、密度、压强、浓度都不相等，机体中每时每刻都有细胞的新生和衰亡，前一小时的生理状态不等于后一小时生理状态。由于人体的非均匀性，但又要通过耗散身体内外不断交换的物质和能量来维持机体的结构，使之不至于混乱和毁灭，这就决定了人体还须具有有序性。只有生命的有序运动才能发挥组织器官的协调功能，维持正常的生理活动，这就是阴阳的协调论。

3. 阴阳学说的实质探讨

（1）阴阳学说与环核苷酸：近年来分子生物学发展很快，并已用来研究阴阳学说的实质。自1973年美国生物学家Goldberg根据环磷酸腺苷（cAMP）、环磷酸鸟苷（cGMP）这一对环核苷酸对细胞功能的相反（对抗）作用，提出了生物控制的阴阳学说，认为这就是东方医学阴阳学说的物质基础，之后国内学者也作了大量研究。

邝安堃等报道，阳虚患者环核苷酸的变化有两型，一类cAMP均值较正常为低，另一类均值较正常明显升高。多数报道提示，阴虚患者血浆cAMP升高；但也有认为，阴虚患者cAMp正常或降低。如夏宋勤等的实验研究指出，阴虚时cAMP含量明显增高，cAMP/cGMP比值无明显降低；而阳虚时cGMP含量明显增高，cAMP/cGMP比值明显降低。北京市中医研究所报道，阳虚患者都有cAMP/cGMP比值降低，但有时主要是由于cAMP降低，有时主要是cGMP升高。

（2）阴阳学说与核酸：现代分子生物学认为，核酸（核糖核酸、去氧核糖核酸）的传递、复制、调节是细胞能量代谢的重要基础。近年的研究发现，阴阳学说与核酸代谢有内在联系。上海中医学院的动物实验证明，助阳药物能使阳虚动物肝、脾核酸含量上升，干细胞琥珀酸脱氢酶活性上升，使升高的肝糖原含量下降，并有保护阳虚动物的肝细胞及脾脏淋巴细胞的作用。滋阴药能使阴虚动物的肝脾核酸合成升高率下降；反之，肝脏核酸合成率降低时，滋阴药又可使之升高，并能使降低的肝糖原上升。张家庆等用氢化可的松注射小鼠造成"阳虚"模型，结果这些动物肝脾的DNA合成率显著降低，给予助阳药（附子、肉桂、淫羊藿、肉苁蓉）后，可使动物肝脾中DNA合成率明显提高。施玉华等对小鼠“阳虚”模型以助阳药进行实验性治疗，测定肝细胞RNA的变化，结果氢化可的松组肝细胞中RNA含量下降；同时给予补气丸或右归丸治疗组的RNA含量均较氢化可的松组高，说明通过药物的阴阳调节对核酸代谢有密切的关系。

（3）阴阳学说与阴阳离子：从原子水平，特别是从现代医学关于体内阴阳离子的相互关系，直接来论证阴阳学说的科学性亦有报道。杨天权通过阴离子隙（anion gap，简称AG）的概念及100人次AG的统计分析来探讨阴阳理论的实质。认为，细胞外液中有阴阳离子各155mEg/L，这就是阴阳平衡，阴平阳秘；人体阴阳离子之间也是相互依存、相互制约的。一方不足，就可引起另一方相对过多；一方过多，另一方就会受到限制。统计100人次AG中代谢性酸或碱中毒指出，AG方程式中阴离子（HCO_3^-）常不足，阳离子（Na^+）常有余，AG上升会导致高AG代谢性酸中毒（阴阳失调），甚至死亡（阴阳离决）。汪健认为，从碱中毒和酸中毒的临床表现分析，分别与中医阳虚证和阴虚证的证候表现相似，似可说明HCO_3^-与“阴”而H_2CO_3与“阳”有着重要的内在联系。HCO_3^-与H_2CO_3的比值必须维持在20∶1才能保证机体内环境的稳定——酸碱平衡。因此两者比值的变化比它们的绝对量更重要，更能反映阴虚和阳虚的本质。故可考虑把HCO_3^-与H_2CO_3比值的改变作为临床上阴虚和阳虚定性定量的客观指标之一来加以研究。

（4）阴阳学说与内分泌状态：内分泌与内分泌抑制及各种激素之间的相互作用也呈现了对立统一规律。上海第一医学院根据肾阴、肾阳分别代表全身的真阴真阳，阴阳互根、互制的观点，对肾阴肾阳与垂体—肾上腺皮质功能之间的关系作了大量的研究工作。实验证明，肾阳虚患者尿17羟皮质类固醇（简称尿17羟）低于正常，促肾上腺皮质激素（ACTH）两日静脉滴注实验呈现延迟反应，又通过肾上腺皮质合成与分解代谢的动态观察，排除了皮质激素代谢异常的可能性，因而认为肾阳虚与垂体—肾上腺皮质系统功能低下有关。他们还通过血-17羟昼夜节律测定，进一步说明肾阳虚患者有下丘脑—垂体—肾上腺皮质系统功能紊乱。

沈自尹在肾的研究中，对多种疾病的较大系列患者，在通过补肾法提高疗效的基础上，采用近代的检查方面（如测定血浆ACTH和皮质醇），得知肾阳虚患者的垂体与肾上腺皮质功能处于一个低水平的平衡；而温补肾阳法（通过ACTH兴奋试验等术观察）可以纠正这种低水平的平衡。肾阴、肾阳的调节是按照阴阳消长规律避免阳盛耗阴，阴盛耗阳；按照阴阳互根（阳根于阴，阴根于阳）的规律避免阴阳转化，促进阴阳双方同时提高。作者通过中西医结合的理论研究，发现人体内的矛盾对立面可以处于低水平的平衡，而这种状况貌似平衡，实质上仍属病理，要达到生理水平的平衡，才能称健康。由此提出垂体—肾上腺轴的“阴阳常阈调节论”。

沈自尹近年提出，阴阳失衡是疾病中的普遍现象，但有不同模式，故应采取微观手段深入探讨不同模式的阴阳调节。若把垂体与靶腺看作阴阳对立面，肾阳虚组低水平的平衡是“阴阳两虚”的反馈模式。老年人在太极拳锻炼后垂体的代偿性分泌能使靶腺分泌达到或接近正常水平。这是通过阴阳对立的运动，在动态中维持机体内环境相对平衡的一种加强反馈模式。因此，“静止的激素水平”和“加强机体潜在代偿能力”本身又是属于新的阴阳对立的范畴。

此外，邝安堃等研究发现，甲状腺功能减退患者多有脾肾阳虚见证，临床运用温补肾阳药为主治疗甲状腺功能减退，随着临床症状的好转，患者的BMR、血浆cAMP、cGMP浓度均趋向正常。赵伟康等观察到甲状腺功能减退大鼠BMP降低40%，肝组织耗氧量明显低于正常，给予温补肾阳药（仙茅、淫羊藿、肉苁蓉）后，肝组织耗氧量恢复到正常水平。张凤山等测定76例男性血浆睾酮，发现肾阴虚组明显降低，与非肾虚组比较有明显差异（$P<0.05$）；单纯肾阴虚和肾阳虚

组亦较非肾虚组低，但无统计意义，说明阴虚或阳虚患者常伴有不同程度的内分泌系统功能紊乱，且提示不同类型阴虚或阳虚患者的内分泌激素异常，具有一定规律性，从一个侧面反映了阴阳学说的物质基础。

（5）阴阳学说与神经系统：神经系统调节和控制着人体的生理活动，交感和副交感神经所表现的相互拮抗作用，体现了阴阳的矛盾对立统一规律。杨棒等对 87 例溃疡病胃大部切除术患者在手术前后进行了中医辨证和植物神经功能状态的测定，发现阴虚型与交感反应型的指标变化趋向一致。阳虚又与副交感反应型的指标变化趋向一致。以体温为例，阴虚型显著高于阳虚型（$P<0.01$）。随着术后机体的逐步恢复，阴虚或阳虚的症状逐渐消失。从而证实了“阳虚则寒，阴虚则热”论点的科学性。赵伟康等通过实验证明，温补肾阳药能提高甲状腺功能减退（阳虚）大鼠肝组织氧耗量的作用与其增强交感肾上腺髓质活动，提高体内儿茶酚胺及 cAMP 水平有关。由此推导，温补肾阳药可能是改善甲状腺功能减退患者阳虚症状的原因之一。

（6）阴阳学说与免疫功能：张友会认为，现代免疫系统的调节与中医阴阳调节理论相互吻合。通过 T、B 淋巴细胞，协助性细胞和抑制性细胞，抗体和拮抗体，把免疫系统组成一个十分复杂的功能网，每一个免疫反应都是这个免疫网中各种不同物质相互作用、相互约束的调节结果。

邝安堃等从中医“邪之所凑，其气必虚”的观点中得到启示，认为虚损患者抵抗力可减低，免疫功能可能有变化。他检查了 44 例阳虚患者的细胞及体液免疫功能，结果有 25 例减低。细胞免疫以 B 细胞花环减低较多，体液免疫低的较少，说明阳虚时免疫功能有减退现象。上海市卢湾区医院对 51 例肺源性心脏病（简称肺心病）缓解期患者进行中医辨证分型及生化检查，4 例阳虚证患者测定 24 小时尿 17 羟、17 酮均低于对照组，经参藿片（党参、淫羊藿）治疗，尿 17 羟、17 酮水平提高；2 例淋转试验治疗前平均为 49%，治疗后上升至 60%，提示益气温阳药不仅能提高患者垂体—肾上腺皮质系统兴奋性，提高激素水平，而且同时能恢复免疫缺陷。45 例偏阴虚证患者中 7 例淋转试验低于正常者，经注射液（党参、麦冬、五味子）治疗后淋转试验均提高到正常水平（$P<0.01$），说明益气滋阴药能使细胞免疫功能低下者得到恢复。

（二）五行学说的研究

“五行”一词早见于《尚书》，在殷周交替时已作为文字记录下来。它的发现和运用，都给人类以进化的动力。但当时还未发现运用到中医学的记载。到了战国和两汉，《黄帝内经》问世，书中载有五行学说的内容。尽管它与古代哲学中的五行学说有着千丝万缕的联系，却有很大不同。鉴于《黄帝内经》是中医的经典著作，因而五行学说就成为中医学的基础理论之一，从而广泛应用于临床实践。

五行学说把握了宇宙万物和人体持续不断地变化和转化规律，亦即外籍学者释谓“五行动力模型”具有动静平衡的“负反馈调节法则”等内容。

古往今来，中外学者，从其不同时代和高度去认识、探讨中医五行学说。随着科学的进步和发展，五行学说的研究，概括起来有两大特点：一是继承、整理、挖掘并探索其内涵；二是借助现代科学成果和手段，揭示其实质。

1. 关于五行休王

所谓休王，是休、王、相、死、囚的简称，标志精气活动量的多少、盛衰、消长的不同代号。五行精气与时令相当的称为“王”，生王者为“休”，王之所生者为“相”，相之所克者为“囚”，王之所克者为“死”。相，提示精气始升；王，是精气极盛；休、囚则依次下降；死，是精气极衰。因此，掌握五行休王对诊断疾病、判断病势的进退、转归和预后都有一定指导意义。

2. 关于五行互藏与全息定律

五行互藏源于张景岳《类经图翼》，是五行学说固有的重要组成部分，是为了说明物质世界纵横交错的复杂关系而建立起来的理论，旨在揭示事物无限多的层次和无穷可分的特征。这个“微观宇宙结构模型”，与五行归类既有区别又有联系。五行归类是认识变化万千、错综复杂的事物及其相互关系的“类分方法”，即所谓“宏观宇宙结构模型”。

我国古代医家在2000多年前就采用这个理论和方法对人体进行了研究，提出了具有中国特色的体质类型学说——“阴阳二十五人”。迄今为止，在中外医学史上，不论是古希腊气质学说，还是苏联巴甫洛夫的神经类型学说，都没有能够达到“阴阳二十五人”体质学说那样细致、全面的程度。

全息定律，是生物界和非生物界物质构成的普遍现象的共同定律。不仅每个生物个体与其所属的每个细胞，并且在宏观的太阳系与微观的原子结构间都体现着全息律。这样，为我们揭示了五行互藏的科学内涵及其重要价值。可以认为，全息定律是五行互藏学说的发展和现代化，揭示了人类的奥秘和生命活动规律。

3. 五行学说与天文、气象学

五行学说不仅是一个哲学概念，还包含古代天文、气象学的内容。《黄帝内经》方位、季节的五行归类，周天图中的“一阳生”与“一阴生”在方位节气图中的四方之“内涵”、五行之“本义”均由地球公转、自转和我国地球环境生长规律所决定。天文概念的五行，是指宇宙的自然节律；气象概念的五行，是指风、火、湿、燥、寒五气的运动，天文气象五行学说，已成为中医气象学的重要内容，贯穿在中医基本理论各个方面，对中医学术的阐明及发展有一定现实意义。

4. 五行学说与时空论

桑林认为，阴阳五行学说是辩证唯物主义的时空论。《黄帝内经》五行结构中包含两套自行调节机制，一是正常生克，二是反常胜复。它们形成并保障五行系统的动态平衡与循环运动。《黄帝内经》把日月星宿、季节变迁、人体、动植物等各种事物，看作是一个具有统一结构和运动节奏的整体。即宇宙是一个按阴阳五行法则伸展开去的特大系统。在这个大系统中，空间的基本结构是五方，时间的基本结构是五季。

5. 五行学说与控制论

控制是生命活动的基本特点。生态平衡的关键在于相互联系的事物中存在着相互控制。控制法则是《黄帝内经》理论体系中又一突出的学术思想。控制论是20世纪40年代末期新兴起的一门边缘科学，用以研究自动机器与生物机体中控制与通讯的共同规律的理论。其基本概念有信息、系统和反馈。中医学通过“援物比类”方式，将万物纳入五行的轨道。这种归类和划分原理与同构系统的原理相似。生克制化规律构成一个闭环的自动控制系统，通过多级的控制和反馈自动调节，保持整体的协调平衡。这一过程同反馈论又有着极为密切的联系。五行中的每一行都是控制系统，又都是控制对象。生和克代表控制讯号和反馈讯号。“制化”本身就有控制调节的涵义。而经络则是制化中转送讯号的传送道。在异常时，则乘、侮现象发生，意味着调节控制系统发生改变。系统间的平衡关系破坏，控制记号反馈讯号就紊乱。所谓“子病犯母”、“母病及子”即是紊乱的具体表现。

6. 五行学说与系统论

五行学说与现代系统论的确有许多相似之处。可视为一种原始素朴的普通系统论。它揭示了组成人体各部分之间在形态结构和生理功能方面的复杂联系，并从整体上来把握人体生命活动的总规律。这一原理与现代系统原理有着惊人的相似。整体观念是系统论的中心和出发点。它是由各组成部分以一定联系方式构成的。系统论联系的原则，必须强调研究各要素间的联系。以五脏为中心的五大功能系统，通过联络构成一个统一的系统的整体，又不能脱离一定的周围环境。由于五行学说是在古代科技不发达的情况下，将人与天地作为一个浑然整体的认识方法，所以是现代系统论的原始形态，而现代系统论则是在更高阶段上重复了古代五行学说的某些特点。

7. 五行学说与信息论

信息，是信息论与控制论共同研究的对象。五行学说是对生命活动和疾病现象各种输出信息进行认识、处理和控制。五行归属是信息感知的结果。生克制化是信息利用的体现。古人通过实践，为我们描绘了世界五行图式，在不打开“黑箱”的条件下，凭借对“黑箱”内各种输入、输出信息的反复感知，找出内在联系，从而将人体内脏腑、七窍、百骸等纳入五行模式，对信息进行处理和利用。通过多级控制形成一个自稳调节系统。从信息论来看，五行归类是建立在反复信息感知基础之上的，五行生克制化规律体现了对信息的控制和利用。

8. 关于激素、免疫器官的五行循环

关于激素、免疫器官的五行循环和五行与激素调节的研究，是近年来对五行学说研究的一个新内容。前者认为，中国古代医籍中的肾阳，相当于肾上腺；心阳（心包）即胸腺与胸骨的骨髓；中医的脾是胰腺，它能释放激素；甲状腺与肺相关；而西医的脾则为肝脏的免疫器官。这些器官并不是孤立的，而形成一个激素、免疫器官的五行循环。研究发现，寸口脉诊的浮脉部位反映着激素、免疫器官的五行循环。对已知的下丘脑—垂体—肾上腺轴控制机制与五行概念的控制体系作一比较表明，脑的较高级中枢（下丘脑外区）、下丘脑、垂体和肾上腺皮质形成一神经内分泌轴，是目前神经内分泌学中最清楚的控制机制之一。此机制与五行循环近似。

9. 开扩思路，深入研究

韦苣洋将控制论应用于阴阳五行学说，提出阴阳与五行方程，试图用微分方程理论，先论阴阳五行学说，继而用现代分子生物学、理论化学、控制论等现代多学科来共同研究中医理论。

资料表明，至今仍存在对五行学说褒贬不一的争论。为此，高迪旭指出了其原因在于未能洞察其形成源流。所以他强调要区别“三种五行观”，对正本清源大有裨益。

（三）医易相关的研究

中医学在发轫之初，采取了富含辩证法思想的易学作为其哲学基础，因此自古以来就有“医易同源”、“医易一理”之论。20 世纪 50 年代后期，曾就《周易》（《易经》）与中医基础理论之间的关系问题展开过讨论。在《周易》中研究卦爻的排列、组合、变化及有关卜筮之法的为“象数之学”，研究有关阴阳消长、进退哲理的为“义理之学”。唐玉虬提出，中医基本理论的阴阳五行学说发源于“易学”，是古人“仰则观象于天，俯则观法于地”，“远取诸物，近取诸身”，总结出的自然界变化的规律。阴阳、四象、八卦、六十四卦中的一些内容是出于对客观世界的周密观察总结出来的理论。易学对祖国医学的影响是多方面的。近年来，研究者对此作了大量回顾性工作。

中医的阴阳学说来源于易学，即一切物质产生的变化都是阴阳相交的结果；易学的整体观，人和自然不可分割的认识是中医整体观、天人相应观的根据。《周易》与《黄帝内经》的时空观

点同是永远运动（变易）的恒动观点。不同地域、时间、节气、气候的产生都与日、地、月的位置有关。中医诊治重视天时、节气、日月星辰等，均作为诊治疾病之参考；五运六气理论亦以此为据。现代研究的时间医学、医疗气象学等也常以时空影响为研究内容。

太极图，系由阴阳两仪，黑白互回，纠扭环抱为一体。旋转升降，互相依存，互根互生，消长生化，是太极图的基本意义。《周易》的整个哲学思想是用太极图爻画——、— —的各种组合来表示不同的爻画组成卦画，如☰乾、☷坤、☳震、☴巽、☵坎、☲离、☶艮、☱兑八卦及六十四卦。这六十四卦以符号形式固定下来，成为储存、传递和加工知识、信息的最基本载体。历代医家就引用了它的符号图形来作为中医阴阳五行、脏象学说、辨证论治等方面的工具，用来丰富自己的形象思维和抽象思维，使得一些比较复杂的人体生理、病理关系在“只可意会，不可言传”的情况下，用符号体系清晰地表达出来。如中医辨证的术语“既济䷾”为心肾相交、“未济䷿”为心肾不交、“泰䷊”为阴阳相交、“否䷋”为阴阳不交……此外，用卦义作方名的如交泰丸、乾坤得一丸、六一散、资生丸、坎离丸、震泽汤等。

气功练功，也常依照《易经》符号体系加以应用，从意守部位、气血流行、练功时间等卦义，来指导练功方法及练功时间。《易经》的符号体系还应用于针灸学的“灵龟八法”等时间治疗；小儿推拿手部穴位的外八卦、内八卦等，都是行之有效，至今仍被广泛应用和进行研究的内容。中医运气学说中有“五行生成数”问题，研究者在“河图”中找到了答案。所谓“天一生水，地六成之；地二生火，天七成之；天三生木，地八成之；地四生金，天九成之”，是因为土五居中，万物莫不生于土，故水火木金的生数加五便是成数。

20世纪70年代后期，对《周易》进行了深一步的评价，其特点是与现代的某种研究对象或现代出现的某种现象相联系。由于《易经》具有辩证法的内容，揭示了宇宙间万事万物的基本规律，所以唐·孙思邈说：“不知易，不足以言大医”，明·张介宾、赵献可并据易理推论命门，认为与遗传有关，可谓开遗传发生学之先声。

关于《周易》中的六十四卦，朱灿生立足于天文资料，研究了月亮径向运动的四种特点，沟通了这四点与“太极—八卦说”里的“四象”对应，在黄道面上相对于地日连线系统内，找到了为现代天文学所未知，分属四种、方位不同的16类，共64个特征点的空间分布及其周期运动的规律，认为这是“太极—八卦”学说的天文之源。进一步联系二进制—电子计算机语言；联系到遗传密码，甚而在基本粒子的研究中都找到了“八卦—六十四卦”的密码全息律。因而认为六十四卦里的宝藏远不只是二进制，而是物质世界最根本的规律，其理论涉及问题将是一切科学领域。六十四卦既是形式逻辑系统，又是辨证逻辑系统，是两者统一的逻辑系统，是万物之间的一套“共同语”。从而论证了真理的简单性、和谐性及普适性。

由《易经》的研究，进而开始了对中医学发展的反思。人们清晰地发现，中医学的模式，除了生物—社会—心理医学模式之外，尚有一个“自然医学模式”有待我们开发。自然医学模式是“太极（阴阳）”理论框架下系统的产物之一。它是把人，人的生理、病理，疾病的防护、治疗、养生、调摄……放在宇宙这样一个巨系统中进行考察与研究的医学模型。

太极（阴阳）理论模式是整个中医学理论大厦赖以建立的基石，它像一根红线贯穿在整个中医理论体系中，以太极模型、三五之道、阴阳五行理论为运筹和协原理，把天文、历法、星象、音律、气候、地理等与人体医学相结合，形成中医学的整体观。

太极（阴阳）理论模型打破了宏、微观世界的界限，从本质上沟通了两者的关系，它抓住了生命运动的根本规律和本质特征，使生命运动的各个具体形式皆统一于此，它架设了中医学与其他自然科学及数学、哲学之间的理论桥梁。

中医学的自然理论，反映了中国古代思维方式和科学哲学思想，正是未来科学追求的目标。现代西方最新科学理论正在尽力抛弃自己传统的认识方法的局限，日益向它靠近。根据《周易》

的原理，我们可以把“自然”看作“过程”，而这一过程是无限存在、无限运动及其相互作用的总和，一切具体的物不过是这一过程的不同形的阶段性过程。中医学正是在这一思想的指导下，建立了自己独特的理论体系。

米首民认为，现代化中医学的任务要动员多学科力量来研究发展中医，同时向全世界传播它的学术理论。这种形势要求中医语言工具必须向信息载量大，交往通用性好，表义清晰的方向发展，《周易》的符号体系符合上述要求。

医易研究近年来得到蓬勃发展，从理论到研究，从论文的发表到专门的学术研讨会，研究层次正在逐步深入。

第二章 脏象学说

“脏象”二字，首见于《素问·六节藏象论》。

脏，古代藏（音 cáng）之义，藏者“匿”之意，即指藏于体内的内脏；象，是指表现于外的生理病理现象。如张景岳在《类经》中说：“象，形象也。藏居于内，形见于外，故曰藏象。”

脏象学说即通过对人体生理、病理现象的观察，研究人体各个脏腑的生理功能、病理变化及其相互关系的学说。脏象学说，在中医学理论体系中占有极其重要的地位，对于阐明人体的生理和病理，指导临床实践具有普遍的指导意义。

脏象学说，以脏腑为基础。脏腑，是内脏的总称，按照脏腑的生理功能特点，分为脏、腑、奇恒之腑三类；脏，即指心、肝、脾、肺、肾，合称为“五脏”；腑，即胆、胃、大肠、小肠、膀胱、三焦，合称为“六腑”；奇恒之腑，即脑、骨、髓、脉、胆、女子胞（子宫）。

脏与腑的划分是以其不同的功能特点为基础的。脏者，藏也，这里指储藏之义，有储藏精气的意思；腑者，府也，府者，库也，为聚货之处。《玉篇》曰：“府，聚也，藏货也。”所谓奇恒之腑，奇，异也，恒，常也。奇恒之腑，即有异于六腑的意思。正如《素问·五藏别论》所说“所谓五脏者，藏精气而不泻也，故满而不能实。六腑者，传化物而不藏，故实而不能满也。”又说：“脑、髓、骨、脉、胆、女子胞，此六者，地气之所生也，皆藏于阴，而象于地，故藏而不泻，名日奇恒之腑。夫胃、大肠、小肠、三焦、膀胱，此五者，天气之所生也，其气象天，故泻而不藏。此受五脏浊气，名日传化之府，此不能久留输泻者也”（表 2-1）。

表 2-1 脏腑的组织结构与生理功能

脏腑	属性	组织结构	生理功能
五脏	阴	多指胸腹腔中内部组织较充实的器官	化生和储藏精气，溉养周身，主静，属阴，以储藏为主
六腑	阳	多指胸腹腔中内部中空有腔的器官	受纳、腐熟、消化水谷，传化和排泄糟粕，属阳，主动，以通降为主
奇恒之腑	阴	类腑而异于腑，亦是中空有腔的器官	类脏而异于脏，主储藏精气，属阴

脏象学说的形成，主要有三个方面，实际是三个基础：一是古代的解剖知识。它是形成脏腑学说的基础。从《黄帝内经》和《难经》的记载来看，古代医家已经有了一定的解剖知识和技术。如《灵枢·经水》篇中说：“夫八尺之士，皮肉在此，外可度量切循而得之；其死，可解剖而视之。其脏之坚脆，腑之大小，谷之多少，脉之长短，血之清浊……皆有大数。”《灵枢·肠胃》篇说：“咽门……至胃长一尺六寸，胃纡曲屈，伸之长二尺六寸……肠胃所入至所出，长六丈四寸四分。”《难经·四十二难》除论述人体肠胃长度外，进一步说明了五脏和六腑的重量和容量，如“胃大一尺五寸，径五寸，长二尺六寸，横屈受水谷三斗五升，其中常留谷二斗，水一斗五升……脾重二斤三两，扁广三寸，长五寸，有散膏半斤……胆在肝之短叶间重三两三铢，盛精汁三合”。二是对生理、病理现象的观察。例如，皮肤受凉而感冒，可出现鼻塞流涕、咳嗽等一组症状，因而认识到皮毛、鼻与肺之间有密切联系。脾脏功能的强弱，直接影响到食欲和口味，并

关系到四肢的活动情况和肌肉的丰满消瘦，而便得出了“脾开窍于口”和“脾主四肢、主肌肉”的理论。三是反复的医疗实践。从病理现象和治疗效应来分析和反证机体的某些生理功能。例如，许多眼疾，从肝着手治疗而获愈，久之，便得出了“肝开窍于目”的理论。再如不少补肾的药物可以加速骨折的愈合。因而认识到肾的精气有促进骨髓生长和坚实骨骼的作用，从而产生“肾主骨”之说；使用补气药物可以加速血液的资生，补血药物亦可利用“气”的化生，故得出“气血互相依存”的理论。由此可知，脏象学说的形成是古人由长期医疗实践而得出来的生理、病理知识的总结。

脏象学说的主要特点是以五脏为中心的整体观。这一整体观主要体现在：脏与腑是一个整体。脏属阴，腑属阳，脏腑阴阳互为表里。其主要基础是经络循行路线的阴阳相对和相互络属，某一脏与某一腑之间在生理功能上的紧密联系。例如，心为脏属阴，小肠为腑属阳；手少阴心经属心络小肠，手太阳小肠经属小肠络心，从而构成心与小肠互为表里的关系。

同时，脏象学说还特别强调五脏之间的横向联系，这种联系表现在五脏之间的相互促进（相生）和相互制约（相克）关系上。横的和纵的联系，使五脏形成在心为指导的前提下的一个整体。

脏象学说整体观的另一个体现，是将内脏与形体诸窍联系成一个整体。人体是以五脏为中心，而其他组织器官都分属于这五脏的功能之内。如《黄帝内经》有“心者……其华在面，其充在血脉”，“开窍于舌”；“肺者……其华在毛，其充在皮”，“开窍于鼻”；“肾者……其华在发，其充在骨”，“开窍于耳及前后二阴”；“肝者……其华在爪，其充在筋”，“开窍于目”等记载，从而将内脏与外候统一起来。

五脏的生理功能活动与人体精神情志活动密切相关，是脏象学说整体观的又一个体现。人的精神情志思维活动，在中医属于“神”的范畴，但“神”与“形”是统一的，“神”的活动要紧紧地落实到“形”的基础上。而这个“形”是指以心为主的五脏，也就是说，人体的精神情志活动的正常，有赖于五脏生理功能的协调。五脏的功能活动异常，则人体的精神情志活动必然受到影响；反之，精神情志活动的失常，也必然反作用于五脏，从而影响五脏的功能。

五脏生理功能之间的平衡协调，是维持机体内在环境相对恒定的重要环节，同时，通过五脏与形体诸窍的联系，五脏与精神情志活动的关系，来沟通体内外环境之间的联系，维持体内外环境之间的相对平衡协调。

总之，脏象学说是中医学一种独特的理论体系，它是由自己的特殊历史条件所形成的。虽然也有一定的古代解剖知识为基础，但主要是用实践、观察、分析、归纳、再实践的方法产生的。因此，中医脏象学说中的心、肝、脾、肺、肾等脏腑的名称，虽然与现代人体解剖学的脏器名称相同，但在生理、病理含义中，却不完全相同。中医学中某一个脏腑的生理功能，很可能包含现代解剖生理学中若干脏器的功能，而现代解剖生理学中一个脏器的生理功能又很可能分散在中医某几个脏腑之中，这正是中医脏象学说特点的具体体现。

第一节 五　脏

一、心

心位于胸腔，膈膜之上，圆而尖长，形似倒置的未开莲蕊，有心包络卫护于外。古代医家认为它是五脏中最重要的脏器，起着主宰全身的作用，《黄帝内经》称之为“君主之官”。《难经》

也对心脏的解剖形态和生理功能有一定论述，《难经·四十二难》说："心重十二两，中有七孔三毛，盛精汁三合，主藏神。"心脏的主要生理功能有两个方面：一是主血脉，二是主神志。其他为：其华在面，汗为心液，开窍于舌，与小肠互为表里。

（一）主血脉

心主血脉，包括主血和主脉两个方面。全身的血，都在脉中运行，依赖于心气的作用而输送到全身，发挥其濡养的作用，故《素问·五藏生成》篇说："诸血者，皆属于心。"脉，即血脉，又可称经脉，为血之府。脉是血液运行的通道，脉道的通利与否，营气和血液的功能健全与否，直接影响着血液的正常运行，故《灵枢·决气》说："壅遏营气令无所避是谓脉。"由此形成了心脏、脉和血液所构成的一个相对独立的系统。

如上所述，血液正常地在血管内沿一定方向循环，主要是靠心气的推动作用，因此说，心气是血液运行的动力。《素问·平人气象论》说："心藏血脉之气。"由于心气的动力作用，血液才能不断地进入脉管，循行不休。至于《黄帝内经》中提出的"宗气"，素指胸中大气，即包括心气与肺气的共同功能。《灵枢·邪客》篇中指出"宗气积于胸中，出于喉咙，以贯心脉，而行呼吸焉"。如果心气或肺气虚弱，致使宗气不足，则可导致血在脉中运行阻滞。"宗气不下，脉中之血，凝而留止"（《灵枢·刺节真邪》）。若心血不足，心脉空虚，可见面无血色，㿠白无华，脉象或数或结代，怔忡惊悸。正如《灵枢·决气》篇所说"血脱者，色白，夭然不泽"。若心气虚弱，推动血运之力不足，则可导致血行障碍，出现面色紫绀、心痛、胸闷、太息、肢冷、脉细涩等症状。

此外，"心主血脉"还有另外一层含义，即人体血的生成，虽然主要靠脾胃的生化作用，但真正变成红色的血，还需心火的作用，故《黄帝内经》有"中焦受气，取汁变化而赤，是谓血"的记载。

（二）主神志

中医学的神是人体生命活动的体现，论其概念则有广义和狭义之分。广义的神是指整个人体生命活动的外在表现；狭义的神乃指心所主的神志，即人的精神、意识、思维活动。"心主神志"即指后一种"神"，实际上指的是现代生理学中的大脑功能。《灵枢·本神》篇说："所以任物者谓之心"，就是指接受外来事物并对其做出相应反应主要在于心。这和《孟子》说的"心之官则思"也是一致的。所以临床上对于精神思维活动的病变，多从心论治。如失眠、多梦、神志不宁、言语错乱、神昏谵语等。

正是由于"心主神志"的功能，加上"心主血"的生理作用导致心在五脏乃在整个人体生命活动中，占有重要位置，《素问·灵兰秘典论》说："心者，君主之官，神明出焉。"《灵枢·邪客》说："心者，五脏六腑之大主也，精神之所舍也。"

此外，需要指出的是，"心主神志"与"心主血脉"的功能密切相关。"血"是"神"的物质基础，"神"是"血"的重要表现。《灵枢·本神》说："心藏脉，脉舍神"；《灵枢·营卫生会》说："血者，神气也"，很精练地表现了两者之间的关系。

临床上当心血不足而出现心悸、健忘、失眠多梦等心神不宁症状（神经衰弱症）时，便用滋养心血的方法治疗而取得疗效。当热入营血，扰乱神明出现谵语、昏迷等症时，便用清热开（心）窍的方法治疗而获效。

（三）心的在志、在液、在体和在窍

1. 在志为喜

志指情志，心之志为喜是指心与喜的关系密切。《素问·阴阳应象大论》说："在脏……为心……在志为喜。"喜作为外界刺激是一种良性刺激，有益于心的功能。《素问·举痛论》说："喜则气和志达营卫通利。"但是，任何一种情志的过度，哪怕是"喜"也是有害的，喜乐过度，则心神受伤，所谓"喜乐者，神惮散而不藏"。心主神志的功能过亢，则使人喜笑不止；心主神志的功能不及，则使人易悲，正如《素问·调经论》所说的"神有余则笑不休，神不足则悲"。但由于心为神明之主，各种情志活动均与心有关，所以不仅喜能伤心，而且五志过极均能损伤心神。

2. 在液为汗

汗为人体津液之一，是津液通过阳气蒸化之后，从玄府（汗孔）排出的液体。《素问·阴阳别论》说："阳加于阴谓之汗。"《灵枢·决气》篇也谈到"腠理发泄，汗出溱溱，是谓津"。清代著名医家吴鞠通在解释汗的机理时，也曾谈到"汗也者，合阳气阴精蒸化而出者也"。

津液是人体内正常水液的总称，而津液与血又同出一源，故古有"汗血同源"之说，由于血为心之主，所以"汗为心之液"。

临床上，出汗或发汗过多，易伤津液耗散心气，则会见心悸、气短、神疲等，甚则出现肢冷、亡阳等症。所以对于大出血患者或素体津亏血少者，不宜发汗，汗出过多的患者也不宜用耗血的药物。正如《灵枢·营卫生会》篇所说"夺血者无汗，夺汗者无血"。

心的气血不足可引起病理性汗证（图2-1）。

汗出 { 心气虚，表卫不固——"自汗"；心阴虚，阴不摄阳——"盗汗" } 汗为心之液

图2-1　病理性汗证

3. 在体合脉，其华在面

脉是指血脉，心合脉即是指全身的血脉都属于心，这一点前已论及，不再赘述。华是外显、光彩之义。其华在面，是说心的功能正常与否，常可从面部的色泽反映出来。由于面部血脉极为丰富，全身气血皆可上注于面，所以面部的色泽能反映出心气的盛衰、心血的多少。心气正常，心血充足，则血脉通畅，面色红润光泽，奕奕有神；反之，心气不足，心血亏少，则面白无华；心脉瘀阻，则面色青紫。

4. 在窍为舌

心开窍于舌，是指舌为心之外候，"舌为心之苗"。舌能主司味觉，又是发音的重要器官。故曰"心气通于舌，心和则能知五味矣"（《灵枢·脉度》），"舌者，音声之机也"（《灵枢·忧恚无言》）。

舌与五脏相关，而与心的关系更为密切。因为心经的经筋和别络，均上系于舌。心的气血通过经脉的流注而上通于舌，以保持舌体的正常色泽形态和发挥其正常的生理功能。所以察舌可以测知心脏的生理功能和病理变化。心的功能正常，则舌体红活荣润，柔软灵活，味觉灵敏，语言流利。如心阳不足，则舌质淡白胖嫩；心血不足，则舌质淡白，心火上炎，则舌尖红赤；心脉瘀

阻，则舌紫，瘀点瘀斑；如痰热扰心，则还会出现舌强、舌卷、语謇或失语等症状。

总之，在脏象学说中，心的生理功能，不仅包括心、血、脉在内的完整的循环系统，而且还包括主宰精神、意识和思维活动。《素问·六节藏象论》说："心者，生之本，神之变也，其体在面，其充在血脉"，即是对心的生理功能的简明概括（表2-2）。

表2-2　心的生理功能

主要功能	生理意义	病理意义
心主血脉	（1）行血：心气有推动血液在脉内运行的作用 （2）生血：水谷精华，须经心火化赤而为血	心血不足，血液亏虚，面白无华，脉细弱无力，心气虚弱，心血瘀阻，唇舌青紫，心胸疼痛，脉结、代、促、涩等
心主神志	（1）主持精神意识思维活动 （2）为五脏六腑之大主	神志异常，思维紊乱，失眠多梦，昏迷不醒。主不明则十二官危，全身各脏腑功能失去协调
心其华在面	面色可反映心脏功能之盛衰	心气不足，血液亏少，面白无华，心脉瘀阻，面色青紫
心开窍于舌 舌为心之苗	心经的别络、经筋上系于舌，心的气血通于舌	心火上炎，舌尖红绛 心血瘀阻，舌上紫暗，瘀斑 痰迷心窍，舌强不语
汗为心之液	汗血同源，血为心之主	心气虚自汗，心阴虚盗汗，汗多伤及心气、心血

附　心　包　络

心包络简称心包，又称膻中，是心脏的外围组织，具有保护心脏的作用，故有"心主"之称。在心理上虽有"臣使之官"的说法，但实际上没有什么独立的意义。

在病理上，因为它是心的外围，所以当外邪侵犯心脏时，首先侵及心包络。《灵枢·邪客》篇说："诸邪之在于心者，皆在于心之包络。"前人亦有"代君（心）受邪"之说。其临床表现，主要是心藏神的功能异常。如高热引起的神昏、谵语等心神症状，称为"热入心包"；痰浊引起的神志异常，称"痰浊蒙蔽心包"。也就是说，心受邪在神志方面出现病变时，可用心包代之；若属心本身内伤而致神志病变，则仍须用心，而不能用心包，如心血不足的失眠、心气虚弱的嗜睡等。至于"心主血脉"等其他心的功能则均不能用心包代替。

二、肺

肺在胸腔内，左右各一，上连气管，通喉咙，开窍于鼻。在脏腑中由于肺的位置最高，故肺有"华盖之脏"的说法。《灵枢·九针论》说："肺者，五脏六腑之盖也。"肺通过鼻与外界相通，皮毛为肺之合，故最易招致外邪侵犯，寒、热、燥等邪皆能伤肺，同时肺叶娇嫩，不耐寒热，因而又有"肺为娇脏"之称。

其主要生理功能：主气、司呼吸、主宣降，通调水道，朝百脉而主治节，以辅助心脏调节气血的运行。其他的生理功能为：在志为忧，在液为涕，上循咽喉，外合皮毛，开窍于鼻，与大肠相表里。

（一）主气、司呼吸

肺主气，是指肺有主持人体气的功能。具体地说有两个方面，即主呼吸之气和主一身之气（图 2-2）。

肺主气{呼吸之气——负责人体呼吸功能，是体内外气体交换的场所
　　　　一身之气——一身之气都归属于肺

图 2-2　肺主气的功能

1. 主呼吸之气

肺主呼吸之气是说肺有主司呼吸的作用，是体内外气体交换的场所。人体通过呼吸，吸入自然界的清气，呼出体内的浊气，这样不断地吸清呼浊，吐故纳新等，使体内之气与自然界之气不断地得到交换，从而保证了人体新陈代谢的正常进行。《素问・阴阳应象大论》说："天气通于肺"，就是这个意思。临床上对于呼吸功能异常的病症，如呼吸低微、呼吸气粗，乃至咳嗽喘息等，均应考虑到肺的病变。

2. 主一身之气

肺主一身之气，是指一身之气都归属于肺，也就是指肺有主持、调理全身各脏腑组织之气的作用。机体各种气机活动及宗气、真气和营卫之气的生成盛衰，都和肺有密切关系。特别是肺和宗气的生成密切相关。因宗气是由水谷之精气与肺所吸入之清气结合而成，它积于胸中（气海），上出喉咙，以司呼吸，又通过心肺而布散全身，以温煦四肢百骸和维持它们的正常生理功能活动，在生命活动中占有重要地位，故肺起到了主持一身之气的作用。所以《素问・五藏生成》篇说："诸气者，皆属于肺。"《素问・六节藏象论》说："肺者，气之本。"此外，肺主一身之气，还体现在对全身气机的调节作用。肺有节律的一呼一吸，体现了气的升降出入，而这种运动对于全身气的升降出入起着重要的调节作用。

所以，当肺气虚弱时，宗气合成不足，往往会出现一系列全身症状。

（二）主宣发和肃降

宣发和肃降，有时合称"宣降"。宣即宣布；发即发散。它是指肺气有一种向上的升宣和向外、向表的布散作用。肺主宣发的生理作用，主要体现在三个方面：①肺有司呼吸的作用，肺的宣发可使体内浊气排出，从而吸入人体所需要的清气。②将脾通过运化送来的水谷精微和津液，布散到全身，外达于皮毛，也就是《灵枢・决气》中所说的"上焦开发，宣五谷味，薰肤、充身、泽毛，若雾露之溉，是谓气"。③宣发卫气至表，以温煦皮毛，调节腠理的开合，并将汗液排出体外。所以，当外邪侵袭人体，束于体表皮毛，致使肺气失于宣散时，则可出现呼吸不利、咳嗽喘息、鼻塞不通、无汗等症状。治疗上常以"味辛"之中药，来解表宣肺，以恢复其宣散的功能。

肃降之"肃"，有两个含义：一是指"清肃"，有洁净之意，二是"压缩、向下"之意。所以肺主肃降，应作肺和整个呼吸道的洁净和肺气的向下通降作用来解释。

具体地讲，肺主肃降作用，主要体现在四个方面：①吸入人体所需要的清气，这点与肺之宣发形成有机地配合，一宣一降，一呼一吸，以吸清吐浊。②以其"华盖之脏"的优势，将清气与

脾所转输至肺的津液和水谷精微向下布散。③肃清肺和呼吸道内的异物，以保持洁净。④辅佐胃气下降，并与肝的升发之气保持平衡。因此，肺气失于肃降时，可出现呼吸短促或表浅，咳喘有痰，以及影响胃气下降等症状。

“宣发”与“肃降”是肺的一对生理功能，有着相互依存和相互制约的关系，肺气正常，“宣”、“降”得当，一切正常；若宣、降失利，则肺即可出现各种病变。所以《素问·藏气法时论》说：“肺苦气上逆。”《素问·至真要大论》说：“诸气膹郁皆属于肺。”

（三）通调水道

“通”，即疏通；“调”，谓调节；“水道”，是水液运行和排泄的道路。所谓通调水道，是指肺对水液代谢有推动和调节作用。肺主宣发，不但可将饮食精微宣发于全身，并能主司汗液的排泄；肺气肃降，可使多余的水液不断下输于肾与膀胱，从而保持水液代谢的正常运行。故有“肺主行水”、“肺为水之上源”之说。肺对水液代谢的这种推动调节作用，即称之为“通调水道”。实际上，肺的这种“通调水道”的作用，正是肺气“宣发”和“肃降”作用对于水液代谢功能的一种体现。

《素问·经脉别论》说：“饮入于胃，游溢精气，上输于脾，脾气散精，上归于肺，通调水道，下输膀胱。水精四布，五经并行。”这是对水液代谢过程的概括。如果肺失宣降，影响了通调水道的功能，就可能发生水液停贮泛滥疾患，如水肿、胀满等病变。故临床上常用“宣肺利水”和“降气行水”等方法来治疗此类疾病。

（四）朝百脉主治节

朝，即朝向、聚会的意思，肺朝百脉，即是指全身的血液，都通过经脉而会于肺、通过肺的呼吸，进行气体交换，然后再输布到全身，《素问·经脉别论》说：“食气入胃，浊气归心，淫精于脉，脉气流经，经气归于肺，肺朝百脉，输精于皮毛。”

全身的血和脉，均属于心，心脏的搏动，是血液运行的基本动力。而血的运行，又依赖于气的推动。随着气的升降而运行至全身，肺主一身之气，由于肺主呼吸，调节着全身的气机，所以血液的运行，亦有赖于肺气的输布和调节。《医学真传·气血》曰：“人之一身，皆气血之所循行。气非血不和，血非气不运”，也体现了“气与血”的密切关系。临床上，长期肺气虚的患者，助心行血之力减弱，同样会出现心血瘀阻的病症。

治节，即治理、调节之意。肺主治节，是说人体各脏腑组织之所以依着一定的规律活动，有赖于肺协助心来治理和调节。故曰“肺主气，气调则营卫脏腑无所不治”（《类经》），因此称肺为“相傅之官”。

肺主治节的作用，主要体现于四个方面：①肺主呼吸，人体的呼吸运动是有节奏地一呼一吸；②随着肺的呼吸运动，治理和调节气的升降出入运动，使全身的气机调畅；③由于调节气的升降出入运动，因而辅助心脏，推动和调节全身血液的运行；④肺的宣发和肃降，治理和调节津液的输布、运行和排泄。因此，肺主治节，实际上是对肺的主要生理功能的高度概括。

（五）肺的在志、在液，在体和在窍

1. 在志为忧

以五志分属五脏，则肺在志为忧。忧和悲的情志变化，虽略有不同，但其内涵大体相同，所以对于人体生理活动的影响也是大体相同的，因而忧和悲同属肺之志。忧愁和悲伤，均属于非良性刺激的情绪反应，它对人体的主要影响，是使气不断地受到消耗，人或忧或悲之后，大都感到

气短，就是这个道理。因肺主气，故悲忧易于伤肺。反之，在肺的生理功能减退时，机体对外来非良性刺激的耐受性就会下降，而易于产生悲忧的情绪变化。

2. 在液为涕

涕是由鼻内分泌的黏液，有润泽鼻窍的功能。鼻为肺窍，故五脏化液，肺为涕。在肺的生理功能正常时，鼻涕润泽鼻窍而不外流。若肺感风寒，则鼻流清涕；肺感风热，则鼻流浊涕；如肺燥，则鼻干涕少或无涕；肺之湿热，还会出现鼻流腥臭浊涕症状。

3. 在体合皮，其华在毛

中医皮毛的概念，包括皮肤、汗腺、毫毛等组织，是一身之表和抗御外邪的屏障，故称"外"。合是配合、相应之意，在此亦含有"营养"之义。其营养包括"气"的温养和液的滋润两个方面。首先，肺气宣发，使卫气在体表完成温养皮肤，主司腠理和抵御外邪的作用；同样肺之宣发，将津液达于皮毛，以完成滋润皮肤的作用。所以肺气虚弱时，常可出现皮肤枯槁、易于感冒等症状。

此外，肺合皮毛还表现为皮毛汗孔的开合与肺司呼吸相关。肺司呼吸，而皮毛汗孔的开合，有调节体温的作用，并协助肺的主司呼吸功能，所以，中医学里将"汗孔"称为"气门"。

（六）肺开窍于鼻

鼻与肺是直接相通的，是呼吸的通道，并有嗅觉作用，均赖肺气以维持。

故称"鼻为肺窍"。肺气正常时，则呼吸通畅，嗅觉灵敏。如《灵枢·脉度》篇说："肺气通于鼻，肺和则鼻能知香臭矣。"鼻与外界相通，为外邪犯肺之门户。当肺脏受到邪气侵袭而功能失常时，常可引起鼻部异常和嗅觉失灵等症状。如外邪袭鼻，肺气不宣时可常见鼻塞流涕、嗅觉不灵等；肺热壅盛，宣降失常时，可咳喘气急、鼻翼煽动等；肺有燥热，阴津亏乏则会出现鼻干、喉痛等。故临床上常把鼻的变化作为诊断肺脏病变的依据之一。

此外，喉亦与肺相通，故喉与肺的关系密切。肺气正常，喉发音正常；反之，如肺气不定，邪热壅肺等，则会出现音哑、失音等症状（表2-3）。

表 2-3　肺的生理功能

主要功能	生理意义	病理意义
肺主气	（1）肺主呼吸之气：吸入清气，呼出浊气 （2）肺主一身之气：肺有调理全身各脏腑气机的作用	（1）呼吸异常：咳嗽、喘促等 （2）气虚不足：出现一系列全身气虚的症状
通调水道	肺为水上之上源，靠宣降的作用，以影响水液代谢	水液代谢失调，如痰饮、水肿等
肺朝百脉	体现了肺气与心血的关系	肺气虚弱亦可导致血行瘀阻
肺主宣发和肃降	（1）肺主宣发：布散水谷精微和津液；吸入清气，排出浊气；调整腠理之开阖 （2）肺主肃降：呼吸运动，布散水谷精微和津液，肃清异物，保持呼吸道的清洁。辅佐胃气下降并与肝之升发保持平衡	（1）呼吸功能失调 （2）影响水液代谢 （3）影响气血的运行 （4）影响胃、肝等脏腑

续表

主要功能	生理意义	病理意义
肺主治节	（1）肺主呼吸 （2）调节全身的气机 （3）辅助心脏，调节和推动血液的运行 （4）调节水液代谢	呼吸、水液代谢和气血运行异常
肺主皮毛	宣发“气”与“津液”于体表，以湿润皮毛，抗御外邪，分泌汗液，调节体温等	肺气虚弱，则皮毛枯槁，易于感冒、自汗出等外邪束表则内合于肺
肺之液为涕	五脏化液，肺为涕。正常状态下，鼻涕有润泽鼻窍的作用	肺受外邪，鼻涕会有相应的变化
在志为忧	忧、悲与肺关系密切	忧悲伤肺，肺病亦易产生忧悲
开窍于鼻	肺气通于鼻、喉	肺气不利会产生鼻与喉的病症

三、脾

脾位于中焦，膈之下，《难经·四十二难》提出“脾重二斤三两，扁广三寸，长五寸，有散膏半斤”。其生理功能非常重要，为人体“气血生化之源”，有“后天之本”之称。其主要生理功能有：主运化、升清、主生血统血。其他功能为：在志为思，在液为涎，主肌肉与四肢，开窍于口，其华在唇，脾与胃互为表里。

（一）主运化

运指运输、转送；化指消化、吸收。脾主运化指脾把水谷化为精微，并将精微运输、转送到全身的生理功能。《素问·灵兰秘典论》说：“脾胃者，仓廪之官，五味出焉。”

1. 水谷的概念

水谷泛指进入人体的饮食物，具体地讲，包括“水”与“谷”两部分，前者指液体类，后者指固体类。但有时人们习惯地将固体类也称为水谷，故实际上水谷有广义、狭义之分。《黄帝内经》中有“食气入胃”和“饮入于胃”的区别，即是这个意思（图2-3）。

水谷（广义）
- 水——液体类食物（有时称为水液）
- 谷——固体类食物（有时也称为水谷，即狭义水谷）

图2-3　水谷的含义

2. 运化水谷

运化水谷指脾对水谷的消化、吸收和运输。从传统中医学的概念来讲，食物化生为水谷之精微主要由脾来完成。一则化生精微，二则运输全身。《素问·经脉别论》说：“食气入胃，散精于肝，淫气于筋。食气入胃，浊气归心，淫精于脉，脉气流经，经气归于肺，肺朝百脉，输精于皮毛。”可见，食物的代谢是一个复杂的过程。其中“散精于肝”、“浊气归心”、“上归于肺”，皆是通过脾的运化功能实现的，这就是脾脏运化食物的具体活动。脾将食物中的精微物质吸收后并转输至肝、心、肺等脏器；化生精、气、血、津液以营养五脏、六腑、四肢百骸，以及皮毛、筋肉等组织器官。

3. 运化水液

有些书中将“运化水液”说成“运化水湿”是不甚恰当的。因为中医学里，凡有“湿”时，多指病理产物而言，所以称为“水液”较为准确。运化水液，指对水液的吸收、转输和排泄。饮水入胃后，经脾的吸收，将水液中的精气（“水精”即津液）首先向上输送于肺。在肺气的作用下，将其中“清”的部分布散于全身而濡养各脏腑组织器官；其中“浊”的部分，一部分经肺的宣发作用输布于皮毛而为汗；另一部分经肺的肃降作用，下达于肾和膀胱，成为尿液排出体外。可见脾在水液代谢中起着转输作用。《素问·经脉别论》说：“饮入于胃，游溢精气，上输于脾。脾气散精，上归于肺，通调入道，下输膀胱，水精四布，五经并行”，就是这个意思。

脾运化食物和运化水液的过程，是同时进行的。通常所说的“脾主运化”即包括运化“谷”、“水”两方面作用，一般称为“脾主运化水谷”。

由于饮食是人类出生后所需的主要营养物质，它又是生成气、血、津液的主要物质基础，而饮食水谷的消化、吸收及其精微的输布则主要由脾所主，故脾为气血生化之源，又称脾为“后天之本”。《素问·平人气象论》说：“人以水谷为本，故人绝水谷则死。”《灵枢·平人绝谷》说：“故神者，水谷之精气也……故平人不食饮七日而死者，水谷精气津液皆尽故也。”李念莪说：“脾何以为后天之本？盖一日不食则饥，七日不食则肠胃涸绝而死。经云：‘安谷则昌、绝谷则亡’，胃气一败，百药难施。一有此身，必资谷气，谷入于胃，洒陈于六腑而气至，和调于五脏而血生，而人资之以生者也，故曰后天之本在脾。”

脾为“后天之本”的理论，在祖国医学防病和养生上有着重要意义。在日常生活中注意保护脾胃，使脾气充实，运化功能正常，人体正气就充足，就很少受邪气之侵袭，且能祛病延年，这就是“正气存内，邪不可干”的理论之一。否则，脾气不健，气血衰惫，人体易病，则无长寿可言。《中藏经》说：“胃（即指脾胃）者，人之根本，胃气壮，五脏六腑皆壮也。”李东垣在《脾胃论·脾胃胜衰论》中说：“百病皆由脾胃衰而生也。”

临床上，将脾的运化（包括水谷、水液）功能正常，称为“脾气健运”，脾气健运则饮食水谷正常消化、吸收与传输，反之则可出现各种病变。水谷不运化，则可出现食欲不振、胃脘胀满、便溏、飧泄、肌肉消瘦等症；水液不运，则会出现水肿、腹水、痰饮等症。所以在治疗上均当以“健脾补气”为主，前者佐以消导，后者佐以祛湿。

（二）脾主升清

升指上升，清指水谷精微物质。所谓“升清”是指脾气运化功能的特点和趋向。具体地说，是指脾将水谷精微上输于心、肺、头目，通过心肺作用化生气血，以营养周身。脾的“升清”作用也是和胃的“降浊”作用相对而言的。水谷经过脾的作用后，“清”即精华部分上升，“浊”即余下残渣下降，这正是“升清降浊”的作用。

同时，脾气的上升还可使机体内脏组织牢牢地固定在原有的位置上，不致下垂。所以临床上出现泄泻、崩漏、腹胀、头目眩晕及各种内脏下垂的病症多用“升提脾气”的治法，常用的补中益气汤即属此类。

（三）脾主生血、统血

生血即化血，“血为水谷之化”这是中医学的一个基本道理。脾为后天之本，气血生化之源。《景岳全书》中说：“血者水谷之精也，源源而来，生化于脾。”脾气健运，血生化充足；若脾气虚弱，运化无力，化血不足，则可出现一系列血虚病症，如头晕、面色苍白等。

脾统血，统有统摄、控制、摄纳的意思。所谓脾统血，即指脾（气）有统摄血在脉中运行，而不致于溢出脉外的作用。《难经·四十二难》中有“脾裹血，温五脏”的记载。裹是包裹，令其不散的意思，实际上也就是一种固摄作用。这种统摄、控制作用，就是脾气的作用。沈目南在《金匮要略注》中说：“五脏六腑之血，全赖脾气统摄。”如脾气虚弱，摄血无力，则会出现各种慢性出血的症状，如便血、尿血、崩漏等。

（四）脾的在志、在液、在体和在窍

1. 在志为思

思是七情之一，是思虑之意。前曾论及，中医学将人体情志活动分属于五个脏器，但总的说来还是与“君主之官”心有关，故有“思发于脾而成于心”的说法。正常的思考问题，对机体的生理活动并无不良影响，但在思虑过度，所思不遂时，就能影响机体的正常生理活动。其中最主要的是影响气的正常运行，导致气滞和气结。明显的影响是脾的运化功能，若思虑太过，气结于中，使脾气不行，运化失常，常能导致不思饮食，脘腹胀闷，甚者头晕目眩、心悸、气短、健忘等症状。

2. 涎为脾之液

涎为口津，唾液中较清稀的称作涎，它具有保护和清洁口腔的作用，在进食时分泌较多，还可湿润和溶解食物，使之易于吞咽和消化。在正常情况下，涎液上行于口但不溢于口外。若脾胃不和，则往往导致涎液分泌急剧增加，而发生口涎自出等现象，故《素问·宣明五气》篇中说：“脾为涎。”

3. 在体合肌肉、主四肢

全身的肌肉都需要水谷精微来营养，而水谷精微的生成，则应靠脾气的健运，所以《素问·痿论》说：“脾主身之肌肉。”《素问·集注》在解释这段经文时说：“脾主运化水谷之精，以养肌肉，故主肉。”脾气健运则水谷精微充盛，肌肉丰满健壮；反之，脾气虚弱，则水谷精微不足，肌肉无以营养，则肌肉瘦削，软弱无力，甚至痿废不用。中医在治疗痿证时有“治痿独取阳明”的理论，也正是基于此点。

四肢与躯干相比较，则为人体之末。故四肢有“四末”之称。四肢经常运动，就更需要气血、水谷精微的营养。《素问·阴阳应象大论》说：“清阳实四肢”，意思是说人体清阳的升腾宣发，可将营养输送于四肢。脾气健运，精微四布，则四肢轻动，灵活有力；脾失健运，则清阳不布，营养不足，四肢倦怠乏力，甚则痿软不用。所以《素问·太阴阳明论》说：“四肢皆禀气于胃而不得至经，必因于脾乃得禀也。今脾病不能为胃行其津液，四肢不得禀水谷气，气日以衰，脉道不利，筋骨肌肉皆无气以生，故不用焉”，就明确地说明了这一点。

4. 在窍为口，其华在唇

所谓脾开窍于口，系指人的饮食、口味等与脾有密切关系。口腔是消化道口的最上端，从经络联系来看，脾之经脉连舌体，散舌下，而舌又为口腔内的组织而主司味觉。人的口味正常与否，全赖脾胃的功能，即脾之升清与降浊。《灵枢·脉度》篇说："脾气通于口，脾和则口能知五谷矣。"如果人体脾气虚弱，则可出现口淡无味、口苦、口甜等口味异常的感觉，从而影响食欲。

口唇是口的组成部分，又由肌肉组成，均与脾有关，故口唇更与脾有密切联系。尤其是口唇的色泽，需气血的营养，致使口唇的色泽能正确地反映出脾脏功能的盛衰，这就叫"其华在唇"。脾气健运，则气血充足，口唇红润光泽；脾失健运，则气血衰少，口唇淡白不泽，甚至萎黄（表2-4）。

表2-4　脾的生理功能

主要功能	生理作用	病理意义
脾主运化	（1）运化水谷，运输精华，为后天之本气血生化之源 （2）运化水液，参与人体水液代谢	（1）消化吸收障碍，如食欲不佳，腹胀便泄等 （2）水液代谢障碍，如水肿、腹水、痰饮等
脾主升清	（1）运输水谷精微 （2）维持内脏位置的恒定，使之不下垂	（1）影响运化功能 （2）致使内脏下垂
脾主生血统血	（1）生血：血为水谷精微所化 （2）统血：统摄血的运行	（1）生血不足则血虚 （2）统血无力则出血
脾主肌肉、四肢	肌肉、四肢均需水谷精微营养	脾虚则营养不足，肌肉削弱、四肢无力等
在志为思、在液为涎	思发于脾而成于心，脾为涎	思考过度则伤脾，脾虚则出现口涎自出等
开窍于口、其华在唇	脾气健运，则食欲旺盛，口唇红润光泽	脾失健运则食欲不佳，口味异常，口唇淡白不泽

四、肝

肝位于腹部，横膈之下，右胁之内。《难经·四十二难》说："肝重二斤四两，左三叶右四叶，凡七叶。"肝的主要生理功能为：主疏泄，主藏血。其他为：在志为怒，在液为泪，主筋，其华在爪，开窍于目，肝与胆互为表里。

（一）主疏泄

疏即疏通，泄即发泄、升发。肝主疏泄，就是指肝具有疏通、畅达、宣泄的功能。"疏泄"一词，源出《黄帝内经》。《素问·五常政大论》说："发生之纪，是谓启陈。土疏泄，苍气达。阳和布化，阴气乃随。"王冰注释说："生气上发，故土体疏泄；木之专政，故苍气上达。达，通也，出也，行也。"可见，《黄帝内经》已把疏泄作为肝的生理功能之一。后世医家明确提出"肝主疏泄"者，是朱丹溪。他在《格致余论·阳有余阴不足论》中说："主闭藏者肾也，司疏泄者肝也。"

古人以木气升发的条达冲和之象来形容肝的疏泄功能。也就是说疏泄的概念要反映出两方面的含义，一是条达，"要通"；二是冲和，要"稳"，两者缺一不可，反之不条达（即疏泄不及）

则瘀滞，不冲和（即疏泄太过）则亢奋。

肝的疏泄功能反映了肝为刚脏，主升、主动的生理特点，是调畅全身气机，推动血和津液运行，促进脾胃运化正常的重要环节。其主要表现在以下三个方面。

1. 气机情志方面

情志活动，是精神活动的一部分，精神情志虽为心所主，但与肝有密切关系，肝的疏泄，对气机的调畅有重要作用，功能正常，气机调顺通畅，五志才能安和，心情因而舒畅。如果肝失疏泄，气机不调，就可引起情志的异常变化：肝失疏泄引起的情志变化所影响的气机，表现为太过和不及两个方面。

（1）疏泄机能太过：疏泄太过，即肝气呈亢奋状态，临床常称这种情况为“肝气逆”，简称“肝气”。表现为性情急躁易怒，失眠多梦，胸胁胀痛，妇女经前乳房胀痛，小腹胀痛，上逆于头则头晕胀痛，横逆于胃则泛酸胃痛。

（2）疏泄机能不及：疏泄不及即肝气呈抑郁状态，临床常称这种情况为“肝气郁结”，俗称“肝郁”。它的表现为闷闷不乐，意志消沉，悲忧欲哭，多疑善虑。气郁则血滞，故胸胁刺痛，妇女则经前乳房胀痛等。

2. 血的运行和津液输布方面

中医虽有“气为血之帅，气行则血行”的说法，但实际上，人体内任何一种“物质”的运动均要靠气的推动，津液自然不能例外。所以肝失疏泄，气机不畅，亦会出现血运的异常。若疏泄不及则出现气滞血瘀，如闭经、痞块、梅核气等。若疏泄太过则可发生各种出血，如崩漏、咯血、甚至大厥（中风）等。

津液也是同样的道理，肝失疏泄，也会导致津液输布代谢的障碍，产生痰、水等病理产物，如痰阻经络的痰核、水停腹内的臌胀等。

3. 消化方面

脾胃消化吸收饮食物的功能，与肝的疏泄有密切关系。其原因，一方面肝的疏泄功能使气机调畅，协助脾胃之气的升降，从而使脾胃功能正常，消化能力旺盛；另一方面肝能疏泄胆汁，以促进饮食物的消化。《灵枢·天年》篇有“肝叶始薄，胆汁始减”；戴起宗《脉诀刊误》中有“肝之余气溢入于胆，聚而成精”的说法，古人已认识到胆汁是由肝分泌而来的。因此，肝的疏泄功能正常，是保持脾胃正常消化功能的重要条件（图2-4）。

肝气疏泄
- 气机调畅
  - 脾气得升—肝失疏泄，则肝脾不和
  - 胃气得降—肝失疏泄，则肝气犯胃
- 促进胆汁分泌—协助消化—肝失疏泄则胆汁排泄异常

图2-4　肝的疏泄功能

（二）主藏血

肝主藏血指肝有储藏血和调节血量的生理功能。肝藏血的功能主要作用有两个：一是以其储藏之血濡养身体各部，即《素问·五藏生成》篇所说的“肝（有人作“目”）受血而能视，足受血而能步，掌受血而能握，指受血而能摄。”如果肝之藏血不足，则会出现肝血虚的病症，如四肢麻木、两目干涩、妇女月经不调等。其二，肝以其血（即肝阴）来制约肝脏的过亢，保证肝气疏泄功能的正常。如肝血虚弱，阴不制阳，则会出现肝阳上亢的表现，如头目眩晕、耳鸣耳聋等，甚至导致肝阳化风。

肝的调节血量功能，主要是肝气的一种作用，它指肝气对于调节人体各部分血量的分布，特别是对外周血量的调节。《素问・五藏生成》篇说："人卧则血归于肝"，唐代医家王冰注释为"人动则血运于诸经，人静则归于肝脏"，这就是说，当人体活动激烈或情绪激动时，肝脏即以肝气的疏泄作用将所储存之血向机体各部输送，以供各部需要；反之，当人在安静休息或睡眠时，由于需求量少，故肝又以其疏泄作用把部分血藏于肝。这种调节作用，也属于肝藏血的范畴。实际上，它体现了肝主疏泄与肝藏血两者功能的有机统一，正如唐容川在《血证论》中说的"以肝属木，木气冲和调达，不致遏郁，则血脉通畅"。临床上，肝气瘀滞则血瘀，肝气横逆则出血，也正是对肝的上述功能之反证。前人所谓"肝体阴而用阳"，是肝主藏血，其体为阴；肝主疏泄，调畅气机，性喜条达而恶抑郁，故其用为阳。"藏血"之"体"是物质基础，"疏泄"之"用"是功能，它们之间相辅相成，从而完成正常生理活动。

此外，中医还有"肝藏魂"之说，魂乃神之变，系神所派生，"随神往来者，谓之魂"（《灵枢・本神》），魂神均以血为基础，肝血不足，无以养魂，会出现惊骇多梦、卧寝不安、梦游、幻觉等症。

（三）肝的在志、在液、在体和在窍

1. 在志为怒

怒为一种不良的刺激，是人在激动时的一种情志变化，但少量的、短暂的怒不会使人致病。中医认为，肝在志为怒，原因是由于肝主疏泄，阳气升发之故。"怒则气上"，大怒则造成肝的阳气升发太过，甚则血随气逆，所以"怒伤肝"；反之，肝血不足，本身即阴不敛阳，故稍有小的刺激，亦可导致大怒，这也是怒与肝的辨证关系。

2. 在液为泪

泪从目出，有濡润眼睛、保护眼睛的功能。《素问・宣明五气》篇谓："肝为泪"，即指出肝与泪的密切关系。肝血不足，泪液分泌过少，常可出现两目干涩的症状；肝经湿热，可见目眵增多、遇风流泪等。

3. 在体合筋，其华在爪

筋即筋膜（包括肌腱、韧带），附着于骨和关节，是联络关节、肌肉，专司运动的组织。《素问・痿论》说："肝主身之筋膜。"只有肝血充盛，才能滋养筋膜，筋得所养才能收缩有力，弛张正常，运动自如。《素问・经脉别论》说："食气入胃，散精于肝，淫气于筋。"如果肝血虚少，不能滋养筋膜，则筋力不健，活动失常。如《素问・上古天真论》说："丈夫……七八，肝气衰，筋不能动。"老年人动作迟钝、运动不灵，就是由于肝不养筋的缘故。肝血不足，筋失所养，还可出现手足震颤、肢体麻木等症。在热性病中，若热入营血，灼伤阴血，血不养筋，可引起四肢抽搐，甚则牙关紧闭、角弓反张，称为"肝风内动"。《素问・至真要大论》说："诸风掉眩，皆属于肝"，"诸暴强直，皆属于风"，即是对肝主筋膜病变的高度概括。

此外，如果运动时间过久，强度过剧，可使筋力衰弱而疲劳，《素问・宣明五气》篇说："久

行伤筋。”《素问・六节藏象论》说：“肝者，罢极之本。”罢即作疲，张景岳注释说：“人之运动，由乎筋力，运动过劳，筋必罢极”，是说肝主筋的活动，能够耐受疲劳（肝血充足），是人体运动机能的根本。

20世纪70年代，张大宁老师根据“肝藏血”、“肝主筋”和“肝者罢极之本”的理论，提出治疗男子阳痿的新理论，即“以肾为主，肝肾并治，活血化瘀，辛温香窜”十六字治疗方针，跳出中医“单以补肾壮阳为主”的传统治疗方法，重视活血化瘀，选择“辛温香窜”、“行血中之气”的中药川芎为主，配以相应药物，取得了非常好的临床疗效，这也从临床角度反证了“肝主筋”，“肝者，罢极之本”的理论。

其华在爪，爪即指甲、趾甲，乃筋之延续。其华在爪，指肝之精气外显于爪甲，即视爪甲之荣枯可知肝脏功能的正常与否，说明爪甲亦赖肝血的濡养。由于爪甲和筋皆靠肝血以滋养，故有“爪为筋之余”之说。《素问・五藏生成》篇说：“肝之合筋也，其荣爪也。”肝血充足，则爪甲坚韧，红润光泽；若肝血不足，则爪甲软而薄，枯而色夭，甚则变形、脆裂。故临床望指（趾）甲，对判断肝的生理、病理有一定参考价值。

4. 开窍于目

目在中医学中称“精明”，《素问・脉要精微论》说：“夫精明者，所以视万物，别白黑，审短长。”肝与目的关系密切，其经脉直接上联目系，《灵枢・经脉》篇曰：“肝足厥阴之脉……上贯膈，布胁肋，循喉咙之后，上入颃颡，连目系。”人体两目的视力，要有赖于肝气疏泄和肝血的濡养。“肝气通于目，肝和则目能辨五色矣”（《灵枢・脉度》）。肝之阴血不足，则两目干涩、视物不清或夜盲；肝阳上亢则头目眩晕；肝风内动，则目斜上视等。

在这里要特别指出的是，中医历来有“五脏六腑之精气皆上注于目”的说法，也就是说，目与五脏六腑皆有内在的联系，所以从眼睛往往可反映出五脏六腑的病变，这是眼科学中“五轮”学说的基础（表2-5）。

表2-5　肝的生理功能

主要功能	生理意义	病理意义
肝主疏泄	（1）调节精神情志：情志舒畅，气血平和 （2）促进消化吸收：脾胃升降自如，胆汁分泌、排泄正常 （3）维持气血运行和水液代谢	（1）精神情志改变：急躁易怒，抑郁寡欢 （2）消化吸收障碍：脾胃升降失常，胆汁分泌排泄失常 （3）气血运行及水液谢障碍：气滞、血瘀、痰饮、水肿等
肝主藏血	（1）储藏血液：藏血以养周身，制约肝阳 （2）调节血量：人动则血运于诸经，人静则血归于肝脏	（1）肝血不足（藏血不足），血液亏虚：筋、目失养，血海空虚 （2）肝不藏血，血液妄行而吐血、衄血、月经过多、崩漏等
肝在志为怒	肝主疏泄，阳气升发之故	怒则气上，可致肝阳上亢
在液为泪	肝与泪的关系密切	肝病则可见两目干涩，目眵增多，迎风流泪等
肝主筋，其华在爪	肝血濡养筋爪	肝血不足，则可见筋脉失养、爪甲不荣等
肝开窍于目	肝之经脉上连目系，目须得肝血濡养	肝血不足则视物模糊等

五、肾

肾位于腰部，脊柱两侧，左右各一。《素问·脉要精微论》说："腰者，肾之府。"《难经·四十二难说》说："肾有二枚，左右各一。"肾在脏腑学说中有极重要的地位，为脏腑阴阳之本，生命之源，故有肾为"先天之本"、"生命之根"之称。肾的主要生理功能为藏精，主生长、发育、生殖，主纳气与主水。其他为：主骨生髓，外荣于发，开窍于耳及二阴，在志为恐与惊，在液为唾，与膀胱互为表里。

（一）藏精、主生长、主发育生殖

"精"字从字训来看，与"米"与"气"字有相似之处，系古代哲学中一种构成物质的基本粒子。在中医学中，是指构成人体的基本物质，也是人体生长发育及各种功能活动的物质基础，《素问·金匮真言论》中说："夫精者，生之本也"；《灵枢·经脉》篇说："人始生，先成精"，就是这个意思。

肾藏精，是肾的主要功能之一，《素问·六节藏象论》说："肾者主蛰，封藏之本，精之处也。"肾脏所藏之精，包括先天之精和后天之精两部分。先天之精禀受于父母，是形成生命的原始物质，与生俱来，《灵枢·决气》篇说："两神相搏，合而成形，常先身生是谓精"；《灵枢·本神》篇说："生之来，谓之精"，皆指的是先天之精。因这种精禀受于先天，故称"先天之精"；"后天之精"系指出生之后，来源于摄入的饮食物，通过脾胃运化功能而生成的水谷之精气，以及脏腑生理活动中化生的精气通过代谢平衡后的剩余部分，藏之于肾，故《素问·上古天真论》说："肾者主水，受五脏六腑之精而藏之。"

先天之精、后天之精来源虽异，但均藏之于肾，两者之间相互依存，相互为用。"先天之精"有赖于"后天之精"的不断补充，"后天之精"又依赖于"先天之精"的活力资助，两者相辅相成，在肾中密切结合而组成肾中精气，作为人体生长发育和具备生殖能力的物质基础。

《素问·上古天真论》说："女子七岁，肾气盛，齿更，发长；二七而天癸至，任脉通，太冲脉盛，月事以时下，故有子；三七，肾气平均，故真牙生而长极；四七，筋骨坚，发长极，身体盛壮；五七，阳明脉衰，面始焦，发始堕；六七，三阳脉衰于上，面皆焦，发始白；七七，任脉虚，太冲脉衰少，天癸竭，地道不通，故形坏而无子也。丈夫八岁，肾气实，发长齿更；二八，肾气盛，天癸至，精气溢泻，阴阳和，故能有子；三八，肾气平均，筋骨劲强，故真牙生而长极；四八，筋骨隆盛，肌肉满壮；五八，肾气衰，发堕齿槁，六八，阳气衰竭于上，面焦；发鬓颁白；七八，肝气衰，筋不能动，天癸竭，精少，肾脏衰，形体皆极；八八，则齿发去。"

《素问·上古天真论》的这一段论述，首先，明确指出了机体生、长、壮、老、已的自然规律，与肾中精气的盛衰密切相关。人在出生以后，由于"先天之精"不断地得到"后天之精"的培养，肾中精气逐渐亦有所充盛，出现了幼年时期的齿更发长等生理现象，随着肾中精气的不断充盛，发展到一定阶段，产生了一种促进性腺发育成熟的物质，称为"天癸"，于是男子就产生精子，女子就按期排卵，月经来潮，性的发育渐趋成熟，具备了生殖能力，人也进入了青春期。以后，随着肾中精气由充盛而逐渐趋向衰退，天癸的生成亦随之而减少，甚至逐渐耗竭，性亦逐渐衰退，生殖能力亦随之而下降，以至消失，人也就从中年而转入老年。其次，明确地指出了以齿、骨、发的生长状况，作为观察肾中精气盛衰的标志，亦即作为判断机体生长发育和衰老的标志，至今仍有极高的科学价值。此外，由于较全面地阐明了肾中精气的盛衰决定着机体的生、长、壮、老、已，因此，对于防治某些先天性疾病、生长发育不良、生殖机能低下和防止衰老等，均有较普遍的指导意义。

肾为先天之本，在人体中占有重要位置，古人曾把它比喻为大树之根、大树之本，整个肾的功能是以精气为基础的，而其作用，可概括为肾阴和肾阳两个方面：肾阴为全身阴液之本，对各脏腑均有滋润作用；肾阳为全身阳气之本，对各脏腑都有温煦推动作用。两者的相对平衡，不仅对于肾脏，而且对于整个机体都将起到重要作用。

若肾阴肾阳的平衡协调遭到破坏，即可出现病理变化。肾的病变多为虚证，古人有“肾无实证”之说。若肾阴不足，可见五心烦热、潮热盗汗、男子遗精、女子梦交等症；若肾阳不足，可见精神疲惫、腰膝冷痛、形寒肢冷、小便频数或失禁、男子阳痿早泄、女子宫冷不孕等症。临床见到肾虚而又无明显热象或寒象的证，一般常称为“肾气虚”。这种情况是阴阳双方在低水平的协调平衡。由于肾阴虚和肾阳虚的本质，都是肾的精气不足，故它们之间有一定的内在联系，在病变的过程中常相互影响，即肾阴虚到一定程度可累及肾阳，肾阳虚到一定程度亦可损及肾阴，成为阴损及阳或阳损及阴的肾阴阳两虚证。辨证时要看主要矛盾方面在肾阴还是在肾阳。在治疗上阴损及阳，以滋阴为主佐以助阳；阳损及阴者，以助阳为主兼以滋阴。

（二）肾主水

肾主水系指肾具有主持全身水液代谢以维持平衡的作用，《素问·逆调论》说：“肾者水脏，主津液。”

肾主水液的作用，主要靠肾阳的作用来完成，具体地说，有以下三个方面的作用。

1. 肾阳对于肺、脾的蒸腾、温煦作用

人体水液代谢，是通过胃的摄纳，脾的运化、传输，以及肺的宣降等来完成的。而肾对于肺、脾的这两种作用，均起着重要的蒸腾、温煦作用。例如，肾阳虚弱，则温煦脾阳之力减弱，脾阳不足，则“升清”作用减弱，以致水液滞留皮肤，可形成水肿。

2. 对于“清中之浊”的再次分利

人体内被脏腑组织利用后的水液，即清中之浊部分，从三焦下行归于肾之后，肾以其气化作用，再次分利，清者通过三焦上升，归于肺而再布散于周身；浊者化为尿液，下输膀胱。

3. 主司“尿之开阖”

膀胱虽然是一个储存和排尿的器官，但真正主司“尿之开阖”者，在于肾。《素问·灵兰秘典论》说：“膀胱者州都之官，津液藏焉，气化则能出焉。”这里的“气化”主要是指肾对膀胱的气化作用。所以在临床上，对于一些尿少、尿多、遗尿、癃闭等病症，以及水肿、腹水等多用温补肾阳之法。

（三）肾主纳气

纳有收纳、摄纳之意。肾主纳气指肾具有摄纳肺所吸入的清气，以助人体的呼吸功能。中医学认为，人的呼吸功能，虽然以肺所主，但真正完成一个正常的呼吸，还必须依赖肾的纳气作用。《难经·四难》说：“呼出心与肺，吸入肾与肝。”《类证治裁》说：“肺为气之主，肾为气之根，肺主出气，肾主纳气，阴阳相交，呼吸乃和。若出纳升降失常，斯喘作焉。”

肾的纳气功能，主要靠肾阳的作用，吸入之清气，自外而入，经肺气的肃降，由上达下，由肾摄纳。肾中阳气充足，则摄纳正常，呼吸始得调匀。若肾阳不足，摄纳无权，气不能归下元而上浮，就会出现呼多吸少、动则气喘、呼吸困难等症，临床称为“肾不纳气”。

(四) 肾的在志、在液、在体和在窍

1. 在志为恐

恐与惊相似，都是一种不良的情感刺激，均与肾有关。《素问·举痛论》说：“恐则气下，惊则气乱”，就是指人受惊恐刺激后，气机紊乱，并迫于下，致使下焦胀满，甚或遗尿，其机理亦为肾之受损。

2. 在液为唾

唾液合称，包括唾与涎，其中稠者为唾，稀者为涎。前者为肾所主，后者为脾所司。唾为肾精所化，多唾或久唾，均可耗损肾中精气，故古人有“保唾养精”之说。气功家常以吞咽唾津以养肾也正是这个道理。

3. 在体为骨，主骨生髓，其华在发

肾在体为骨，主要是由于肾与髓的关系造成的。

肾藏精，而精可生髓，其髓充于骨者为骨髓，充于脑者为脑髓，故肾与骨及脑的关系密切。《素问·宣明五气》篇说：“肾主骨。”《素问·阴阳应象大论》说：“肾主骨髓。”骨的生长发育，必赖于骨髓的充养，而只有精足，才能髓旺。临床上，一些骨骼发育不好的病症，多予滋补肾精的方法。

脑有“髓海”之称，肾中精气充盈，则髓海得养，脑发育健全；反之，肾精不足，则髓海失养，而形成脑的发育不全，智力减退等。《灵枢·海论》说：“髓海有余，则轻劲多力，自过其度；髓海不足，则脑转耳鸣，胫酸眩冒，目无所见，懈怠安卧。”《素问·灵兰秘典论》所说“肾者，作强之官，伎巧出焉”，实际上也是指肾脏中精气主骨生髓生理功能的具体表现。

“齿为骨之余”，所以牙齿也有赖于肾精的充养。《素问·上古天真论》说：“丈夫八岁，肾气实，发长齿更……三八，肾气平均，筋骨劲强，故真牙生而长极……五八肾气衰，发堕齿槁……八八则齿发去”，说明牙齿的生长、更换与脱落，与肾精的盛衰有直接关系。所以肾精充足则牙齿坚固不易脱落；肾精不足，则牙齿不坚易于松动，甚至脱落。临床上对肾虚而引起的牙齿松动，常采用补肾的方法治疗。

毛发的生长与脱落、润泽与枯槁，与肾脏精气的盛衰亦有密切关系。因为肾藏精，精与血是互为资生的，精盛则血旺。而毛发润养来自于血，故发有“血余”之称。发的营养虽然来源于血，但其生机则根于肾气。故《素问·上古天真论》说：“女子七岁，肾气盛，齿更，发长……丈夫八岁，肾气实，发长齿更。”青壮年肾精充沛，毛发润泽、光华；老年人肾气虚衰，毛发焦枯变白、堕落。故《素问·五藏生成》篇说：“肾之合骨也，其荣发也。”临床上青年人脱发症，多从肾着手治疗。

4. 开窍于耳及二阴

耳是听觉器官，人体听觉功能的正常与否，与肾中精气的盈亏有着密切的关系。《灵枢·脉度》说：“肾气通于耳，肾和则耳所闻五音矣。”如果肾的精气不足，脑海空虚，耳失所养，可出现耳鸣、听力减退，甚至耳聋等症。老年人由于肾精虚衰，故多见听力失聪。

二阴，即前阴和后阴，两者负责人体的排尿、生殖和排便功能。尿液的排泄虽在膀胱，但须依赖肾阳的气化功能。肾气充足，膀胱开合正常，储尿、排尿及生殖机能才能正常。如果肾气虚衰，封藏不固，可出现遗精早泄；膀胱气化功能失常，开合失度，可出现尿频、遗尿或尿

少、尿闭等症，使水液代谢失常。大便的排泄，虽然通过后阴，但也受肾的气化作用支配，才能顺利排泄。若肾阳虚衰，可因阳虚，津化无力，津液亏乏，而致大便秘结；亦可因肾阳不足，脾失温煦，运化失常，水湿不运而致使大便溏泄。若肾气不固，常引起久泄脱肛。若肾阳亏损，可导致脾阴不足，而形成大便秘结。由此可知，二阴的排尿、排便功能皆与肾有关。故张景岳在《景岳全书·泄泻》篇中说："盖肾为胃关，开窍于二阴，所以二便之开闭，皆肾脏之所主"（表2-6）。

表2-6 肾的生理功能

主要功能	生理意义	病理意义
肾藏精	（1）肾主生殖：促进生殖繁衍，对生殖机能起作用	性机能减退及不育等
	（2）促进生长发育：机体生、长、壮、老、已的自然规律与肾精盛衰密切相关	生长发育障碍，如小儿发育迟缓、成人未老先衰等
肾主水液	肾的气化是调节人体水液代谢平衡的中心环节，故称肾为水脏	气化失常，开合失度、水液代谢障碍，或尿少水肿，或尿多尿频
肾主纳气	肾为气之根，纳气下归于肾	肾失摄纳气，则呼多吸少
在志为恐	肾与恐惊关系密切	大恐伤肾
在液为唾	唾为肾精所化	多唾伤肾，肾虚少唾
肾主骨生髓	肾藏精，精生髓，髓养骨充脑，齿为骨之余，肾精充盛，牙齿紧固	肾精虚少，骨髓空虚，则骨痿无力，骨髓发育障碍，智力减退，齿摇、脱落
其华在发	发为血之余，肾精可以化血，肾精充足则发黑而光泽	肾之精血不足，则发枯脱落
肾开窍于耳及二阴	（1）开窍于耳：肾精充足，听觉灵敏 （2）开窍于前阴 1）排尿：膀胱气化正常 2）生殖：生殖功能正常 （3）开窍于后阴：大便如常	耳鸣耳聋，小便异常，或大便异常，如泄泻或便秘

附 命 门

命门一词，最早见于《灵枢·根结》，明确指出"命门者，目也"。自《难经·三十六难》提出"肾两者，非皆肾也，其左者为肾，右者为命门。命门者，诸神精之所舍，原气之所系也；故男子以藏精，女子以系胞"之后，遂为后世医家所重视，对命门的部位及其生理功能等有所争论，提出种种不同的见解。归纳起来有下列几种，兹摘录如下，以供参考。

1. 右肾为命门说

肾有两枚，左肾为肾，右肾为命门之说，始自《难经》。《难经·三十九难》说："其左为肾，右为命门，命门者，诸精神之所舍也。男子以藏精，女子以系胞；其气与肾通。"这是对命门的意义和生理功能作了简要的论述。从这段论述中我们可以看出它包括着三个方面的意义：其一，说明命门在人体的重要性，“精神之所舍”，是人体生命的根本，是维持生命的门户，故称命门；其二，指出了它的功能，是具有男子藏精，女子系胞的重要作用，说明人体的生殖机能在于命门；其三，说明肾与命门相通，两者虽有左右之分，但生理功能上是难以分割的，也就是说命门具有肾的功能，肾也具有命门的作用。自此而后，以右肾为命门之说，尚有晋·王叔和、元·滑寿及明·李梴等。如《脉诀琮璜·脉赋》中说：“肾有两枚，分居两手尺部，左为肾，右为命门。”这不仅认为有命门存在，而且有了固定的诊脉部位。《医学入门·脏腑赋》则大倡其说，它说：“命门下寄肾右，而丝系曲透膀胱之间，上为心包，而膈膜横连脂漫之外，配左肾以藏真精，男女阴阳攸分，相君火以系元气，疾病生死是赖。”它并为之注说：“命门即右肾，言寄者，以其非正脏也……命门为配成之官，左肾收血化精运入，藏诸命门，男以此而藏精，女以此而系胞胎。”本论不但详述了右肾为命门，且将命门与心包联系起来，进一步阐述了命门的功能是男子以藏精，女子以系胞。

2. 两肾俱称命门说

元·滑寿虽承认左肾为肾，右肾为命门，但他又认为“命门，其气与肾通，是肾之两者，其实则一尔”。这也可以说滑氏是倡两肾俱为命门说之先导。至明·虞搏在《医学正传》中则明确指出“两肾总号为命门”。他在《医学或问》中说：“夫两肾固为真元之根传，性命之所关，虽为水脏，而实有相火寓乎其中，像水中之龙火，因其动而发也。愚意当以两肾总号为命门……”他的这一论点，否定了左为肾、右为命门之说，且指出了命门的重要作用”为元气之根本，性命之所关”。明·张景岳虽将命门释为在女子则为产门，在男子则为精关，但他认为“两肾皆属命门”。他在《类经附翼·求正录·三焦包络命门辨》中说：“肾两者，坎外之偶也；命门一者，坎中之奇也。以一统两，两而包一。是命门总乎两肾，而两肾皆属命门。故命门者，为水火之府，为阴阳之宅，为精气之海，为死生之窦。”张氏强调了命门在人体的重要性，借此以示人们对命门的重视。因此，他在《景岳全书·传忠录》里强调说：“命门为元气之根，为水火之宅。五脏之阴气，非此不能滋；五脏之阳气，非此不能发。”他强调了命门之中具有阴阳、水火二气，从而发挥阴阳、水火的相互制约，相互为用的作用，所以他在《类经附翼·真阴论》中说：“命门之火，谓之元气，命门之水，谓之元精。”他这一论点，给肾阴、肾阳的理论奠定了基础。

3. 两肾之间为命门说

以命门独立于两肾之外，位于两肾之间者，实以赵献可为首倡。他在《素问·灵兰秘典论》中所指出之“主不明，则十二官危”的启示下，认为十二官之外，还有一个人身之主，这一人身之主，即命门。他在《医贵·内经十二官论》中说：“命门在人身之中，对脐附脊骨，自上数下，则为十四椎；自下而上，则为七椎。”《黄帝内经》曰：“七节之傍，中有小心。”此处两肾所寄，左边一肾属阴水，右区一肾属阳水，各开一寸五分，中间是命门所居之宫，其右旁即相火也，其左旁即天一之真水也。此一水一火，俱属无形之气，相火禀命于命门，真水又随相火，自寅至申，行阳二十五度；自酉至丑，行阴二十五度。日夜周流于五脏六腑之间，滞则病，息则死矣。赵氏认为命门部位是在两肾之间，他的根据有二：一即《素问·刺禁论》“七节之傍，中有小心”之论；一是督脉的经穴命门穴之所在。他根据《黄帝内经》这一论述，确立了命门的部位。至于命门的功能，他认为是“一身之主”，所以他在同一篇中又说：“愚谓人身别有一主，非心也。命门为十二经之主。肾无此，则无以作强而技巧不出矣；膀胱无此，则三焦之气不化，水道不行；脾胃无此，则无能蒸腐水谷，而五味不出矣；肝胆无此，则将军无决断，而谋虑不出矣；大小肠无此，则变化不行，而二便秘矣；心无此，则心明昏，而万事不能为矣，正所谓“主不明则十二官危也”。并把命门喻为“走马灯”中之灯火，他说：“火旺则动速，火微则动缓，火熄则寂然不动……”赵氏认为命门的功能，就是真火，主持人体一身之阳气。赵氏与张景岳同时，命门为真火的论点是同出一辙。这种论点一直影响到清代，如陈修园《医学三字经》、林珮琴《类证治裁》、张路玉《本经逢原》、黄宫琇《本草求真》等不但认为命门为真火，同时也认为命门的部位在两肾之间。

4. 命门为肾间动气说

此说虽然认为两肾中间为命门，但其间非水非火，而只是存在着一种原气发动之机，同时认为命门并不是一个具有形质的脏器。倡此说者首推明·孙一奎，他认为《难经·八难》所说的肾间动气即是命门。所以他在《医旨绪余·命门图说》中指出“细考《灵》、《素》，两肾未尝有分言者，然则分立者，自秦越人始也。考越人两呼命门为精神之舍，原气之系，男子藏精，女子系胞者，岂漫语哉！是极贵重于肾为言，谓肾间原气，人之生命，故不可不重也……越人亦曰：‘肾间动气，人之生命，五脏六腑之本，十二经脉之根，呼吸之门，三焦之原’。命门之意，该本于此。观铜人图命门穴，不在右肾，而在两肾俞之中可见也……命门乃两肾中间之动气，非水非火，乃造化之枢纽，阴阳之根蒂，即先天之太极，五行由此而生，脏腑以继而成。若谓属水、属火、属脏、属腑，乃是有形之物，则外当有经络动脉而形于诊，《灵》、《素》亦必著之于经也”。孙氏对命门的认识有三方面：一是命门并不是一个具有形质的脏器，所以无经络之循行，又无动脉之可诊；二是命门的部位虽在两肾之间，但它不过为肾间动气之所在，是一种生生不息，造化之机枢而已；三是肾间动气虽为脏腑之本，生命之源，但不能认为是火。

以上各家对命门的认识，各有不同的见解。从形态而言，有有形与无形之论；从部位而言，有右肾与两肾之间之辨；从功能而言，有主火与非火之争。但他们对命门的主要生理功能是没有分歧的；对命门的生理功能与肾息息相通也是没有分歧的。肾为五脏之本，内寓真阴和真阳，人体五脏六腑之阴都是由肾阴来滋助，五脏六腑之阳又都由肾阳来温养。我们认为，肾阳亦即命门之火；肾阴，亦即张景岳所谓的“命门之水”。肾阴、肾阳，亦即是真阴、真阳和元阴、元阳，古代医家所以称之曰命门，无非是强调肾中阴阳的重要性而已（节选自《中医基础理论》）。

第二节　六　　腑

六腑，是胃、小肠、大肠、膀胱、胆和三焦的总称。与五脏相比，六腑的共同功能是“传化水谷”，意即“化”——变化水谷，“传”——传送水谷，排泄糟粕，体现出“动”的特点，《黄帝内经》称为“泻而不藏”、“实而不能满”。

古人很早以前就对人体消化道有了较明确的认识。《难经·四十四难》曾有“七冲门”的说法，即“唇为飞门，齿为户门，会厌为吸门，胃为贲门，太仓（即胃）下口为幽门，大肠小肠会为阑门，下极为魄门”，这种说法一直沿用至今。

一、胆

胆附于肝，系中空的囊状器官，内藏精汁，故胆又有“中精之腑”、“清静之腑”、“中清之腑”的名称。《难经·四十二难》说：“胆在肝之短叶间，重三两三株，盛精汁三合。”胆作为腑，与肝互为表里。

从解剖形态上讲，胆中空似腑，且内藏胆汁，即精汁，系一种精纯、清静、味苦而呈黄绿色的汁液，可助人体消化，也就是说，参与了水谷传化的过程，故为六腑之一。但胆的这种内藏精汁的作用，又与五脏藏“精气”作用相似，不同于一般的腑，所以又属奇恒之府的范畴。

胆的主要生理功能有两个：储藏和排泄胆汁，主决断。

（一）储藏和排泄胆汁，促进水谷消化

胆内储藏胆汁，并靠肝气的疏泄作用，排泄于肠中，以助食物的消化。如果肝胆功能失常，胆汁的分泌与排泄受阻，则会影响人体的消化功能而出现厌食、腹胀、腹泄等消化不良的症状。若湿热蕴结于肝胆，影响肝气疏泄，胆汁排泄受到影响，致使胆汁外溢于皮肤，出现黄疸。此外，肝气横逆，致使胃气不降时，还可导致胆汁上逆，出现口苦，呕吐黄、绿苦水等症状。

（二）主决断

《素问·灵兰秘典论》谓：“胆者，中正之官，决断出焉。”意思是说，胆在思维认识中有一种“判断”、“决定”的作用，也正因为如此，所以胆就必须“中正”，不偏不倚（相传古代确有一种不偏不倚的“中正官”，负责选拔人才）。肝胆互为表里，肝主谋虑，胆主决断，中医谓“肝气虽强，非胆不断”。肝气充足者，虽偶有多惊，亦无所惧；反之，胆气虚弱者，稍一刺激，即惊乱不止，甚或导致疾病。临床上对“惊悸”病症除治心外，尚须治胆，就是这个道理。至于《灵枢·论勇》篇中以胆气强弱来决定勇士、怯士的说法，当为古人的推测，有些过于牵强。

二、胃

胃在膈下，腹腔上部，上端接食管，下通小肠。《灵枢·肠胃》篇说：“胃纡曲屈，伸之长二尺六寸，大一尺五寸，径五寸”，这种描述与现代解剖学大体吻合。胃又称脘，分上、中、下三部，上部为上脘，下部为下脘，上下脘之间名中脘。

胃的主要生理功能及特点有三个：主受纳水谷，主腐熟水谷，胃主通降，与脾互为表里。

（一）主受纳水谷

受是接受，纳是收纳、纳入、容纳，胃主受纳即胃有接受、纳入、容纳水谷饮食的作用，所以又有“太仓”、“水谷之海”的名称。胃的受纳水谷作用，是脾的运化和体内一切营养物质产生的基础，故胃在机体内也占有一定重要的位置。若胃的受纳作用出现障碍，则会出现纳呆、厌食、胃脘胀闷等症状。

（二）主腐熟水谷

腐熟是中医学的名词，它指胃可将饮食水谷消化为食糜的作用。水谷入胃要经过胃的这种腐熟作用，使其变成易于吸收的食糜状物质，以便脾的进一步消化和运输，这种胃主受纳、腐熟，脾主运化的脏腑间的密切配合，正是水谷在人体中变成精微物质的两个重要过程。也就是《注解伤寒论》中指出的“脾坤土也，脾助胃气消磨水谷，脾气不转则胃中水谷不得消磨”。

这里还要指出一个“胃气”的概念，所谓“胃气”，大致有两个含义：一是指脾胃相关方面的生理功能（主要指有关水谷受纳运化方面），“人以胃气为本”，切脉方面“有胃气则生，无胃气则死”等均指这个概念。二是单指胃的生理功能和生理特性，如“胃气以下降为顺”等。

（三）胃主通降

水谷入胃，经过胃的腐熟，变成食糜精华由脾输送全身，所谓“升清”；未被消化的食糜则

靠其胃气的作用下行于小肠，胃气的这种作用，被称为“降浊”作用，胃的这种特性叫作“胃主通降”。如果由于某种原因导致胃失通降，则会出现呕吐、呃逆、嗳气等胃气上逆的病症，临床上多以和降胃气为治法。

三、小 肠

小肠位于腹中，上接于胃，接口处为幽门，下接于大肠，接口处为阑门。其形态呈纡曲回环迭积之状，是一个中空的管状器官。《难经·四十难》中对小肠的重量及其盛纳水谷的数量曾有过详细的描述“小肠……重二斤十四两，长三丈二尺，广二寸半，径八分，分之少半，左回迭积十六曲，盛谷二斗四升，水六升三合合之大半”。

小肠的主要生理功能为：主受盛化物和主泌别清浊，与心互为表里。

（一）受盛作用

《素问·灵兰秘典论》说：“小肠者，受盛之官，化物出焉。”受，接受之意；盛，盛放讲，也就是说，小肠要接受，盛放由胃下移而来的未被消化的食糜状物质，然后再予“化物”。

（二）化物作用

化即变化，物即水谷。小肠接受了未被消化的食糜状物质之后，再要“变化”。小肠的化主要是泌别清浊的作用（图2-5）。

小肠—化物—泌别清浊
- 清—再吸收有用部分给脾胃，以转输全身
- 浊—余下无用部分，再次以泌别清浊
  - 清—液体类→膀胱
  - 浊—渣滓类→大肠

图2-5　小肠的泌别清浊作用

由此，也可以看出，从小肠的作用来讲，“尿、便（指大便）同源”。如果小肠功能失调，清浊不分，亦可导致“水之与谷并走大肠”的泄泻，所以临床上对于一些泄泻病者，常以“利小便以实大便”的方法。车前子利尿，在急性泄泻中，常以车前子为用，其道理就在于此。

四、大 肠

大肠位于腹腔，上接小肠，下端紧接肛门。大肠呈回环迭积状，《黄帝内经》、《难经》对大肠的位置、形态、大小和重量均有较详尽的记载。如《灵枢·肠胃》篇说：“回肠（即大肠）当脐左环，回周叶积而下，回运环反十六曲，大四寸，径一寸寸之少半，长二丈一尺。广肠传脊以受回肠，左环叶脊上下，辟大八寸，径二寸寸之大半，长二尺八寸。”《难经·四十二难》谓：“回肠大四寸，径一寸半，长二丈一尺，受谷一斗，水七升半。广肠大八寸，径二寸半，长二尺八寸，受谷九升三合八分合之……大肠重二斤十二两。”可知，《黄帝内经》、《难经》所说的回肠为大肠，包括盲肠、结肠，广肠即是直肠。根据《黄帝内经》、《难经》的记载，大肠不包括广肠，而现代解剖学上的大肠包括直肠（即广肠）。

大肠的主要功能为：主传导糟粕和主津，与肺互为表里。

（一）主传导

大肠接受小肠下注的浊物，再吸收其中部分多余的水分，使食物残渣成为粪便，经广肠由肛门排出。故《素问·灵兰秘典论》说："大肠者，传导之官，变化出焉。"传导即传送之意，"变化出"三字，即变为糟粕而排出。饮食物由口入胃，经胃之受纳腐熟，脾之运化，小肠分清别浊，其精微物质由脾转输于肺，在心肺的共同作用下布散于全身，其浊者分别由膀胱和肛门排出体外，唐容川《医经精义》说："大肠之所以能传导者，以其为肺之府。肺气下达，故能传导。"这就是饮食物的消化、吸收及其精微物质输布的整个过程。广肠的末端为肛门，因其肺气下达而有排泄糟粕的作用，故亦称"魄门"。此外大肠的传导作用亦与肾的气化功能有关，故有"肾主二便"之说。临床上，大肠传导功能失常，可出现各种大便异常的病症，如大便秘结、泄泻、痢疾等。

（二）主津

由于大肠在"变化"过程中要将食物残渣中的部分水分再吸收，使之变成粪便排出体外，无形中也就参与了人体的水液代谢，这种作用，称为大肠的"主津"作用。《灵枢·经脉》篇说："大肠……是主津液所生病者"，当大肠的这个作用失常，出现便秘或泄泻时，人体整个水液代谢就会发生失调，而造成一些病症，如脱水等。

五、膀　胱

膀胱位于小腹，居肾之下，大肠之前。其上有输尿管与肾脏相通，其下有尿道，开口于前阴。《难经·四十二难》说："膀胱重九两二铢纵广九寸，盛溺（即尿）九升九合。"膀胱的主要生理功能为：储藏尿液和排泄小便。

（一）储藏尿液

膀胱主司储藏人体尿液，所谓尿液，实是"津液之余"，即水液，在通过肺、脾、肾三脏作用后，布散全身濡润脏腑组织，其浊者或多余部分下达膀胱，储存于内，所谓"津液之余"者，入胞脬则为小便。意即尿为津液所化。两者相互影响，津液亏乏，小便短少；小便过多，亦可伤及津液。

（二）排泄小便

《素问·灵兰秘典论》说："膀胱者，州都之官，津液藏焉，气化则能出焉"，指的是膀胱除了储藏尿液之外，还要通过气化作用，以排泄小便，而这种气化作用，主要系肾的气化作用，也就是说，膀胱虽然有"排泄小便"的作用，而其"排尿"功能的正常与否，须肾的气化作用而决定。临床上治疗遗尿、癃闭等病症多从肾论治。

六、三　焦

三焦是中医学脏象学说中的一个特有名称，也是六腑中一个特殊之腑。它由上焦、中焦、下焦三个部分组成，迄今为止，中医各家对于三焦的看法仍然不尽相同，其中争论大者即"有名无形"和"有名有形"之争，但究其实质，多为"形态"学上的分歧，而对于三焦的功能，基本趋于一致。作为"脏象"的以"象"论"脏"，这就应当算是大体上统一了。

三焦系分布于胸腹腔的一个大腑，在人体十二个脏腑当中唯此最大，故三焦又有"孤府"之称。正如张景岳在《类经》中说的“三焦者，确有一腑，盖脏腑之外，躯壳之内，包罗诸脏，一腔之大腑也”。三焦的生理功能可以概括为人体通行之气，运行水谷的通路，是脏腑生理功能的综合表现。

（一）主持诸气

三焦通行元气为体内多种气化作用的综合概括。《难经·三十一难》说：“三焦者，气之所终始也”；《三十八难》说：“主持诸气”，这是说三焦总司人体气化活动，也就是说脏腑的气化功能都是通过三焦来体现的。《中藏经》说：“三焦者，人之三元之气也，总领五脏六腑、营卫、经络内外上下之气也。三焦通则内外左右上下皆通也。其于周身灌体，和内调外，营左养右，导上宣下，莫大于此。”

元气是三焦气化的重要动力，元气也称先天之气，是肾阴肾阳的合称，它是与生俱来的。它在出生之前，从母体中不断吸取营养，出生后不断从饮食和呼吸中吸取营养。元气是出于肾通过三焦而作用于全身，推动脏腑气化活动，为人体生化动力的源泉，所以《难经·六十六难》说：“三焦者，原气之别使也。主通行三气，经历于五脏六腑”，就是说三焦是元气运行的一条重要道路，由三焦敷布的元气达到脏腑内外，推动各脏腑的生理功能，促进人体生长发育。

（二）运行水谷

人体水谷（广义）代谢的全部过程是多个脏器生理功能活动集中、统一、有机的配合。任何一本著作在介绍每一个脏腑功能时，总是分别介绍它在水谷代谢中的各自作用，而在实际生命活动中，这些功能都是有机地结合在一起的。三焦，正是这种统一的集中表现。《难经·三十一难》说：“三焦者，水谷之通路”；《素问·灵兰秘典论》谓：“三焦者，决渎之官，水道出焉”等都是对这种功能的概括。当然，在临床应用上，更偏重于三焦对“水液代谢”的作用，往往将一些水液代谢失调的病症，归为“三焦气化不利，水液代谢失调”。

（三）三焦各自的生理功能特点

1. 上焦

上焦的部位习惯上指胸部。心肺位于胸腔内，所以上焦的功能实际上是心肺的部分功能。心主血，肺主气，气血由心肺而达全身，特别是上焦的开发，将饮食的精微散布到全身，好像雾露灌溉植物一样，所以《灵枢·决气》篇说：“上焦开发，宣五谷味，熏肤、充身，泽毛，若雾露之溉，是谓气。”《灵枢·营卫生会》篇说：“上焦如雾”，正因为它像雾露一样，所以说它是气。所谓熏肤，就是温养肌肉皮肤，《素问·调经论》说：“阳受气于上焦，以温皮肤分肉之间。”

2. 中焦

中焦的部位一般指膈下胃脘，概指脾胃部分功能。它有对水谷腐熟、消化及化生营血的作用，《灵枢·营卫生会》篇说：“中焦如沤”，沤，即久浸，“如沤”即是形容中焦脾胃对饮食物的腐熟和消化作用。营血的由来，是由中焦脾胃将饮食物的精微变化而成。《灵枢·营卫生会》篇说：“中焦亦并胃中，出上焦之后，此所受气者，泌糟粕，蒸津液，化其精微，上注于肺脉，乃化而为血，以奉生身，莫贵于此，故独得行于经隧，命日营气。”这是中焦对营血生化过程的说明。

3. 下焦

下焦的部位在脐下的下腹部，所以下焦包括肝、膀胱、大小肠及子宫等脏器在内，它概括了这些内脏的部分功能，特别是肾、膀胱及大小肠对水液的排泄作用，如《灵枢·营卫生会》篇说："下焦如渎。"又说："下焦者，别回肠，注入膀胱而渗入焉。"

肝肾在生理上多与生殖有关。所以，遗精，阳痿，早泄，女子带下、不孕、月经不调等病变，都认为是下焦疾病（表2-7）。

表2-7　六腑的生理功能

	主要功能	生理意义	病理意义
胆	（1）储藏和疏泄胆汁 （2）胆主决断	胆汁靠肝之疏泄作用，以助消化主决定、判断	胆汁排泄障碍，可致黄疸且影响消化功能，胆气不足则易惊
胃	（1）受纳水谷 （2）腐熟水谷 （3）胃主通降	（1）为水谷之海 （2）初步消化饮食物 （3）将食糜下移于肠，胃气以下行为顺	食欲异常，消化障碍，胃气上逆
小肠	（1）受盛化物 （2）泌别清浊	（1）受纳由胃下输的未消化的饮食物，进一步"化物" （2）分清：吸收精微 （3）泌浊：将水液和糟粕渗入膀胱和排到大肠，形成尿液和大便	（1）消化功能障碍 （2）二便失常
大肠	（1）传导糟粕 （2）大肠主津	形成粪便，排出大便再吸收水分	大便异常
膀胱	（1）储存尿液 （2）排泄小便	排尿功能主要靠肾的气化作用	小便异常
三焦	（1）主持诸气 （2）运行水谷 （3）为脏腑生理功能的综合表现	上焦如雾，中焦如沤，下焦如渎	影响全身的气化活动及水分代谢等

第三节　奇恒之腑

《素问·五藏别论》谓："脑、髓、骨、脉、胆、女子胞，此六者地气之所生也，皆藏于阴而象于地，故藏而不泻，名曰奇恒之腑。"就是说，这六个脏器在形态上多中空而与腑相似，而在功能上则不是饮食水谷消化排泄的通道，且可主藏阴精，故为"有异于正定六腑之腑"，称奇恒之腑。

上述六个脏器，除胆为六腑之一，与肝互为表里外，其余均没有脏腑表里的配合，也没有五行的配属，但与奇经八脉有关。鉴于髓、脉、骨已在有关章节论述，故在此只介绍脑与女子胞。

一、脑

脑居于颅腔之中，系髓汇集而成，有“髓海”之称，《灵枢·海论》谓：“脑为髓之海”，不但反映了脑的组织组成，而且也体现了脑与髓的密切关系。

中医对于脑的认识也是有一个过程的。《黄帝内经》中虽然把人体的精神思维意识活动主要归之于心，但亦提出“头者，精神之府”（《素问·脉要精微论》），“邪中于项……其入深则随眼系以入于脑”（《灵枢·大惑论》）等有关脑的生理、病理论述，说明对其已有一定的认识。而后世医家在长期的临床实践中，对脑的认识有了进一步的了解。李时珍曾提出“脑为元神之府”，至清则更为明确。汪认庵指出“今人每记忆往事，必闭目上瞪而思索之，此即凝神于脑之意也”，其后，著名改革家王清任大胆指出“灵机记忆不在心在脑”（《医林改错》）的判断，说明中医学对脑的认识已经较为深化了。

从中医的理论体系来看，脑的主要生理功能为参与人体精神思维活动及忆、视、听、嗅、言等感觉的功能。后者在《黄帝内经》中即有所论述。《灵枢·大感论》说：“五脏六腑之精气，皆上注于目而为之精，精之窠为眼，骨之精为瞳子，筋之精为黑眼，血之精为络，其窠气之精为白眼，肌肉之精为约束，裹撷筋、骨、血、气之精而与脉并为系，上属于脑，后出于项中。故邪中于项，因逢其身之虚，其入深，则随眼系以入于脑，入于脑则脑转，脑转则引目系急，目系急则目眩以转矣。”

二、女子胞

女子胞又名胞宫、子宫、子脏、胞脏等，位于女子小腹之中，膀胱之后，直肠之前，下口与阴道相连，呈倒置的梨形，有发生月经和孕育胎儿的功能，系女性的生殖器官。

（一）主司女子月经

女子月经是一个复杂的生理功能，它联系到肾、心、肝、脾、冲任二脉等多个脏器经脉。在正常情况下，女子二七十四岁时，肾中精气充盛，天癸亦至，女子胞发育完全，冲任二脉旺盛通畅，月经如时来潮。至入老年，七七四十九岁时，肾中精气虚弱，天癸亦竭，冲任不足，月经亦逐渐停止。临床上对于一些月经不调的病症，也应考虑到女子胞，如胞宫虚寒而致的经闭，当予暖宫之法。

（二）孕育始儿

女子受孕之后，女子胞又担任起孕育胎儿的功能。当然孕育胎儿需要其他脏器，尤其是肾与冲任二脉的作用，但作为“孕子之外”（《医经精义》）的子宫，无疑要起到很大的作用。

此外，顺便提到的是女子胞为女子独有，在男子，与其相似的为“精室”，似当今之睾丸，亦为肾所主，与冲任有关。《医经精义》说：“女子之胞，男子名为精室，乃血气交会，化精成胎之所，最为紧要。”

第四节　脏腑之间的关系

人体是一个统一的有机整体，各个脏腑、经络、器官密切配合，完成整个人体的生命活动。

由此，任何一个脏腑的活动都不是，也不能是独立单一的，而都是人体整体活动的一个组成部分。只有各个脏腑间的相互配合、相互制约，以及经络气血体液在全身各部的川流不息，才使得人体形成一个高度统一的，非常协调的整体。

脏腑之间的关系包括脏与脏、脏与腑、腑与腑三种关系。

一、脏与脏之间的关系

脏与脏之间的关系，即五脏之间的关系。由于在整个脏象学说中是以五脏为中心的，所以五脏之间的关系自然是“脏与脏关系”的重点。

过去在古人论述中，总是强调脏与腑之间在位置、形态及五行生克之间的联系，以此来解释五脏之间的关系，实则把这种复杂的关系简单化、局限化且过于牵强附会。实际上五脏之间的关系早已超越上述范围，所以必须以其各自生理功能和临床实践来论述，才能真正揭示其实质。

（一）心与肺

心、肺同居上焦，心主血，肺主气，心肺之间的关系主要是“气与血”的关系，而在这种关系中，“宗气”起到重要的联结枢纽作用。

心主血，意即心气有推动血运的作用，而肺朝百脉，又主宗气，贯通心脉，两者均对血的运行有一定协助作用，正是“气为血之帅”的体现。反之，只有正常的血运，才能维持肺呼吸功能的正常进行，《难经》称为“呼出心与肺”。由于宗气具有贯心脉而司呼吸的生理功能，从而强化了血运与呼吸之间的协调平衡。所以在临床上，肺的病变可以导致心的病变，心的病变亦可导致肺的病变。如肺气虚者，可影响心的行血功能，出现胸闷、唇青等血瘀病症；心气虚时，心血瘀阻可影响肺的宣发与肃降，出现咳嗽、喘促等。

此外，中医温病学中还有一种“温邪上受，首先犯肺，逆传心包”的说法，指的是温热之邪可由肺卫直接逆传心包，构成了心与肺在病理上的又一联系（图 2-6）。

心与肺 { 心—主血—血瘀则影响肺气宣降 / 肺—主气—气虚可导致心血瘀阻 } 气与血的关系

图 2-6　心与肺在病理上的联系

（二）心与脾

心主血，脾生血统血，故心与脾的关系主要在“血”的问题上，即血的生成和运行方面。

在血的生成上，脾主运化水谷精微，为气血生化之源，而由精微物质化生为赤色的血，尚需心火的作用。所以说，心血赖脾生血以化生，而脾的功能活动又需心血的不断滋养，两者的关系正如《济阴纲目》中所讲的“脾气入心而变为血，心之所主亦借脾气化生”。

临床上，长期饮食不佳，腹胀泄泻的患者，久之可出现心悸怔忡的症状，这是脾虚生血不足，影响至心，出现心血虚的缘故；反之，心的气血虚弱的病症，稍一长期，便呈现心血虚弱的病症，这就是对“心与脾”在生理上反映的最好证明。

在血的运行方面，既要有心气的推动，又要有脾气的统摄，两者及其他有关脏腑在“血运”问题上的功能协调，是血运正常的根本保证。临床上，脾虚不能统血时，则可出现各种出血及心血虚弱的病症，故治疗当以“心脾两治”之法（图 2-7）。

心与脾{生血{心主血—精微变赤化血；脾生血—运化水谷精微}；行血{心主血—心气推动血运；脾统血—脾气统摄血运}}生血与行血的关系

图 2-7　心与脾的关系

（三）心与肝

心藏神主血，肝藏血主疏泄，与情志活动有关。两者的关系集中反映在“血”与“精神情志活动”两个问题上。

在“血”的问题上，心主血，心气推动血的运行，肝藏血，储藏和调节血运，两者相互协调，共同维持血的正常运行，心气充足，行血功能正常，则血运正常，肝有所藏；同样，心行血正常，肝气疏泄推动血运正常，则血的运行正常。王冰称为“肝藏血，心行之”，若心血不足，肝血虚弱，则可导致心肝血虚的病症。同样，心气不足，肝不疏泄，又可发生血瘀的病症。

在精神情志方面，心藏神，为人体精神思维意识活动的最高中枢；肝主疏泄，主谋虑，亦与情志活动有关，而两者均以其本脏之血作为物质基础。心血充足，肝血亦足，肝之疏泄正常，精神思维灵敏，情志愉快。肝血旺盛，肝阳不亢，疏泄正常，心血亦能充盛，神志活动遂之正常（图 2-8）。

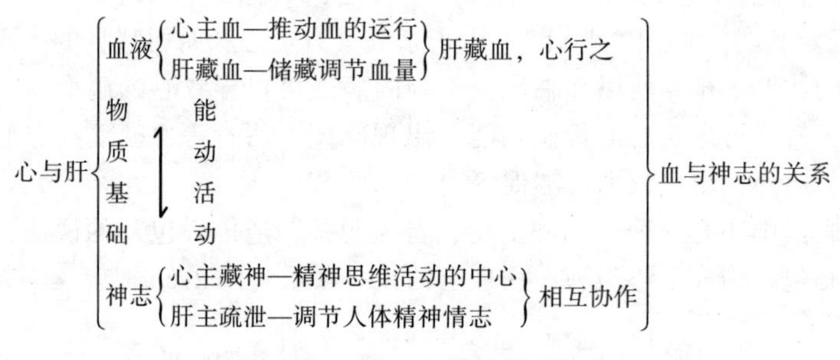

图 2-8　心与肝的关系

（四）心与肾

心位于上属火属阳，主血藏神；肾位于下属水属阴而藏精。两者的关系主要表现在心肾相交、精血互生和精神互用三个方面。

其一，从阴阳学说的观点来讲，阳居上，阴居下，但位于上的阳当以下降为和，居于下的阴应以上升为顺。《易经》曾以“坎离既济”的卦来说明之。而心肾之间的一个重要关系即表现于此。心位上属火，但心火必须下降于肾；肾位于下属水，然肾水必须上济于心。这样心肾相交，水火既济，才能使心肾之间的生理功能相互协调。如果由于某种原因心火不降而上炎，则肾水不升，出现以失眠为主症的心悸、怔忡、心烦、男子梦遗、女子多梦等“心肾不交”的病症。反之，如以肾水流失过多开端，也会出现肾水不升，心火上炎的“心肾不交”证。

其二，心主血，肾藏精，精血可以互生，且同为心肾功能的物质基础。心血虚者可致肾精不足，肾精弱者亦可致心血虚弱。

其三，肾藏精，精生髓，髓会于脑，与人体思维智力有关，《黄帝内经》所谓“伎巧出焉”。心藏神，为思维意识的中心，神明可以益精，精满可以全神，精神互用，则人体精力充沛，思维灵敏（图 2-9）。

心与肾
- 水火既济
  - 心居上属火—心火当降
  - 肾居下属水—肾水当升
  - → 心肾相交
- 精血互生
  - 心主血—血可化精
  - 肾藏精—精可化血
  - → 为心肾功能的物质基础
- 精神互用
  - 心藏神—神明而以益精
  - 肾藏精—精满可以全神
  - → 人体体质的重要象征

→ 水、火、精、血、神的关系

图 2-9　心与肾的关系

（五）肺与脾

肺司呼吸，主一身之气，有通调水道之功；脾主运化，为气血生化之源，有输布津液之能。所以肺与脾的关系，主要就表现在“气的生成”与“水液代谢”两个方面。

在气的生成方面，肺、脾两脏起到了重要的作用。肺作为呼吸之脏，能吸入人体所必需的清气；脾作为运化之脏，是气血生化之源。吸入之清气和运化出的水谷之精气是组成气的主要物质基础。因此，肺与脾的正常与否，与气的盛衰有密切关系。脾气不足可致肺气虚弱，出现喘咳、多痰等病症，而肺气虚弱亦可导致脾气不足，出现腹胀、便溏等症状，治疗当分清标本缓急予以辨证论治。

水液代谢方面，肺为华盖之脏，主通调水道；脾主运化，可输布精液予肺。脾不健运，则水湿停留，上渍于肺，影响肺气宣降，以致肺气上逆为喘咳，故古人有“脾为生痰之源，肺为贮痰之器”的说法。反之，肺虚日久，亦可造成脾气不足，所谓“子盗母气”，而出现水肿等证（图 2-10）。

肺与脾
- 气
  - 肺司呼吸—吸入清气
  - 脾主运化—生成水谷精气
  - → 气生成的物质基础
- 水
  - 肺主通调水道
  - 脾主运化水液
  - → 为人体水液代谢的重要脏器

→ 气与水的关系

图 2-10　肺与脾的关系

（六）肺与肝

肺居于上，其气主于肃降，肝居于下，其气主于升发，两者的关系主要在于“气机升降”问题上。

肺气当肃降，肝气当升发，而这种“肃降”与“升发”应当相互协调，保持一个相对的平衡。若肝气升发太过，或肺气肃降不及，则均可导致肺气上逆，而出现喘咳，甚则咯血等症状，中医称为“肝火犯肺”或“木火刑金”。反之，肺失清肃，燥火内盛，亦可影响至肝，以致肝失条达，出现咳引两胁等症状。

此外，由于肝藏血，肺主气，血之运行须气之协助，故两者在人体气血运行上也是相互为用的（图 2-11）。

肺与肝
- 肺主肃降
- 肝主升发
- → 保持一个相对平衡—气机升降的关系

图 2-11　肺与肝的关系

（七）肺与肾

肺司呼吸，为水之上源；肾主纳气，为主水之脏，两者的关系主要反映在呼吸与水液代谢两个方面。

呼吸方面，肺为主司脏器，但肾的纳气亦为至关重要，古人有“肺为气之主，肾为气之根”的说法，肺气虚弱，日久可致肾气不足，肾气不足，亦可致肺气虚弱，出现“肾不纳气”的呼多吸少等症。

在水液代谢方面，肺主通调水道，为水之上源；肾为主水之脏，以其气化之能，主司尿之开合。肺失宣降，水湿泛滥，且累及至肾，出现尿少、水肿等症；反之，肾虚失司，关门不利，聚水而肿，又可影响肺气宣降，出现喘咳等症。

此外，从五行学说角度来看，肺肾为母子之脏，其阴液相互资生，所谓“金水相生”。肺阴虚弱日久，可致肾阴不足；肾阴不足，亦可致肺阴不足。长期干咳的患者，可出现潮热盗汗；反之，肾阴不足的患者，亦可出现干咳，就是这个道理（图 2-12）。

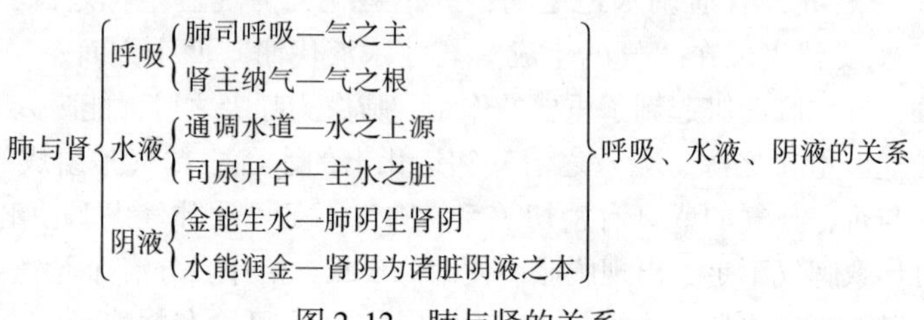

图 2-12　肺与肾的关系

（八）肝与脾

肝主疏泄而藏血，脾主运化而统血，两者的关系主要反映在“气的疏泄与运化”和“血的藏血与统血”两个方面。

脾为后天之本，主司运化水谷，为气血生化之源，而肝对于水谷运化的作用，主要是靠其气的疏泄，一则影响脾胃升降，二则促进胆汁分泌。所以若肝不疏泄，即可影响脾胃气机升降，以及胆汁分泌，遂可出现肝脾不和的病证。

在人体血的运行方面，肝脾的配合亦为重要。肝藏血，以其气的疏泄推动血的运行，而脾统血，其气可统摄血的运行，这“疏”与“统”之间的相对平衡（当然还包括心、肺等脏器对血的作用）是血运行正常的重要基础。且脾还可生血，对肝之藏血作用更为至关重要，所以临床上脾虚血弱，肝血立感不足；而肝的疏泄太过或不及，又可导致出血或瘀血。当然，脾气虚弱，统血无力时，也可出现各种脾不统血的出血病症（图 2-13）。

肝与脾
- 疏泄与运化
  - 肝主疏泄—影响脾胃升降、胆汁排泄
  - 脾的运化—运化水谷
- 藏血与生血、统血
  - 肝藏血—储藏调节血
  - 脾统血、生血—统摄、生成

→ 疏泄运化与藏血、生血、统血的关系

图 2-13　肝与脾的关系

（九）肝与肾

肝肾关系在脏与脏之间的关系中，属于较为重要的一个内容，中医有“肝肾同源，乙癸同源”的说法。两者的关系主要表现在“肾藏精”与“肝藏血”问题上。

肾藏精，肝藏血，精血可以互化，即精能生血，血能化精，精血同源，实际也就是精与血之间相互资生和相互转化的关系。临床上肾精不足，可致肝血虚弱，反之亦然。如妇女患有长期潮热盗汗、腰膝酸痛等肾阴虚证时，月经多出现不调，这是肾虚及肝的道理。

肝肾同源的理论不仅反映出肝肾之间在“阴”方面的联系，而且通过“阴”的联系，直接影响两脏本身及两脏之间阴阳平衡的关系。肾阴充足，不但能保证自身阴阳的平衡，而且能涵养肝阴，使肝阳不能上亢，称“水能涵木”，若肾阴不足，水不涵木，导致肝阴不足，以致肝的阴阳平衡失调，造成肝阳上亢。反之，肝阴不足，亦可导致肾阴虚弱，以致肝火上炎。当然，肝火上炎较重者，还可下劫肾阴，造成肾阴虚弱的病症。

此外，肝主疏泄，肾主封藏，两者相互制约，相互为用。表现为女子的月经与男子的泄精等功能。疏泄、封藏不利，可出现女子月经失调、男子泄精失常等病症（图2-14）。

肝与肾
- 精血同源
  - 肝藏血
  - 肾藏精
  - → 精血互化
- 藏泄互用
  - 肝主疏泄
  - 肾主封藏
  - → 相互制约，相互为用
- → 精血与藏泄的关系

图2-14　肝与肾的关系

（十）脾与肾

脾为后天之本，肾为先天之本，同时又都与水液代谢有关，故两者的关系主要表现为先后天之间、人体水液代谢两个方面。

人体的强壮，无外乎先天、后天的充足，脾主运化，为气血生化之源，在人体成长过程中起到重要的作用。但脾的强弱与肾关系密切，脾阳运化水谷的功能必须得到肾阳命门火的温煦蒸化，方可健运。而肾精的充足又必赖脾运化的后天水谷之精微不断的补充，才能充盛，这就充分地体现了先后天之间相互为用的关系。临床上五更泄泻、水肿腹水等症，多从脾肾论治。

在水液代谢方面，脾主运化水液，肾主温煦，又司开合，故两者的相互为用，配合得当是人体水液代谢正常的重要环节（图2-15）。

脾与肾
- 先后天之间
  - 脾为后天之本—后天补先天
  - 肾为先天之本—先天养后天
  - → 先后之相互资生
- 水液代谢
  - 脾主运化水液
  - 肾主温煦、又司开合
  - → 重要环节
- → 先后天、水液代谢的关系

图2-15　脾与肾的关系

二、脏与腑之间的关系

脏与腑之间的关系，又称阴阳表里的关系。脏属阴主里，腑属阳主表，一阴一阳，一表一里，并以经脉的相互络属为物质基础，从而构成了脏与腑之间的密切联系。当然，如同前面所述的脏腑关系一样，脏与腑的关系也主要是靠其生理功能之间的联系，以及病理上的相互影响而得出，任何牵强附会都是不恰当的。

（一）心与小肠

心的经脉，手少阴心经属心络小肠；小肠的经脉，手太阳小肠经属小肠而络心，两者通过经脉络属构成表里关系。

病理上，心有实火，除表现为上炎之外，还可移热于小肠，引起尿少、尿热、赤痛等症状，称“心火下移于小肠之热淋”；反之，小肠有热，亦可循经上炎于心，出现心烦、舌赤等。

（二）肺与大肠

同前所述，肺与大肠亦通过相互经脉的络属构成了阴阳表里的关系，具体在生理功能配合上，主要表现在大肠的传导、肺司呼吸两个方面。

大肠主传导，但传导功能正常，还有赖于肺气的肃降。《医经精义》说："大肠之所以能传导者，以其为肺之腑，肺气下达，故能传导。"若肺失肃降；或肺气虚弱，肃降无力；或肺有燥热，均可影响大肠传导功能，而出现大便秘结的病症。

反之，肺司呼吸的功能也有赖于大肠作为"腑"的通降，大便通畅，大肠通利，则肺气肃降，如果大便秘结，腑气不通，则可产生胸满、喘咳等肺失肃降的病症。

（三）脾与胃

脾胃关系在脏腑关系中也是最为密切的一对，《素问·灵兰秘典论》中论及十二个脏腑时，唯独将脾与胃放在一起论述，称"脾胃者，仓廪之官，五味出焉"，以显示两者在共同完成饮食物的消化、吸收及输布作用中的密切配合，所谓"胃气"，正是对两者综合功能的高度概括。具体地讲，脾与胃之间的关系主要反映在"性、用及升降"三方面的码合上。

从"性"上说，脾为阴土，恶湿而喜燥；胃为阳土，喜润而恶燥。《临证指南医案》谓："太阴湿土，得阳始运；阳明燥土，得阴自安。以脾喜刚燥，胃喜柔润故也。"脾胃相合，燥湿相济，则受纳、运化功能方可完成。若脾湿、胃燥均可产生病症。

从"用"上讲，胃主受纳，脾主运化，两者密切配合，才能完成消化饮食，输布精微的作用，正如张景岳所说"胃司受纳，脾主运化，一运一纳，化生精气"。临床上有以"不思饮食为胃病"，"食后不舒为脾病"鉴别脾胃病的方法，亦可供参考。

在"气机升降"方面，胃为阳腑，其气下降；脾为阴脏，其气上升，升降有序，则脾胃各自发挥自己的功能。若胃气不降，即浊阴不降，则上逆为呕吐、嗳气；脾气不升，即清阳不升，则下陷而为泄泻、下垂等，故叶天士说："脾宜升则健，胃宜降则和。"

（四）肝与胆

肝胆亦以其经脉的络属构成阴阳表里关系，其联系主要表现在消化功能与精神情志活动方面。

在消化功能上，胆汁的排泄须靠肝气疏泄来完成。若肝胆湿热，肝气疏泄不利，则会影响胆汁排泄，以致胆汁熏蒸于皮肤，则会出现黄疸、纳呆、腹胀等症。

在精神情志方面，肝主谋虑，胆主决断，肝气虽强，非胆不断，肝胆互济，勇敢乃成。

（五）肾与膀胱

肾为主水之脏，膀胱为储尿、排尿之脏器，两者经脉络属构成阴阳表里关系。

脏象学说认为，膀胱虽然为储尿、排尿之腑，但其功能的正常与否，均受肾的气化作用影响，肾以其气化而司尿之开合。肾气正常，固摄有权，开合正常；反之，则会出现遗尿、尿闭等病症，临床上对于尿的一些病变，多从肾论治就是这个道理。

三、腑与腑之间的关系

六腑，以"传化"为其共同的生理特点，水谷要经过胃、小肠、大肠、膀胱、三焦等脏器，以完成消化、吸收和排泄的全过程，所以六腑之间的联系配合就显得尤其重要。

饮食入胃，经胃的腐熟和初步消化，下传于小肠。小肠再进一步消化并泌别清浊，其清者为精微以营养全身；浊者，其水液部分渗入膀胱，食物之糟粕部分导入大肠。渗入膀胱的水液，经气化作用及时排出体外而为尿；进入大肠的糟粕，经燥化与传导作用，由肛门排出体外成为粪便。在饮食物的消化、吸收和糟粕的排泄过程中，还有赖于胆汁的排泄以助消化作用。三焦不但是传化的道路，更重要的是三焦主诸气，推动了整个传化功能的正常进行。《灵枢·本藏》篇说："六腑者，所以化水谷而行津液者也"即是对六腑功能的概括。由于六腑传化水谷，需要不断地受纳、消化、传导和排泄，宜通畅不宜留滞，故《素问·五藏别论》有"传化物而不藏"、"胃实而肠虚"、"肠实而胃虚"的论述，说明了饮食物在胃肠中的更替运化，故后世医家有"六腑以通为用"和"腑病以通为补"的理论。

六腑之间在病理上，亦可相互影响。如胃有实热，消灼津液，可使大便燥结，大肠传导不利；大肠燥结，便秘不行，亦可影响胃的和降使胃气上逆，出现呕恶、口臭、不欲饮食等症。胆火炽盛，常可犯胃，可见呕吐苦水等胃失和降的病证。脾胃湿热，影响及肝胆，使胆汁外溢，又可见黄疸病证。六腑在生理上传化饮食，不能停滞，在病理上不通和通之太过都会影响正常的传化，故在治疗上要考虑到不通与通之太过的病机所在，给予恰当的治疗，才能达到辨证施治的要求。

附　参考资料

一、内经原文摘录

1.《素问·六节藏象论》

帝曰：藏象何如？岐伯曰：心者，生之本，神之变也；其华在面，其充在血脉；为阳中之太阳，通于夏气。肺者，气之本，魄之处也；其华在毛，其充在皮，为阳中之太阴，通于秋气。肾者，主蛰，封藏之本，精之处也：其华在发，其充在骨，为阴中之少阴，通于冬气。肝者，罢极之本，魂之居也；其华在爪，其充在筋，以生血气，其味酸，其色苍，此为阳中之少阳，通于春气。脾、胃、大肠、小肠、三焦、膀胱者，仓廪之本，营之居也，名曰器，能化糟粕，转味而入出者也；其华在唇四白，其充在肌，其味甘，其色黄，此至阴之类，通于土气。凡十一藏取决于胆也。

2.《素问·灵兰秘典论》

黄帝问曰：愿闻十二藏之相使，贵贱何如？岐伯对曰：悉乎哉问也！请遂言之。心者，君主之官也，神明出焉。肺者，相傅之官，治节出焉。肝者，将军之官，谋虑出焉。胆者，中正之官，决断出焉。膻中者，臣使之官，喜乐出焉。脾胃者，仓廪之官，五味出焉。大肠者，传道之官，变化出焉。小肠者，受盛之官，化物出焉。肾者，作强之官，伎巧出焉。三焦者，决渎之官，水道出焉。膀胱者，州都之官，津液藏焉，气化则能出矣。凡此十二官者，不得相失也。故主明则下安，以此养生则寿，殁世不殆，以为天下则大昌。主不明则十二官危，使道闭塞而不通，形乃大伤，以此养生则殃，以为天下者，其宗大危，戒之戒之！

3.《素问·五藏别论》

黄帝问曰：余闻方士，或以脑髓为藏，或以肠胃为藏，或以为府。敢问更相反，皆自谓是。不知其道，愿闻其说。岐伯对曰：脑、髓、骨、脉、胆、女子胞，此六者，地气之所生也，皆藏于阴而象于地，故藏而不泻。名曰奇恒之府。夫胃、大肠、小肠、三焦、膀胱，此五者，天气之所生也，其气象天，故泻而不藏。此受五藏浊气，名曰传化之府，此不能久留，输泻者也。魄门亦为五藏使，水谷不得久藏。所谓五藏者，藏精气而不泻也，故满而不能实。六府者，传化物而不藏，故实而不能满也。所以然者，水谷入口，则胃实而肠虚。食下，则肠实而胃虚。故曰：实而不满，满而不实也。

4.《灵枢·本输》

肺合大肠，大肠者，传导之府。心合小肠，小肠者，受盛之府。肝合胆，胆者，中精之府。脾合胃，胃者，五谷之府。肾合膀胱，膀胱者，津液之府也。少阴属肾，肾上连肺，故将两藏。三焦者，中渎之府也，水道出焉，属膀胱，是孤之府也。是六府之所与合者。

5.《素问·经脉别论》

食气入胃，散精于肝，淫气于筋。食气入胃，浊气归心，淫精于脉。脉气流经，经气归于肺。肺朝百脉，输精于皮毛。毛脉合精，行气于府；府精神明，留于四藏。气归于权衡，权衡以平，气口成寸，以决死生。

饮入于胃，游溢精气，上输于脾；脾气散精，上归于肺，通调水道，下输膀胱。水精四布，五经并行。合于四时五藏阴阳，揆度以为常也。

6.《灵枢·脉度》

五藏常内阅于上七窍也，故肺气通于鼻，肺和则鼻能知臭香矣；心气通于舌，心和则舌能知五味矣；肝气通于目，肝和则目能辨五色矣；脾气通于口，脾和则口能知五谷矣；肾气通于耳，肾和则耳能闻五音矣。五藏不和则七窍不通，六府不和则留为痈。

二、后世医家论述摘录

《医贯》

脏腑内景，各有区别。咽喉二窍，同出一脘，异途施化。喉在前主出，咽在后主吞。喉系坚空，连接肺本，为气息之路，呼吸出入，下通心肝之窍，以激诸脉之行，气之要道也。咽系柔空，下接胃本，为饮食之路，水谷同下，并归胃中，乃粮运之关津也。二道并行，各不相犯。盖饮食必历气口而下，气口有一会厌，当饮食方咽，会厌即垂，厥口乃闭，故水谷下咽，了不犯喉。言语、呼吸，则会厌开张。当食言语，则水谷乘气送入喉脘，遂呛而咳矣。

喉下为肺，两叶白莹，谓之华盖，以复诸脏，虚如蜂窠，下无透窍，故吸之则满，呼之则虚，一呼一吸，本之有源，无有穷也。乃清浊之交运，人身之橐籥。

肺之下为心，心有系络，上系于肺。肺受清气，下乃灌注。其象尖长而圆，其色赤，其中窍数多寡各异，迥不相同。上通于舌，下无透窍。

心之下有心包络，即膻中也，象如仰盂，心即居于其中，九重端拱，寂然不动。凡脾、胃、肝、胆、两肾、膀胱各有一系，系于包络之旁，以通于心。此间有宗气，积于胸中，出于喉咙，以贯心脉，而行呼吸，即如雾者是也。如外邪干犯，则犯包络。心不能犯，犯心即死矣。

此下有膈膜，与脊、胁周回相著，遮蔽浊气，使不得上熏心肺。

膈膜之下有肝。肝有独叶者，有二三叶者。其系亦上络于心包，为血之海，上通于目，下亦无窍。

肝短叶中，有胆附焉。胆有汁，藏而不泻。

此喉之一窍也，施气运化，熏蒸流行，以成脉络者如此。

咽至胃，长一尺六寸，通谓之咽门。

咽下是膈膜。膈膜之下有胃盛受饮食，而腐熟之。

其左有脾，与胃同膜，而附其上，其色如马肝赤紫，其形如刀镰。闻声则动，动则磨胃，食乃消化。

胃之左有小肠，后附脊膂，左环回周迭积，其注于回肠者，外附脐上，共盘十六曲。

右有大肠，即回肠，当脐左，回周迭积而下，亦盘十六曲。广肠附脊，以受回肠，左环迭积，下辟乃出滓秽之路。

广肠左侧为膀胱，乃津液之府。五味入胃，其津液上升，精者化为血脉，以成骨髓；津液之余，流入下部，得三焦之气施化，小肠渗出，膀胱渗入，而溲便注泄矣。凡胃中腐熟水谷，其精气自胃口之上口，曰贲门，传于肺，肺播于诸脉。其滓秽自胃之下口，曰幽门，传于小肠，至小肠下口，曰阑门。泌别其汁，清者渗出小肠，而渗入膀胱；滓秽之物，则转入大肠。膀胱赤白莹净，上无所入之窍，止有下口，全假三焦之气化施行；气不能化，则闭格不通而为病矣。

此咽之一窍，资生气血，转化糟粕，而出入如此。

三焦者，上焦如雾，中焦如沤，下焦如渎。有名无形，主持诸气，以象三才。故呼吸升降，水谷腐熟，皆待此通达。与命门相为表里。上焦出于胃口，并咽以上，贯膈而布胸中，走腋，循太阴之分而行，传胃中谷味之精气于肺，肺播于诸脉，即膻中气海所留宗气是也。中焦在中脘，不上不下，主腐熟水谷，泌糟粕，蒸津液，化其精微，上注于肺脉，乃化为血液，以奉生身，莫贵于此。即肾中动气，非有非无，如浪花泡影是也。下焦如渎，其气起于胃下脘，别回肠，注于膀胱，主出而不纳，即州都之官，气化则能出者，下焦化之也。

肾有二，精所舍也。生于脊膂十四椎下，两旁各一寸五分，形如豇豆，相并而曲，附于脊外，有黄脂包裹，里白外黑，各有带二条，上条系于心包，下条过屏翳穴后趋脊骨。两肾俱属水，但一边属阴，一边属阳。越人谓左为肾，右为命门，非也。

三、关于脏象学说的研究进展

脏象学说是中医基础理论的重要组成部分，在《黄帝内经》中已有系统、全面的论述，并在历代皆有发展。新中国成立后，中医脏象学说得到了进一步发展。其显著标志之一，除应用传统方法对脏象学说进行研究外，还应用现代科学方法就中医脏象学说的部分实质进行了有成效的研究。

应用现代科学方法研究中医脏象学说的主要研究思路是从证的实质研究入手，从生理与病理状态进行对比分析研究，以图阐明某脏某证的部分实质。在中医理论指导下进行辨证论治是中医的特色。“证”是中医的精华，用现代科学方法研究证的实质的优点是上可以联系中医的理论，下可以联系治法、方药。这样便把理论研究与临床实践紧密结合起来，起到承上启下的作用。具体研究途径主要有三种：①从临床上选择与该脏关系密切而且是最常见的证作为研究的突破口，结合中医理论选用相应的现代科学指标，就该证的病理生理、生化及组织形态等方面的变化与正常进行对比研究，在同一病种（如同是胃溃疡）的不同中医证型之间或是有证与无证患者之间进行对比研究，以图阐明该证及有关脏的某些实质，如肾阳虚、脾气虚、心气虚等证的研究便属这条研究途径；②选用治疗某证具有代表性或特异性作用的中药，如热药（桂枝、附子）治疗寒证、补气药（党参、黄芪）治疗气虚证等进行研究，从“证效关系”以阐明某“证”或某脏的部分实质；③从中医基本理论出发，应用各种方法制造模拟中医某种证型的动物模型，以便更深入地进行研究，如根据“久泄致虚”的理论，用大黄致泄以制造拟似中医“脾虚”的动物模型等。上述三种途径各有优缺点，可以相辅相成，互为补充，使研究不断深化。

（一）肾的研究

1. 肾和命门学说的研究

肾为“先天之本”，在中医脏腑学说中占有重要地位。《难经·三十六难》提出“左肾右命门”之后，肾与命门的关系受到历代医家的重视并进行了广泛、深入的探讨。新中国成立后我国的医家也就此问题进行了较为深入的研究。首先，将历代有关肾和命门的文献进行了系统、全面的整理。其次，对若干有争议的主要问题开展了学术讨论。其论点如下所述。

（1）命门学说的起源：“命门”一词始见于《素问·阴阳离合论》等篇，指出“命门”者，目也。显然与“命门”学说的含义迥然不同。而较一致的看法是“命门学说”起源于《难经》中“然两肾者，非皆肾也，其左者为肾，右者为命门。命门者，精神之所舍，原气所系也。男子以藏精，女子以系胞，故知肾者一也”。

（2）命门学说的形成：近代学者的考证认为，命门学说是由金元时期对“相火”机理的深入探讨，并将“相火”的生理病理与肾、命门联结起来，逐渐发展而形成命门学说。

（3）命门学说的发展：贾氏认为明代各医学家的争论，促使命门学说日趋成熟。对于命门学说的争鸣，陈氏归纳为“右肾说”、“肾间说”、“两肾说”和“功能说”四类。一般认为“命门”不是一个解剖实体，而是机体某些重要生理功能的总称。

2. 肾阳虚证的研究

上海医科大学在20世纪50年代后期，发现了现代医学认为全然不同的六种疾病（支气管哮喘、无排卵型功能性子宫出血等），可以同样用补肾的方法提高疗效。面对“异病同治”的事实，对于不同的病而同样表现为肾阳虚证的患者从神经体液方面进行了较为系统的观察，发现了一些共同的改变，其中最明显的是24小时尿17-羟类固醇值普遍低于正常，显示肾上腺皮质功能不足。为了进一步了解17-羟类固醇值低下的原因，对肾阳虚证患者又应用了下丘脑（血皮质醇昼夜节律测定）—垂体（甲吡酮试验）—肾上腺皮质（ACTH兴奋实验）轴（以下简称肾上腺轴），这三个层次的测定方法，对正常人、肾阴虚患者、肾阳虚患者进行对比观察，证明肾阳虚证患者有下丘脑—垂体—肾上腺皮质轴的不同环节、不同程度功能紊乱，从而首次证明“肾阳虚证”有其物质基础。

由于畏寒肢冷、性功能低下都是肾阳虚的主要症状，于是又进行了甲状腺轴与性腺轴功能的研究，在同一疾病患者中挑选有典型的肾阳虚证与无特殊见证者，也即是进行同病异证的对比观察，同时还以两组正常老年人为对照分别在此两轴上作比较研究。其结果是：①14例慢性支气管炎肾阳虚组与12例同年龄、性别的慢性支气管炎无特殊见证组进行甲状腺轴功能测定（T_3、T_4、TSH、TRH兴奋试验）的对比观察，发现肾阳虚T_3低下，TRH（甲状腺释放激素）兴奋试验约半数呈延迟反应，说明其甲状腺轴也有不同环节、不同程度的功能紊乱，而无特殊见证组与正常人一样属于基本正常。肾阳虚组T_3值低下经补肾治疗全部恢复正常，TRH兴奋试验则部分恢复。②10例男性肾阳虚与11例性功能减退组（无生殖系统器质性病变，辨证无肾虚或阳虚）及同年龄男性正常人性腺（男）轴功能测定（睾酮、雌二醇、LH测定、LRH兴奋试验）的对比观察，发现肾阳虚组雌二醇（E_2）及黄体化激素（LH）明显高于正常人，黄体释放激素（LRH）兴奋试验也有半数为延迟反应，而性功能减退组与正常人一样，属于基本正常，可见男性肾阳虚者性腺轴也有不同环节、不同程度功能的紊乱；而仅有阳痿、早泄症状者其性腺功能基本正常。③老年人与肾阳虚证者比较。平均69岁的老年人Ⅱ组10例，其甲状腺轴功能测定中出现的异常值，与平均54岁的慢性支气管炎肾阳虚组相比较，无明显差异；平均69岁的男性老人Ⅱ组10例，其性腺轴功能测定中出现的异常值与平均39岁的肾阳虚组相比较，甚为类似。而以上各组与正常人或无特殊见证组相比较，则均有显著差异。

由此进一步得到如下结论：①肾阳虚不仅是肾上腺轴的功能紊乱，而是在不同靶腺轴也有不同环节、不同程度的功能紊乱；②采取轴间平行观察，温补肾阳法治疗后靶腺功能恢复明显，以及从间接反应下丘脑功能的测定（如TRH兴奋试验、LRH兴奋试验）所发现的功能紊乱，可推论肾阳虚证的主要发病环节在下丘脑（或更高中枢）；③由于老年人甲状腺轴与性腺轴（男）的异常与肾阳虚者甚为类似，因此肾阳虚证患者的临床表现意味着下丘脑—垂体及其某个靶腺上有一定程度的未老先衰改变。

根据“肾主耳”，“肾气通于耳”，肾和则耳能闻五音及肾虚者有耳鸣、耳聋等症状，利用生物电为指标，在实验动物中发现，注射醛固酮后可使利尿酸对内耳生物电的抑制作用明显增强，以后又进一步采用放射性同位素示踪技术，给豚鼠注射3H-醛固酮后，证明耳蜗组织，尤其血管纹，几乎与靶组织（小肠）有平行时间的变化规律，说明内耳的血管纹是醛固酮作用的靶组织，而醛固酮可能是联系中医“肾”与耳功能的物质基础。

男性肾虚者有血浆雌二醇/睾酮比值增高的现象，认为是肾虚患者具有性激素环境紊乱的证据。肾阳虚患者红细胞钠泵活性明显低于正常组，提示ATP分解产热作用减少，而导致畏寒肢冷等症状。肾阳虚者头发锌含量明显低于正常。

张大宁老师根据中医“心肾相交、水火既济”的理论，以现代医学理论和方法剖析其内涵，提出“心-肾轴心系统学说”，受到国内外中西医学术界的好评。

“心-肾轴心系统学说”是张大宁在1966年初大学五年级时提出来的，时年22岁，当时他将“试论心、肾、命门关系与心-肾轴心系统学说”的论文寄往《天津医药杂志》，该杂志主编在审稿后准备于当年10月份发表，并寄来关于修改的几点意见，后因文化大革命开始杂志停刊而未果，至今张老师仍保存着当时一笔一划在稿纸上写的原稿和杂志编辑部寄来的意见。几十年过来，张老师不断修改他的学说，并不断将其修改后的论文发表于诸刊及著作之中，得到中医及中西医学术界的首肯。

张老师认为，中医将心在人体中处于最高主导的地位，调节着体内生理活动，为思维意识的中心。《黄帝内经》说：“心者，君主之官，神明出焉。”心的功能正常与否，直接影响着体内所有脏腑活动的正常与异常，所谓“心者，五脏六腑之大主也”，“主明则下安，主不明则十二官危”正表明了这一点。肾为先天之本，两脏固然重要，而两者关系的正常更为重要。唐代著名医学家孙思邈曾引用了道家的“心肾相交、水火既济”来说明，意思是心在上属火，为人体最重要的内脏，肾在下属水，其地位低于心，但较他脏为高，此两脏相互联系，“水升火降”维持心肾、水火的相对平衡，保证人体的健康。为了更好地说明心肾之间的关系及其在人体生命活动中的重要性，张大宁老师提出“心-肾轴心系统”的概念，“心-肾系统表示在心为主导的条件下，心肾之间相互促进，相互制约的相对平衡关系；“轴心”表示此系统在人体的生理活动与病理变化中起着重要的轴心作用。

与此同时，张老师还对心-肾轴心系统学说进行了现代医学的剖析。现代医学认为大脑皮质为人体思维意识的中心，皮质及其下中枢调节着机体一切生理活动，这一点应包括在中医学“心”的功能之中，已为当前医学界所公认，结合上述肾实质的探讨，则心肾相交的理论应指大脑皮质通过下丘脑对垂体（肾上腺皮质系统、性腺系统）的控制，其中心火下降，下交于肾（心对肾的调节）则指神经中枢对垂体、肾上腺皮质和性腺的调节机制；而肾水上升，上达于心，则是指肾上腺皮质或性腺通过垂体或直接作用于神经中枢的机制，即所谓的“反馈机制”。

现代医学也十分重视神经与内分泌的作用。巴甫洛夫学说十分重视神经系统，尤其是大脑皮质的作用；近代塞理应激学说把内分泌系统，尤其是垂体—皮质系提到了很高的位置。但它们各有长处和短处，前者重视了大脑皮质却忽略了内分泌；后者重视了内分泌，却低估了神经系统。近年来，这两个学说开始注意到各自的短处，了解到神经与内分泌是紧密联系和不可分割的，并开始形成“神经—内分泌”学说。而祖国医学关于心、肾关系的论述，实际上朴素地综合了以上两个学说的长处，并有效指导了临床。

（二）脾的研究

1. 关于脾的解剖与功能

中医的脾脏从解剖学分析包括现代医学的脾和（或）胰。从其功能而言，则与现代医学的脾或胰有较大的不同。虽然各家对中医脾脏功能的看法虽略有不同，但基本看法是中医脾脏的功能是指现代生理学的消化系统的主要功能，还涉及植物神经、内分泌、免疫、血液、代谢及肌肉等多方面的功能。因而，中医的脾脏从其生理功能而言是以消化系统为主的多系统、多脏器、多功能的综合性功能单位。

关于脾的阴阳属性，若按脏属阴、腑属阳划分则脾属阴胃属阳。马、张二氏认为从生理功能来分析则是脾属阳而胃属阴。因脾的病理多表现为阳气不足，而胃的病理表现多为胃阴不足。

2. 脾阴虚证的研究

五脏皆有阴阳，近世医家论述脾阳（气）者多因脾阳主运化，使五脏六腑生机旺盛。近10余年国内学者就脾阴问题进行了探讨。一般认为脾阴是指脾脏的阴液，主营血，有濡润之功，使津血充盛、滋养全身。脾阴赖脾阳以化，脾阳仗脾阴以生，两者相互协调，共同完成脾主化、输布水谷精微的重要生理功能。

关于脾阳虚证的主要临床表现是饮食不化，或饥不饮食，或知饥少食，食后脘痞腹胀而喜按，口渴欲饮或不欲饮，而兼有营阴不足之象，如形体消瘦，皮肤干燥，四肢无力，手足心热，舌质红，或舌淡红少津，少苔或无苔、光剥，脉虚数。恰当予养血滋阴，补而不燥，滋而不腻的甘平、甘凉之品，如山药、扁豆、莲肉、白芍、甘草、荷叶、沙参、麦冬等。

关于脾阴虚与胃阴虚的鉴别也有所研究。一般认为两者的共性是皆可出现阴虚之象，如口干、舌红、少苔或无苔等。两者的不同之处在于胃主纳，脾主运；胃主降，脾主升。故胃阴虚者常见胃失和降之象，而见不饥不纳或知饥纳少，胃中灼热、恶心、呕吐等症；而脾阴虚者则常见脾失健运之象，而显泄泻、腹胀满、食入脘痞满闷等症。再则，胃阴虚多见于外感热病伤津或吐泻之后，病变形成较快，故治疗多偏重生津清热。而脾阴虚多因内伤疾病所致，形成较慢，治疗侧重于养阴和营。

3. 脾气虚证的研究

多年来我国学者从不同角度，应用现代科学的50多项指标就脾气虚证的实质进行了较为广泛的临床及实验研究。其主要内容如下。

（1）消化系统的变化

1）广州中医学院发现脾气虚者唾液淀粉酶活性在酸刺激后明显下降，而正常人则上升；同时在酸刺激后，唾液流率的增加也不及正常人，提示脾气虚者交感神经的应激能力低下。还有作者比较了解脾气虚和脾阴虚患者在酸刺激后唾液淀粉酶活性在正常组增高者占90%，脾气虚者占15%，脾阴虚者占42%，说明脾阴虚者在酸刺激后淀粉酶活性增加的阳性率高于脾气虚者而低于正常组。此外，还发现脾气虚者尿淀粉酶活性及胰功肽试验显著低于正常组，说明其胰腺分泌糜蛋白酶功能下降，消化蛋白质能力降低。

2）北京中医医院发现脾气虚者木糖醇排泄率低于正常，说明小肠吸收功能减低。

3）胃肠蠕动功能的改变：一方面，胃平滑肌运动与其电活动密切相关。脾气虚者体表电位液幅无论是空腹或进食后均较低，以及据X线钡餐检查所见皆表明脾虚者胃蠕动功能下降，排空时间延长。另一方面由于肠内容物滞留刺激肠蠕动亢进造成肠鸣腹痛，便溏泄泻；或因小肠蠕动过速，肠腆体增大，分泌亢进，导致大便含黏液等现象。此外，最近中医研究院基础理论研究所病理室用饮食不节，使大鼠在饥饿及过饱的状态下，观察到十二指肠和回肠黏膜嗜铬细胞数目增多，合成及释放5-羟色胺（5-HT）增加，使血中5-HT含量增高，以此来解释脾气虚时出现的胃蠕动减低、肠蠕动增强的各种胃肠症状产生的机理。

（2）自主神经功能的变化：一方面，由于所采用的观察方法不同，所得到的结果也不完全一致。如以卧立、立卧试验、冷压试验或眼心试验为指标，其结果提示以副交感神经偏亢者为多。另一方面，从脾气虚者餐后胃电波幅低则提示副交感神经的应激能力低下，也有报告脾气虚者尿香草扁桃酸（VMA）含量低于正常，血中多巴胺β-经化酶活性偏低及冷刺激后皮肤电位上升不明显等皆提示交感神经功能偏低。还有报告脾阴虚者颧髎穴、劳宫穴的皮肤温度高于脾气虚者，认为交感神经机能亢进（但应激能力降低）是脾气虚与脾阴虚的共性。而在皮肤血管反应方面，则脾气虚与脾阴虚两证处于相反的病理状态，认为皮温改变可能是脾阴虚证“阴虚内热”的表现，而脾气虚者则两个穴位的皮温低于正常（$P<0.05$）。

（3）免疫功能的变化：以淋转、E-玫瑰花结、淋巴细胞酯酶染色等常用的非特异性细胞免疫功能指标进行观察的结果表明脾气虚和其他虚证一样，皆表现为细胞免疫功能低下。因而，这种现象是中医虚证的共性变化，缺乏鉴别是何脏之虚的特异性。而以IgA、IgM、IgG等非特异性体液免疫功能指标观察中医虚证的变化，则无规律性的变化可寻，因而有待采用更精准和特异性的指标进行观察。

（4）其他变化：还有个别报告分别提出脾气虚者胃泌素分泌减少；血浆异柠檬酸脱氧酶（ICD）活性下降，机体能量代谢减低；血清白蛋白偏低；血浆cAMP及病变部胃黏膜cAMP含量减低，胃基础酸排量及高峰酸排量的显著低于正常人等变化。还有报告认为脾气虚者与人类白细胞抗原B22有显著关系，提示脾虚的本质可能与免疫遗传因素有一定的关系。

脾气虚证患者十二指肠的病理形态（包括投射电镜）及组织化学观察结果提示，脾虚组十二指肠炎较多；碱性磷酸酶和酸性磷酸酶在十二指肠绒毛功能部增多，顶部减弱；微绒稀疏、缩短；绒毛上皮细胞间隙增宽，杯状细胞、内分泌细胞、隐窝处低分化细胞、上皮内淋巴细胞浸润及固有膜各种炎细胞，以及细胞器均增多，与非脾虚组及正常对照组比较，有显著差异（$P<0.05\sim0.01$），提示同是慢性胃炎、溃疡病的十二指肠，在脾虚组与非脾虚组之间有不同的病理形态基础，提示脾虚组在十二指肠的病理改变主要是不同程度的十二指肠炎及功能障碍的组织学和超微结构改变。在以胃痛为主诉的患者中，中医辨证属脾胃虚弱者（728例）和属肝胃不和者（296例）的胃黏膜病理所见两者有明显的差异。脾胃虚者的胃黏膜浅表性炎、胃体部固有腺体萎缩、重度固有腺体萎缩、胃窦部黏膜增生、重度肠上皮化生及胃体部非典型性增生，均较肝胃不和者的检出率高。

（三）心的研究

《素问·痿论》说：“心主身之血脉。”《素问·灵兰秘典论》说：“心者，君主之官也，神明出焉。”中医学对心的认识概括起来主要包括两大功能，即“心主血脉”及“心藏神”，主要涉及循环及神经两大系统。应用现代科学方法对心脏的生理功能开展研究，主要是在20世纪70年代末就心脏病患者所现出的心气虚证的实质由北京中医学院东直门医院、上海医科大学华山医院等单位进行了较为系统的研究，并取得了若干进展。

1. 心气虚证左心室功能的改变

心主血脉，藏血脉之气，气行血行。心气是推动血液运行的动力，心气虚必将影响血液的正常运行。为此，北京中医学院东直门医院应用心机图的方法观察了 104 例中医辨证属心气虚者的左心室功能的变化。其结果表明与正常组相比，心气虚者左心室射血时间（LVET）缩短，射血前期（PEP）延长，PEP/LVET 比值增大，提示左心室的收缩功能减弱；等容舒张期（IRP）延长，α/h% 增大，提示左心室的舒张功能也有所减弱。进一步分析还表明同是冠心病患者，若中医辨证不同，其心功能状态也有所不同。中医辨证属心气虚者则左心室功能减弱，而中医辨证属脾气虚和肾气虚者则左心室功能正常。表明左心室功能的测定对心气虚的辨证具有定性、定位和定量的参考意义。浙江省中医研究所的观察结果说明，PED/LVET 比值的异常率于脾气虚者为 94.7%，心气阴两虚者为 91.7%，单纯心阴虚者则无一例异常。上海医科大学华山医院用漂浮导管等方法观察 61 例急性心肌梗死患者，结果是，心排血比分（EF）于心气虚者为 0.30±0.05，无心气虚者为 0.48±0.18，两组比较 $P<0.05$，并观察到心阳虚者左心功能的异常率达 100%，而心气虚者异常率为 73%。

2. 心气虚证免疫功能的改变

如前所述，心气虚证和脾气证、肾气虚证一样，淋转等非特异性细胞免疫功能减低，而 IgG 等体液免疫无明显变化。

3. 心气虚的血液流学变的改变

心气亏虚，帅血无力，将导致血流滞阻。心气虚者的全血黏度、血浆黏度、全血还原黏度及血细胞比容皆高于正常，而红细胞电泳时间延长，其结果与气虚可以导致血液瘀滞的中医理论是一致的。

4. 心气虚证的性激素的改变

中国中医科学院西苑医院观察结果表明，男性冠心病患者中医辨证属肾虚和心虚者血浆雌二醇（E_2）含量增加，睾酮（T）的含量无明显变化，从而使 E_2/T 比值较正常明显增大。而辨证属肝肾阴虚、气滞血瘀、痰浊者则无明显的变化。

5. 心气虚证血浆环核苷酸含量的改变

心气虚从八纲辨证来看当属阳虚的范畴。心气虚者血浆环核苷酸及血小板内环核苷酸的变化，其他阳气虚的变化是一致的，主要表现是 cAMP/cGMP 比值小于正常，而心阴虚者 cAMP/cGMP 比值变化不明显，因而 cAMP/cGMP 比值有助于心气虚和心阴虚之间的鉴别。

6. 心气虚证 24 小时尿 17-羟类固醇、17-酮类固醇含量的改变

如前所述，肾阳虚证患者 24 小时尿 17-羟类固醇的排量明显低于正常。而观察的结果表明心气虚者 24 小时尿 17-羟类固醇及 17-酮类固醇的排量在正常范围的高值，提示和肾阳虚者有所不同。因此，该项测定对心气虚证和肾阳虚证之间的鉴别具有一定的参考价值。

7. 心气虚证尿儿茶酚胺和血胆碱酯酶活性的改变

为了观察心气虚证患者的植物神经功能的改变，观察了一组心气虚者尿儿茶酚胺（肾上腺素、去甲肾上腺素）的含量及血胆碱酯酶活性的改变。其结果表明心气虚者尿中肾上腺素、去甲

肾上腺的含量高于正常（$P<0.05$），而血胆碱酯酶的活性和正常无明显差异，提示心气虚证患者以交感神经功能偏亢为主，说明与脾气虚者以迷走神经功能偏亢为主有所不同。

（四）肝的研究

1. 肝气虚的研究

肝主疏泄，主藏血，体阴用阳。其病理表现以肝郁、肝阳、肝火、肝风等为常见，其病理特点是阴易亏，阳易亢。因而临床上较少见肝气虚或肝阳虚。然而，从20世纪70年代末、80年代初已有一些学者就肝气虚、肝阳虚的病因病机及其辨证论治进行了探讨，这是对肝脏的研究值得注意的一个问题。关于肝气虚或肝阳虚的主要病机是：①阳血不足，阴损及阳；②肝气郁结日久向虚损转化；③寒邪直中厥阴。其主要的临床表现是由于肝气虚，疏泄无力而呈现一系列肝经的症状，如忧郁不乐、胆怯少谋、胁肋少腹隐痛绵绵等；另一方面由于气虚而影响了肝藏血功能所出现的症状，如夜梦易惊、视力减退、目眩肢麻等。上述症状加上疲乏、气短、自汗、脉弱无力等气虚之象者则可诊为肝气虚；在肝气虚的基础上出现形容畏寒、四末不温等寒象者则属肝阳虚。其治疗原则为在补气的基础上酌加养血疏肝之品，如当归、川芎、柴胡、香附等。

2. 肝郁脾虚的研究

据湖南医科大学对300多例中医辨证属肝郁脾虚患者（包括慢性肝炎、溃疡病、慢性胃炎、痛经、慢性结肠炎、慢性胆囊炎等）的观察结果表明，①植物神经亢进状态因病种不同而异，肝炎组以交感、副交感均亢进为多，其次为交感偏亢；胃肠病组以交感、副交感均亢和副交感偏亢较多；痛经组显交感、副交感均亢进状态（其测定方法是立卧试验、冷压试验、眼心反射等生理学方法）。部分患者测定了尿TMN（儿茶酚胺的中间代谢产物）及全血胆碱酯酶活性，结果均在正常范围之内，36例测定了尿硫酸甲氧基羟苯基乙二醇（$MHPG-SO_4$），这是中枢去甲肾上腺素的代谢产物。其测定均值低于正常组（$P<0.05$），提示中枢去甲肾上腺素的作用不足可能是肝郁脾的发病学环节之一。②血浆cAMP/cGMP比值低于正常（$P<0.001$）。③血黏度增高，在所测的344例中有172例（50%）呈全血黏度、血浆黏度增高、红细胞电泳时间延长等血液流变学异常的改变。④尿木糖醇排泄率减低，在所测的389例中有281例低于正常，占72.2%。上述各项异常经用舒肝健脾中药治疗后均有不同程度的改善。

张氏对高血压患者的肝郁证进行了初步的探讨。其结果提示，①血清Zn/Cu比值高于正常组；②全血5-HT含量高于正常组（$P<0.001$）；③经血小板超微结构，血小板聚集及甲皱微循环观察表明肝郁证亦有血瘀的变化。上述异常经用疏肝理气之品（柴胡、白芍、香附、枳壳等）治疗后均有明显好转。

3. 肝阳上亢的研究

据湖南医科大学对170例肝阳上亢证患者进行多项指标观察，其结果是：①植物神经功能的变化；用立体变换、心眼反射等方法测定表明，交感偏亢者占69.8%，副交感偏亢者占4.2%，交感、副交感均亢进者占124.6%。②反映外周交感一肾上腺髓质功能的尿儿茶酚胺（CA）、去甲肾上腺素（NE）、肾上腺素（E）及其中间代谢产物尿3-甲氧肾上腺素（TMN）的含量均高于正常组（$P<0.05$），尿内中枢去甲肾上腺素的代谢产物$MHPG-SO_4$，含量明显低于正常（$P<0.05$）。③血浆cAMP、cGMP升高，其中cGMP增高突出，cAMP/cGMP比值呈降低趋热。④血浆$TXB_2$6-Keto-PGFld含量增高及比值增加。⑤红细胞内ATPADP及辅酶Ⅱ（NADP）含量增高。上述各项

改变被认为是肝阳上亢证的病理生理基础，可能主要是由于外周交感—肾上腺素髓质机能活动增强所致。目前公认，交感神经兴奋时，NE 释放增加，作用于细胞膜的 β 受体，激活腺苷酸环化酶，使细胞内 cAMP 含量增加，血浆 cAMP 随之增加。儿茶酚胺亦可和 α 受体结合，使鸟苷酸环化酶活性提高，引起 cGMP 增高。儿茶酚胺具有促进物质代谢，增加能量动员的作用。能量代谢增强可能是外周交感—肾上腺髓质功能偏亢的表现。在肝阳上亢患者中，上述指标有四类同步出现的异常者占 65%。应用平肝潜阳为主中药治疗时，随着症状好转，指标的异常值也趋向好转或正常。

（五）肺的研究

在 20 世纪 70 年代国内广泛开展慢性支气管防治研究的过程中，应用现代科学方法就肺气虚的实质进行了初步的研究，其主要的结果是：①细胞免疫功能低于正常。②血浆 cAMP 含量低于正常。③副交感神经功能偏亢。④肺功能减低。同是慢性支气管炎患者，按中医辨证分为肺气虚组和非肺气虚组进行肺功能测定，结果是肺气虚组的肺活量、最大通气量、第一秒时间肺活量、最大呼气中期流速皆明显低于非肺气虚组，其中绝大部分患者已达到中、重度通气功能损害的标准。肺气虚组的气道阻力明显高于正常和非肺气虚者。70% 肺气虚者属于中、重度肺气肿。在非肺气虚组 53 例中，仅 10 例出现肺功能异常，而肺气虚组 53 例的肺功能均异常。⑤肺血流图检查结果揭示肺血管弹性较差，肺动脉血流量减少，肺循环阻力增加。⑥血液的全血黏度、血浆黏度增加、红细胞电泳时间延长。⑦部分患者小肠排空时间延长。

（六）小结

新中国成立以来，我国广大医务工作者应用传统方法和现代科学方法就脏腑理论进行了较为广泛和系统的研究，所取得的成就，居于世界领先地位。以中医脏腑理论为指导，从证的研究入手，使用现代科学方法从病理、生理相互印证来研究脏的实质，是一条行之有效的途径，如肾阳虚证、脾气虚证、心气虚证及肝阳上亢证等的研究，采用多学科、多层次、多指标的研究方法，其结果为阐明脏腑实质的某一个方面的现代科学内涵提供了许多有参考意义的资料。然而，也必须看到就中医脏腑理论这个大的领域而言，上述研究也仅仅是个良好的开端。对于今后的深入研究，我们认为以下方面值得重视。

（1）从中医脏腑学说出发，发扬和突出中医脏腑理论的特色是应用现代科学方法研究脏腑学说的基本原则。例如，对心的研究，首先可从“心主血脉”、“心主神明”这两条主线延伸开展。研究心主血脉又与心气、心阳、心血等多种因素有关。心的研究又还涉及汗为心液、心开窍于舌及心包等。中医脏腑学说的内涵极其丰富，应用现代科学方法研究中医脏腑学说不能离开中医脏腑学说的科学内涵。这是一个长期艰巨的任务。

（2）从证研究入手开展中医脏腑学说的研究有待向纵深发展。目前尚有以下几个重要问题有待解决。

1）所研究的证还不够广泛，目前仅限于肾阳虚、脾气虚、心气虚、肝阳上亢、肝郁脾虚及肺气虚等，这显然是不够的。就心而言，尚有心阳虚、心阴虚、心血虚、心神不宁、心火旺及心肾不交等有待研究。

2）研究的病例数较少，所采用的指标没有相互进行交叉验证，其敏感和特异性皆有待进一步确定。例如，冠心病心气虚者有心功能不全的表现。但是神经官能症而中医辨证属心气虚者其心功能如何，则有待研究。脾虚者木糖醇排泄率减低，这个指标并没有在心气虚、肾气虚等患者身上进行交叉验证。有不少指标就全组的均值而言与正常组相比有明显的差异，但从组间每例的具体数据看，与正常组之间有不少重叠，这样的指标距临床实用也还有相当的距离。

3）各家对同证、同一指标的报告结果有时并不一致，其原因有待探讨。究其原因可能有：①辨证标准有待进一步统一，有了统一标准之后，标准的执行方法及掌握的尺度也需统一；②指标操作的方法需要统一；③所观察的西医病种应该相同；④科研人员的素质水平不同。

（3）组织全国大协作是使脏腑研究多出成果、快出成果的有效途径。全国研究脏腑学说的单位已经不少，若是能组织起来进行横向或纵向联系，开展协作，必将促进研究工作。例如，研究心气虚的单位，同时在心气虚证患者身上有肾阳虚、脾气虚等证的有关指标；而研究脾、肾的单位也是如此，同时观察心、肝等的有关指标，这样就可以解决指标的敏感性和特异性等问题。

用现代科学方法阐明脏腑理论的现代科学的内涵只是第一步，最终目的当是对中医脏象学说有所发展和创新。

第三章 气、血、津液

气、血、津液，是构成人体的基本物质，也是脏腑、经络等组织器官进行生理活动的物质基础。从这一意义上讲，脏象、经络偏重于功能，气、血、津液才是它们活动的物质基础。过去的讲义多将气、血、津液列入脏象的章节中，而忽视了经络的功能活动亦是以它们为物质基础的观点，所以本讲义把气、血、津液单列一章介绍。本章所述的气、血、津液学说是专门研究人体基本物质的生成、输布及其生理功能的学说。

气、血、津液是人体脏腑、经络活动的物质基础，也就是说，脏腑、经络组织器官所需要的能量，来源于气、血、津液；而反过来说，气、血、津液的生成、输布代谢，又要通过脏腑、经络的活动来实现，所以两者始终存在着密切的因果关系。

第一节 气

气理论是中医学独有的理论。追溯古代，气最初是一个哲学概念，早在《黄帝内经》成书之前，气的概念便产生了。先秦时期著名的哲学家老子就曾大力提倡“精气学说”，认为气是构成宇宙万物的最原始、最基本的物质。如老子《道德经》中就有“万物负阴而抱阳，冲气以为和”的记载，《庄子》中亦谈到“气变而有形，形变而有生”，《周易·系辞》中也曾明确指出“天地氤氲，万物化生”。这种朴素唯物主义的观点被引进中医学领域，形成了中医学独特的“气”理论。

一、气的基本概念

气是构成人体和维持人体生活的最基本物质，这里有两层含义。

一是指气为构成人体的最基本的物质。《素问·宝命全形论》说：“人以天地之气生，四时之法成”，“天地合气，命之曰人”。意思是说，人是自然界“天地之气”的产物，正如喻嘉言所说的“气聚则形成，气散则形亡”。

二是指气是维持人体生命活动的最基本物质。人体中气的生成要有赖于从自然界中摄取的饮食水谷化生为“水谷之气”；又要从大自然中吸入“清气”，《素问·六节藏象论》说：“天食人以五气，地食人以五味”，这些自然之气被摄入人体后，经过代谢，变成精华，以养五脏六腑，从而维持机体的正常生理活动，所以说，气是维持人体生命活动的最基本物质。

此外，在中医学中，气还有其他含义，如心气、肺气、肾气、经气等，系专指各脏腑及经络的功能活动。

二、气的生成

人体的气，主要由三个方面合成：一是禀受于父母的先天之精气（简称先天之气）；二是饮食水谷中的营养物质（简称水谷之气）；三是吸入大气中的清气。

先天之精气，主要依靠父母禀赋的强弱和肾藏精气的生理功能；水谷之精气，主要依赖脾胃的运化功能；清气则依靠肺司呼吸的功能。三者正常，人体的气充沛；反之，若任何一脏功能异常，则均能影响气的生成，形成气虚的病理变化。

这里要指出的是，在气的生成过程中，由于先天之气及清气在一般情况下，差异不大，故水谷之气就显得特别重要。况且先天之精气需要依赖后天水谷之气的充养，所以脾胃运化水谷的功能就显得特别重要。《灵枢・营卫生会》中说的“人受气于谷”，《灵枢・五味》中谈到的“谷不入半日则气衰，一日则气少矣”正是这个道理。

三、气的生理功能

古人云“人之有生，全赖此气”，“气者，人之根本也”，准确地反映了气在维持人体生命活动中的根本作用。概括起来，气有五个方面的作用。

（一）推动作用

所谓推动作用，是指气对于人体的生长发育、脏腑经络生理活动、血的运行、津液的输布等有着一种激发和推动作用。人体由婴儿、童年、少年、青年、中年到老年，要靠气的激发作用；而脏腑经络的生理活动、血的运行、津液的输布等也都要依赖气来激发、推动。“气为血之帅，气行则血行”正是最好的说法。

人体出现气虚的病理变化时，激发和推动作用减弱，则人体发育迟缓；脏腑经络活动减弱；血的运行变缓，甚则血瘀，津液输布异常，水湿停留等均会出现。

（二）温煦作用

温煦作用指气的温煦、熏蒸作用。《难经・二十二难》中说：“气主煦之”，实指气是人体中热量的主要来源。人体之所以能维持正常的体温，要靠气的温煦，各脏腑、经络等组织器官的功能活动，也要靠气的温煦；其他如血、津液等液态物质，均不例外，亦须在气的温煦作用下，进行正常的循环运行、输布排泄。如果气的温煦作用不足时，则会出现畏寒肢冷，脏腑经络功能活动减退，血和津液运行、输布迟缓等病理现象，称为“气虚生寒”。另外，由于疾病的错综复杂，有时还可造成气郁化热的现象，如肝郁化热，出现口苦吞酸等，亦即说“不足时则寒，有余时则热”，正如《素问・刺志论》中说的“气实者，热也；气虚者，寒也”。

（三）防御作用

人体对外邪的防御作用是整个机体功能活动的综合体现。其中“气”起到了重要的作用。气的这种作用主要表现在护卫全身的肌表，防御外邪的入侵。同时还有驱邪的作用，若人体气虚，防御作用减弱，则外邪易于入侵而患病。

（四）固摄作用

固摄为控制、统摄之义。气的固摄和动力是相反相成的两种作用，如汗液的排泄和血液的运行等，一方面受气的推动；另一方面受气的固摄，不致妄泄。正是由于这两个方面作用的相互协调，才构成气对体内液态物质的正常运行、分泌、排泄的调节与控制。气的固摄作用主要表现在以下几个方面。

（1）统摄血液的运行，使之不溢出脉外。如脾主统血，若脾气虚弱统摄无权，则出现便血、崩漏、紫斑、鼻衄等症。

（2）控制汗液与尿液，使之有规律地排泄。如卫气虚则自汗出；肾气虚则遗尿等。

（3）固摄精液，使之固藏而不致妄泄。肾主藏精，若肾气虚弱不能固摄，可出现遗精、早泄或滑精等症。

（4）固摄脏腑，使之居于一定的部位。若气虚（指中气）不能固摄，可出现内脏下垂、子宫脱垂和脱肛等。

（五）气化作用

所谓气化，指通过气的运动而产生的各种变化，实际上是指精、气、血、津液各自的新陈代谢及其相互转化。《素问·阴阳应象大论》说："气归精，精归化，精食气，形食味，化生精，气生形……精化为气"，就是说由饮食转化为水谷之精气，化生为气、血、津液，津液转化为汗液、尿液，以及人体内整个物质转化和能量转化的过程，均是气化的过程。

上述气的五个功能，互相协调配合，以完成人体的整个生命活动（表3-1）。

表3-1　气的生理功能

主要功能	生理意义
推动作用	激发和推动人体的生长发育、脏腑经络的生理功能，推动和促进血的生成运行及津液的代谢等
温煦作用	维持体温，温煦脏腑经络，维持血和津液的正常循行和代谢
防御作用	卫护肌肤、驱邪外出
固摄作用	固摄血、汗、尿、精液等，固摄脏器
气化作用	促使体内精微物质的化生和转化

四、气的运动和运动形式

从古代哲学的概念来讲，气是物质的，气是运动的。人体中的气，更是一种不断运动着的具有很强活力的精微物质。气运行于体内各部，无处不到，无处不及，只有这样，人体才能不断生长发育，一旦气的运动停止，人的生命遂即终止。

中医学将气的运动称为"气机"。人体中气的运动形式尽管多种多样，但都可以归纳到"升、降、出、入"四种基本运动形式上。升即上升，气的由下而上的运动；降即下降，指气的由上而下的运动；出即外出，指气由内向外的运动；入即入内，指气由外向内的运动。

气以脏腑、经络等组织为其运动场所。气的升、降、出、入运动，激发和推动了人体脏腑经络的各生理活动；人体脏腑、经络的各种生理活动又具体地体现了气的升、降、出、入运动。例如，肺的宣发，把气、血、津液向上、外输布为升；肺的肃降，把水液向下输于肾为降；肺的呼出，把体内气体外呼出体为出；肺的吸入，把体外气体吸入内为入。气的升、降、出、入运动，激发和推动了肺的宣、降、呼、吸等生理功能，而肺的宣、降、呼、吸等生理活动，又具体地体现了气的升、降、出、入运动。

气的升降出入不仅是某一脏腑功能活动的表现形式，而且还是协调平衡不同脏腑功能活动的一个重要环节。如人体中心肺在上，在上者宜降；肝肾在下，在下者宜升；脾胃居中，为上下升降之枢纽，而在这个枢纽之中，胃气又主降，脾气又主升，这种脏腑间的协调平衡，正是升降有序的一个表现。

升降有序，系指气机的升降按其应有的规律运动，也称为"气机调畅"；反之，则称为"气机失调”，即升降无序。如气行不畅为“气滞”；气升太过或该降反升为“气逆”；气下降太过或该升反降为“气陷”等，均为气运动的异常表现。

五、气的分布与分类

如前所述，人体的气，无外乎是由肾中精气、水谷精气和自然界清气三个部分在肾、脾、胃、肺等脏腑的共同作用下生成的。但根据其主要来源、分布部位和功能特点又可划分为元气、宗气、营气、卫气等，正如《素问·六节藏象论》说的“气合而有形，因变以正名”。

（一）元气

元者，原始也，指最早、最基础的意思。故元气又名“原气”、“真气”，是人体生命活动的原动力，是人体中最基本、最重要的气。

1. 生成

元气以肾所藏的先天之精为基础，又赖后天之精的培育。即元气盛衰与先天禀赋有直接关系，但后天饮食、锻炼、劳作、精神因素、疾病等可以改变元气的强弱情况。先天禀赋不足的人通过饮食调养与锻炼等，可以使元气逐渐充足，而先天元气充足的人，也可由后天各种因素导致元气不足。正如张景岳所说的“故人之自生至老，凡先天之有不足者，但得后天培养之力，则补天之功，亦要居其强半，此脾胃之气所关于人生者不小”。

2. 分布

《难经·三十六为难》云：“命门者……原气之所等也”；《难经·六十六难》又说：“三焦者，原气之别使也”，就是说元气发于肾间（命门），通过三焦，沿经络系统和腠理间隙循环全身，内而五脏六腑外而肌肤腠理，无处不到，无处不及。

3. 主要功能

元气具有推动和温煦的功能。它能推动人体的生长和发育；温煦和激发各个脏腑、经络等组织器官的生理活动，是人体生命活动的原动力，是维持生命活动的最基本的物质。

临床上，元气充足，则脏腑、经络活力旺盛，机体强健少病；元气不足，则脏腑、经络活力弱，机体虚弱多病。

（二）宗气

宗气，是积于胸中之气。《灵枢·邪客》中说：“宗气积于胸中”；《灵枢·五味》中又说：“其大气之搏而不行者，积于胸中，命曰气海”。后一段指宗气在胸中积聚之处称为“气海”。

1. 生成

宗气是由脾上输于肺的水谷之气和肺吸入的自然界的清气结合而成的。所以，肺和脾胃在宗气形成的过程中发挥着重要作用。其中，肺又是宗气形成和聚集的场所。所以宗气的旺衰，与肺、脾胃有关，尤与肺关系密切。

2. 分布

宗气聚集于胸中，出咽喉，贯心脉；下蓄于丹田，经气街注入足阳明经。《灵枢·刺节真邪》

说："宗气留于海，其下者，注于气街；其上者，走于息道。"

3. 主要功能

宗气的主要功能表现在两个方面：一是行呼吸。上出咽喉（息道）的宗气，有促进肺的呼吸运动的作用，并与语言的强弱有关。二是贯心脉以行气血。宗气有协助心气推动心脏的搏动，调节心率、心律的作用。宗气的这一作用影响着人的心搏的强弱、节律和血液的运动，并影响着肢体的活动和寒温。所以，临床上常以"虚里"处（相当于心尖搏动处）诊断宗气强弱。

（三）营气

营字，古与"荣"通，故营气又名荣气，有营养之意。营气是与血共行于脉中之气，营、血关系密切，常以"营血"并称。从阴阳属性来分，营气属阴，卫气属阳，所以有时又称"营气"为"营阴"。

1. 生成

营气主要来源于水谷精气，由其中精华部分所化生。《素问·痹论》云："营者，水谷之精气也。"其生成过程如《灵枢·营卫生会》所说"谷入于胃，以传于肺，五脏六腑皆以受气，其清者为营，浊者为卫，营在脉中，卫在脉外"。

2. 分布

营气分布于血脉之中，成为血的组成部分而循脉上下，营运周身。具体地说，系出于中焦进入经脉后，沿十四经脉依次循行，周流于全身。

3. 主要功能

营气的主要生理功能是化生血液和营养全身。《灵枢·邪客》中"营气者，泌其津液，注之于脉，化以为血。以荣四末，内注五脏六腑"的论述，完整地概括了营气的功能。一则营气经肺注于脉中成为血的重要组成部分；二则循脉流注全身，以营养五脏六腑、四肢百骸。

（四）卫气

卫有保卫之意，卫气即具有保卫功能的气。卫气与营气相对而言，属阳，故又称"卫阳"。

1. 生成

与营气的生成一样，水谷入胃之后，由脾胃化生的水谷精微，上输于肺。所不同的是，"清者为营，浊者为卫"，即慓疾滑利的水谷捍气为卫气，敷布于经脉之外。另外，在卫气的生成过程中；肾气亦起着重要的作用，故《黄帝内经》有"卫气出下焦"之说。

2. 分布

卫气附于脉外，布散于人体全身组织间隙中，熏于肓膜，散于胸腹。

3. 主要功能

卫气功能主要有三个方面：一是护卫肌表，防御外邪入侵。卫者卫外之气，护卫人体自然是其一大功能。二是温养脏腑、肌肉等组织器官。卫气的这一作用是气的温煦作用的具体体现。卫气可以保持体温，维持脏腑进行生理活动所适宜的温度条件。卫气对肌肉、皮肤等的熏蒸使肌肉充实，皮肤润滑。故曰“卫气者，为言护卫周身，温分肉，肥腠理，不使外邪入侵犯也”《医旨绪余》。三是调节控制腠理的开合、汗液的排泄，以维持体温的相对恒定和人体内环境与外环境的平衡。

另外需要指出的是，中医学里气的名称还有很多。诸如“邪气”、“水气”、“水谷之气”等，有的是指一些致病物质；有的是指人体内一些不正常的液体；有的是指饮食水谷中的精华等，这些用法和本章所论述的构成人体的基本物质的“气”是有区别的。

第二节 血

在中医学中血的概念大体相似于西医血的概念，但究其范围，似乎中医学“血”的范围更大一些，所以不能用简单的西医“血”的概念来衡量中医学中的“血”。如“血虚”就不一定是贫血。

一、血的基本概念

血是人体内红色的液态样物质，所谓“取汁变化而赤”者。同气一样，血也是构成人体和维持人体生命活动的基本物质之一，具有很高的营养和滋润作用。

血在体内必须在脉中运行，《内经》称“血行脉中”正是由于脉的这种作用，所以中医称脉为“血府”。一旦因各种原因使血溢出脉外，则会出现出血。

二、血的生成

血主要由营气和津液所组成。而两者都是饮食水谷经过脾胃运化而生，故云“脾胃为气血生化之源”，具体地说，血的生成有三个因素。

首先，要强调的是血的基本来源是脾胃所化生的水谷精微。《灵枢·决气》篇说：“中焦受气取汁，变化而赤是谓血。”中焦即脾胃，脾胃接受水谷，经腐熟、消化、摄取其中的精微，为构成血液最根本的物质。当然，还必须通过肺的作用，才能完成血液的生成过程。《灵枢·营卫生会》篇说：“中焦亦并胃中，出上焦之后，此所受气者，泌糟粕、蒸津液，化其精微，上注于肺脉，乃化而为血。”

其次要指出的是，营气为血液组成部分。营气和津液由脾上输于肺，再由肺入心脉化赤为血。《灵枢·邪客》篇说：“营气者，泌其津液，注之于脉，化以为血。”这说明营气是血液的重要组成部分，不但对于血液的生成有重要作用。同时还具有营养作用。血中无营气就失掉了血的功能。

再次，也要注意到精血之间相互资生和转化的关系。肾藏精、精生髓，精髓可以化血。如《张氏医通》说：“气不耗，归精于肾而为精；精不泄，则归精于肝而化清血。”《诸病源候论》说：“肾藏精，精者，血之所成也。”肾精充足，则肝有所养，血有所充，肝血充盛，则肾精亦足，故有“精血同源”，“血之与精”，异名同类之说。

三、血的生理功能

血，具有营养与滋润全身的生理功能，又是人体精神活动的主要物质基础。

首先，血由水谷精微所化生，具有很高的营养价值。同时它又在血脉中运行，人体之内，无处不到，无处不及，这样就对全身各脏腑组织起到营养和滋润作用，各组织器官才能发挥其生理功能。故《难经·二十二难》说："血主濡之"，"濡之"即是指血液的营养和滋润作用。《素问·五藏生成》篇说："肝受血而能视，足受血而能步，掌受血而能握，指受血而能摄"；《灵枢·本藏》篇说："血和则筋骨劲强，关节清利矣"都指出了眼睛之所以能视物，四肢关节之所以能屈伸运动，皆是得到了血液的营养。若血虚不能濡养，则面色不华，视力下降，两目干涩，四肢麻木、活动不利，皮肤干燥作痒等症。

其次，心藏神，即人体的主要精神活动在于心，但心的这种活动必须得到心血的营养，也就是说，人体精神活动的主要物质基础是心血。《素问·八正神明》说："血气者，人之神。"《灵枢·平人绝谷》篇说："血脉和利，精神乃居。"如果心血不足或肝血不足，常出现惊悸、失眠、多梦等神志不安的症状；若热邪侵入营血，扰动心神，可出现神昏、谵语等症状。

总之，血液对人体有着极为重要的营养作用。张景岳对血液的功能和重要作用作了比较全面的概括。他在《景岳全书·血证》中说："凡为七窍之灵，为四肢之用，为筋骨之和柔，为肌肉之丰盛，以至滋脏腑，安神魂，润颜色、充营卫、津液得以通行，二阴得以调畅，凡形质所在，无非血之用也。是以人有此形，惟赖此血，故血衰则形萎，血败则形坏。而百骸表里之属，凡血亏之处，则必随所在，而各见其偏废之病。倘至血脱，则形何以立？气何所归？亡阴亡阳，其危一也。"

四、血的运行

血在脉管中运行不息，环周全身，营养各部，以供机体生理活动的需要。血的运行主要与"血性"和"气"两者有关系。

（一）血的运行与"血性"的关系

"血为液体，得温则舒"，故血运行正常的一个重要条件就是保持血的"温性"，而这种温性的保持，除血本身外，气的温煦作用是很重要的。若血"温性过高而热"，即血热，就会出现"妄行"的出血；若血"温性过低而寒"，即血寒，则会出现"凝滞"的血瘀，均属于血运失常的表现。

（二）血的运行与气的关系

心主血脉，心气是推动血液运行的基本动力。

肺主一身之气，肺气与宗气的生成有密切关系，而宗气的功能之一是贯心脉以行血气。此外，循行于周身的血脉，均要汇聚于肺脏，"肺朝百脉"，通过肺气的作用，血才能敷布全身。

脾主统血。血液的循行有赖于脾气的统摄，使之不致溢出脉外。

肝主藏血。肝脏具有储藏血和调节血量的功能，根据人体动静的不同情况，以调节脉管中的血流量，使脉中的循环血量维持在一个恒定水平上。

由上可知，血的正常循行，是在心、肺、脾、肝等脏器的相互配合下进行的。其中任何一脏的功能失调，都可以引起血行失常的病变。例如，心气不足，血运无力，进而可导致"心血瘀阻"证；肺气（或宗气）不足，则血行无力，可引起"瘀血"证；脾气虚不能统血，可产生便血、崩漏及肌衄发斑等；肝血不足可见妇女月经量少，甚至经闭；肝气横逆或上逆，疏泄失职，可导致吐血、衄血及妇女崩漏等证（表3-2）。

表 3-2　血的循行

症状 / 脏	出血	瘀血
心	/	心气不足则瘀血
肝	肝气疏泄太过则出血	肝气疏泄不及则瘀血
脾	统摄无力则出血	/
肺	/	肺气不足，宗气虚弱则瘀血

第三节　津　　液

津液是构成人体和维持人体生命活动的基本物质。同气、血一样也是人体脏腑活动的物质基础，而它的生成又有赖于脏腑的功能以化生。

一、津液的基本概念

津液是人体内一切正常水液的总称。大体上包含两大类：一类是各脏腑组织器官的内在体液，如胃液、肺津、肠液、肾水等；另一类指各脏器官所分泌的液体，如涕、泪、涎等。

津液分津与液，两者同属于水液，都来源于饮食水谷所化生，但在性状、功能及其分布部位等方面又有所不同。大体上说，清而稀薄者为津，浊而稍厚者为液。津存于血液之中，与气并行，以利血的流行通行，主要分布于体表，见于外则为泪、唾、汗等。液一般不与气同行，只是藏于骨节筋膜、颅腔之间，以滑利关节、滋养脑髓。津属阳，主向外，蒸润发泄；液属阴主向内，灌流滋养。但津液同源饮食水谷，一般不予严格区分，通常“津液”合称。只是在发生“伤津”和“脱液”（亦称伤阴）的病理变化时，辨证施治才有所区别。

二、津液的生成、输布与排泄

津液来源于饮食水谷，通过脾胃运化及有关脏腑的气化功能而形成。《素问・经脉别论》说：“饮入于胃，游溢精气，上输于脾，脾气散精，上归于肺，通调水道，下输膀胱，水精四布，五经并行。”这是对津液生成与输布的简要说明。饮食水谷入胃后，经胃的腐熟，初步消化，再经脾的升清作用，而成津液。津液的输布，要靠脾的转输，肺的宣降以通调水道，以及肾的气化作用。其循行输布是以三焦为道路的。《素问・灵兰秘典论》说：“三焦者，决渎之官，水道出焉。”经胃下降到小肠、大肠的水液，还要在小肠和大肠不断被吸收，故有“大肠主津”和“小肠主液”之说。经脾、肺、三焦而外发于皮毛者，则成为汗；通过三焦水道下输于膀胱的水液，则通过肾与膀胱的气化作用排出于外而为尿。通过以上各有关脏腑的作用，津液则可外达肌腠皮毛，内注五脏六腑，滋灌全身组织器官，即所谓“水精四布，五经并行”。此外，肝的疏泄作用亦有助于津液的输布。由于津液是血液的重要组成部分，而心主血脉，推动着血液的运行，所以津液的输布与心的功能亦有密切关系。

总之，津液的生成、输布与排泄是一个复杂的过程，是许多脏器相互协调配合的结果。其中以肺、脾、肾三脏为主。故有“肺为水上之源”、“肾为水下之源”之称和“脾为胃行其津液”（《素问・太阴阳明论》），“肾者水脏，主津液”（《素问・逆调论》）之说。因此，这些脏腑的病变可以影响津液的生成、输布和排泄。如果津液的生成不足或耗伤过多，就会出现伤津、脱液的现象；如果输布或排泄障碍，水液停滞，就会出现痰饮水肿。而津液的病变也会影响许多脏腑的功能，如水饮凌心为心悸、射肺则咳喘、津伤肺燥则咳、胃津受伤则渴、大肠津亏则便秘等。

三、津液的功能

津液为人体重要的液体，其主要作用为滋润而濡养，并参与血液的生成。

所谓滋润、濡养作用，指的是“津”的滋润和“液”的濡养两方面。《灵枢·邪客》篇谓：“腠理发泄，汗出溱溱，是谓津；谷入气满，淖泽注于骨，骨属屈伸，泄泽补益脑髓，皮肤润泽，是谓液”，就是说津被输布到肌肤体表、孔窍等处，以滋润口、眼、鼻等孔窍，润泽皮毛；液被灌注于内脏、骨髓、脑等处，以濡养内脏，充养骨髓和脑髓。

津液还参与血液的生成。《灵枢·痈疽》说：“中焦出气如露，上注溪谷，而渗孙脉，津液和调，变化而赤，是谓血”，即渗入血脉的津液，具有充养和滑利血脉的作用，也是组成血液的基本物质。

此外，由于津液在人体中的代谢，实际上也起到一种调节机体阴阳平衡与排泄废物的作用。

第四节　气、血、津液之间的相互关系

气、血、津液作为构成人体和维持人体生命活动的最基本物质，在生成和生理功能上有着共同的特点。生成上均来自脾胃运化水谷的精微；生理功能上相互为用，相互制约，以完成整体的生命活动。

一、气与血的关系

气与血虽然有属阳、属阴的不同，但都来源于脾胃化生的水谷精微和肾中精气，两者相互为用，不可分离，常以“气血”并称。但气以推动、温煦为主，是血生成和运行的动力；血以营养、滋润为主，是气的物质基础和载体。《难经·二十二难》说的“气主煦之，血主濡之”就是对两者功能上差别的最简要概括。古人所说的“气为血之帅，血为气之母”则更明确地指出了气与血的关系。

（一）气为血之帅——气对血的关系

1. 气能生血

从水谷入胃，到变化为精微物质，以致化生为血或精化为血，均是气的作用，人体气盛，则化血功能强而血充；人体气虚，则化血功能减弱而血亏。临床上对于血虚的病症，常重用补气之品，即取其“气能生血”之义。

2. 气能行血

实际上这一点在前面论述“血的运行与气的关系”一节中已做了介绍。如心气的推动、肺气的敷布、肝气的疏泄等，所谓“气行则血行，气滞（或心，肺，肝气不足）则血瘀”。近年来，活血化瘀的方法在临床上被广泛使用，收到满意的效果。但要指出的是，活血化瘀作为一种“治法”，不能是简单地将活血化瘀药物机械组合，而必须加以“行气”或“补气”之品，才能达到真正活血化瘀的目的。

3. 气能摄血

气的摄血作用，主要指脾气对血运行的统摄功能。前已论及，若脾气虚弱，统摄无力，则会出现各种出血的病症。统称为“气不摄血”或“脾不统血”，治疗自然应用补气以摄血的方法。

（二）血为气之母——血对气的关系

“母”字可作“来源”和“附体”讲。血为气之母，一是解释为血为气的功能活动提供物质基础；二是解释为血能载气，气存在于血之中，若气不附于血中，则飘浮而无根。临床上血虚者气亦弱，大出血时，气无所根，气无所附，则易引起气脱，正是“血为气母”的最好说明。

总之，气血两者在人体生命活动中，相互为用，气血调和，人体康健；“血气不和，百病乃变化而生”（《素问·调经论》）。而治疗恰恰在于“疏其血气，令其条达，而致和平”（《素问·至真要大论》）。

二、气与津液的关系

气与津液均为水谷精气所化，气属阳，津液属阴。津液的生成、输布与排泄，均为气的作用所致；而气的存在，除依附于血之外，尚须附于津液。两者的关系如下。

（一）气能生津

津液的生成，要靠水谷精气，而水谷精气的化生，又必须依赖于脾胃的气化作用。所以，脾胃之气健旺，则津液充盛；反之，脾胃之气虚弱，则津液亏乏，而见气津两伤之证。临床上长期营养不良的患者，皮肤多见枯燥无津的现象，就是这个道理。

（二）气能行津

气是人体内一切物质运动的动力，津液的输布及排泄自然也不例外；气对津液的这种作用叫作气能行津。只有脾气、肺气、肾气、肝气等气化正常，津液的代谢才得以顺利进行；反之，任何一个环节中气化失司，津液代谢即随之不利，出现水湿停留的水肿、痰饮、腹水等病症，所以临床上治疗水湿为患的病症必加气分药物。

（三）气能摄津

气可行津，这只是一方面，要维持津液代谢的正常，还须靠气的固摄作用。这也是气对人体生命活动调节的一种表现。气虚不能固摄时，津液排泄无度，可出现多汗、漏汗、多尿，甚至尿崩等症状。

（四）津能载气

上述介绍的三种是气对津液的作用，而津液对气也有着重要的作用，即津液是气的载体，气必须依附于津液而存在。如发汗不当，大汗淋漓，或频繁而大量的呕吐、泄泻，人体津液大量流失，气亦随之虚弱甚至外脱，中医称为“气随液脱”。清代医家尤在泾所云“吐下之余，定无完气”就是这个道理。

三、血与津液的关系

血与津液均有滋润、濡养作用，都为水谷精微而化，故有“津血同源”之说。与气相对而言，两者都属阴。

津液是血的重要组成部分，《黄帝内经》有“营气者，泌其津液，注之于脉，化以为血”的说法。而正常地渗于脉外，便可化为津液，所以津液与血的关系是非常密切的。

临床上血虚时，可导致津液亏损，古人有“夺血者无汗”之说，血瘀无以渗于脉外以化津液时，则肌肤干燥甚至甲错。大失血时出现口渴、尿少等均属于血对津液影响之例。反之，津液大量亏耗，亦可致血虚，即“夺汗者无血”之理。

综上所述，气、血、津液三者均为人体脏腑组织器官功能活动的物质基础，关系非常密切，任何一者出现病变，均可导致三者的相对不平衡而影响人体整体功能活动。

附　参考资料

一、内经原文摘录

1.《灵枢·决气》

黄帝曰：余闻人有精、气、津、液、血、脉，余意以为一气耳，今乃辨为六名。余不知其所以然。岐伯曰：两神相搏，合而成形，常先身生，是谓精。何谓气？岐伯曰：上焦开发，宣五谷味，熏肤，充身，泽毛，若雾露之溉，是谓气。何谓津？岐伯曰：腠理发泄，汗出溱溱，是谓津。何谓液？岐伯曰：谷入气满，淖泽注于骨，骨属屈伸，泄泽，补益脑髓，皮肤润泽，是谓液。何谓血？岐伯曰：中焦受气取汁，变化而赤，是谓血。何谓脉？岐伯曰：壅遏营气，令无所避，是谓脉。

黄帝曰：六气者，有余不足，气之多少，脑髓之虚实，血脉之清浊，何以知之？岐伯曰：精脱者，耳聋；气脱者，目不明；津脱者，腠理开，汗大泄；液脱者，骨属屈伸不利，色夭，脑髓消，胫酸，耳数鸣；血脱者，色白，夭然不泽，其脉空虚，此其候也。

黄帝曰：六气者，贵贱何如？岐伯曰：六气者，各有部主也，其贵贱善恶，可为常主，然五谷与胃为大海也。

2.《灵枢·五癃津液别》

五谷之津液，和合而为膏者，内渗入于骨空，补益脑髓，而下流于阴股。

阴阳不和，则使液溢而下流于阴，髓液皆减而下，下过度则虚，虚故腰背痛而胫酸。阴阳气道不通，四海闭塞，三焦不泻，津液不化，水谷并行肠胃之中，别于迴肠，留于下焦，不得渗膀胱，则下焦胀。水溢，则为水胀。此津液五别之逆顺也。

3.《灵枢·本藏》

黄帝问于岐伯曰：人之血气精神者，所以奉生而周于性命者也；经脉者，所以行血气而营阴阳，濡筋骨，利关节者也。卫气者，所以温分肉，充皮肤，肥腠理，司开阖者也。志意者，所以御精神，收魂魄，适寒温，和喜怒者也。是故血和则经脉流行，营覆阴阳，筋骨劲强，关节清利矣。卫气和则分肉解利，皮肤调柔，腠理致密矣。志意和则精神专直，魂魄不散，悔怒不起，五藏不受邪矣。寒温和则六府化谷，风痹不作，经脉通利，肢节得安矣。此人之常平也。五藏者，所以藏精神血气魂魄者也。六府者，所以化水谷而行津液者也。此人之所以具受于天也，无愚智贤不肖，无以相倚也。

二、后世医家论述摘录

1.《风劳臌膈四大证治》

人之一身，经络贯串为之脉。脉者，血之隧道也。血随气行，周流不停。筋者，周布四肢百节，联络而束缚之。此属肝木，得血以养之，则和柔而不拘急。脉皆起于手足指端，故十二经皆以手足而名，筋则无处无之。皮毛者属肺，主外，而易于感冒。人身之血内行于脉络，外充于皮毛，渗透肌肉，滋养筋骨，故百体和平，运动无碍。若气滞则血滞，气逆则血逆，得热则血瘀浊，得寒则血凝泣，衰耗则顺行不周，渗透不遍，而外邪易侵矣。津液者，血之余，行乎外，流通一身，如天之清露。若血浊气滞，则凝聚而为痰。痰乃津液之变，遍身上下无处不到。津液生于脾胃，水谷所成，浊则为痰，故痰生于脾土也。是以古人论中风、偏枯、麻木等证，以血虚、瘀血、痰饮为言，是论其致病之源。至其得病，则必有所感触，或因风，或因寒，或因湿，或因酒，或因七情，或劳役、房劳汗出，因感风寒湿气，遂成此病。此血病、痰病为本，而外邪为标。其邪中于皮毛肌肉，则不知痛痒，麻木不仁，如有一物重贴于其上，或如虫游行，或洒洒寒栗，遇热则或痒，遇阴雨则沉重酸痛。其邪入于血脉经络，则手足指掌肩背腰胁重硬不遂，难于屈伸举动，或走注疼痛。此上诸证，皆外自皮毛，以至筋骨之病。凡脉所经所络、筋所会所，血气津液所行之处，皆邪气郁滞，正气不得流通而致。然治者当以养血、除风、顺气、化痰为主，不必强调某病属某经、某脏，而杂治之也。

2.《寿世保元》

人生之初，具此阴阳，则亦具此血气。所以得全性命者，气与血也。血气者，乃人身之根本乎！气取诸阳，血取诸阴。血为荣，荣行脉中，滋荣之义也，气为卫，卫行脉外，护卫之义也。人受谷气于胃，胃为水谷之海，灌溉经络，长养百骸，而五脏六腑，皆取其气，故清气为荣，浊气为卫，荣卫二气，周流不息，一日一夜，脉行五十度，平旦复会于气口，阴阳相贯，血荣气卫，常相流通，何病之有？一窒碍焉，则百病由此而生。且气之为病，发为寒热，喜怒忧思，积痞疝瘕癖，上为头旋，中为胸膈，下为脐间动气，或喘促，或咳噫，聚则中满，逆则足寒，凡此诸疾，气使然也。血之为病，妄行则吐衄，衰涸则虚劳，蓄之在上，其人亡，蓄之在下，其人狂，逢寒则筋不荣而挛急，挟热毒则内瘀而发黄，在小便为淋痛，在大便为肠风，妇人月事进退，漏下崩中，病症非一，凡此诸疾，皆血使之也。夫血者譬则水也，气者譬则风也。风行水上，有血气之象焉。盖气者血之帅也，气行则血行，气止则血止，气温则血滑，气寒则血凝，气有一息之不运，则血有一息之不行。病出于血，调其气犹可以导达；病原于气，区区调血，又何加焉？故人之一身，调气为上，调血次之，先阳后阴也。若夫血有败瘀滞泥诸经，壅遏气之道路，经所谓去其血而后调之，不可不通其变矣。然调气之剂，以之调血而两得；调血之剂，以之调气则乖张。如木香、官桂、细辛、厚朴、乌药、香附、三棱、莪术之类，治气可也，治血亦可也；若以当归、地黄辈，施之血症则可，然其性缠滞，有亏胃气，胃气亏则五脏六腑之气亦馁矣。善用药者，必以胃药助之。凡治病，当识本末，如呕吐痰涎，胃虚不食，以致发热，若以凉剂退热，则胃气愈虚，热亦不退，宜先助胃止吐为本，其热自退，纵然不退，但得胃气已正，旋与解热。又有伤寒大热，屡用寒凉疏转，其热不退，若与调和胃气，自然安愈。

三、关于气、血、津液的研究进展

（一）气化的概念

"气化"一词，源于《素问·气交变大论》。有的研究认为，"化"是"气"的具体运动、变化形式，即物质间的转化，包括能量间的转化；有的认为是一种物质转化为另一种物质，或多种物质；有的认为是多种物质化合为一种物质。具体地讲，就是人体的同化、异化功能。有的研究认为，真气是推动、主持全身气化的中枢。气化的含义有两个方面：一指广义的"气化"，是指人体内有益的精微物质的消化、吸收、转输、敷布及将其代谢产物排除于体外的一系列代谢作用而言；一为狭义的"气化"，系指三焦之气在人体内的流注、宣化，包括一部分体液运行作用。概而言之，气化是"气"这种精微物质在人体内的不断运行、变化及其相伴随的能量转化过程，是古人对体内复杂的物质代谢过程的朴素认识。因此，气化是以气为物质基础的，恒动变化是对人体内物质运动变化的功能属性及其作用的高度概括，其中包括了现代的信息及其调控过程。此外，有人还提出"运气气化"的概念。

（二）气化功能的表现形式

人体气化运动的基本表现形式是气机的升降出入，循环不已，亦即脏器功能特性和物质运动变化的内在规律性的反映，它是人体生命存在的特征和根源。所以，《素问·六微旨大论》说："出入废则神机化灭，升降息则气立孤危。故非出入，则无以生长壮老已；非升降，则无以生长化收藏。"但对气化的具体表现形式，则各有发挥。廖家兴以阴阳升降的原理，讨论了脾胃是升降的轴心，肺肝是升降的轮转，心肾既济是人体气化升降出入的根本。多数医家认为，气化功能的升降出入是五脏六腑功能变化的具体表现，是脏与脏、脏与腑、腑与腑之间协调关系的综合反映，其升降出入的枢纽在中焦脾胃。人身心肺在上，推行营卫，宣发、敷布于外；肝肾居下，强精壮骨，培元益气于内；经络是其沟通之路；三焦是其活动的场所。其中，每一脏器中又有升降出入之功能，这样就形成了脏腑互藏的双重意义。气化以脾胃为中心，肾元为动力，通过脏腑的共同配合，借助三焦、经络的协调来实现的。任继学发挥了《本草纲目》命门说，提出：气化本之于先天肾命，用之于后天脾胃。其化生于肾，升降于脾，释放于肝，统布于肺，循环于心，宣泄于三焦，衔接于经络，主宰在脑。故气化是五脏六腑、经络功能和津液精微物质转化的根本。有人从六经理论剖析了《伤寒论》的开合枢、标本中气和升降学说。太阳、太阴主开，有释放之功；阳明、厥阴主合，司人体的受纳，转输；少阳、少阴为枢，主传递和沟通，故经络是气化衔接循环之枢机。史方奇本《素问·六微旨大论》"物之生从于化，物之极由乎变"，而推导出"气化"物质的四个阶段，即化、生、易、变，实质就是物质从无到有，由有生变的代谢过程。

（三）气化的生理作用

气化是脏腑经络生理活动之源，对机体的新陈代谢、生长发育、水与电解质等内外环境的协调统一，以及内分泌功能、免疫能力、防御能力、再生能力、恢复能力等均起主导作用。它主要体现在以下几个方面。

1. 水液代谢

人体水液代谢的完成是靠肺、脾、肾、膀胱和上中下三焦的不断气化来实现的。饮入于胃，经脾气的运化和“散精”作用，将其输转至肺。再经肺气的宣发、肃降，肾气的蒸化之能，将其分化为清浊二端。其清者，由心脏而达于肌腠、皮毛、四肢百骸而为之营养，化汗而出。其浊者，经肾脏的泌济，又化分为浊中之浊者，降至膀胱，化为尿液而排出体外；浊中之清者，经肝之疏升，复达于肺，重新进行物质代谢。其间，三焦气化贯穿于水液代谢的始终，肝胆的疏泄亦是一个重要的辅助因素。

2. 饮食水谷的消化、吸收

人身的营养物质和能量均来源于后天水谷之气，它的消化、吸收功能主要靠胃、肠、肝胆、脾等脏器的气化作用。水谷入口，经牙齿的切割，吞咽至胃，再由胃气的消磨、腐熟，下降到小肠，济泌别汁。其汁者，经“脾气散精，上归于肺”宣达于三焦，而为脏腑经络功能活动之用；其糟粕下降至大肠，吸收水分，形成粪便排出体外。其间肝气的疏泄、胆汁的分泌以助脾胃的消化亦是不可缺少的条件。

3. 呼吸活动

人体正常的生命活动必须依赖于呼吸，它是肺、肾、肝三脏气机升降出入的具体体现。肺主呼吸，肾司纳气，上下相交，出入有时，再受肝之疏升，使气机舒调，升降有序，则清者得入，浊者易出，从而保证了呼吸出入升降功能的协调统一。此外，卫气的运行，玄府的开张也参与了呼吸活动。

4. 循环功能

人体物循环功能是气化作用的结果。脏腑功能活动化生血液，再经大气的推动，营卫之气的运行，借助脉管之通路，使之输布于全身，循环不已，代谢不休。其主要与心、肺、脾、肝的关系密切。

此外，赵恩俭认为营卫之气化代表了机体的营养和防卫功能；严永清论述了体温的调节，脏器间的协调统一，机体的生长发育等，均属气化作用的结果。古人所谓“夫生化之道，以气为本，天地万物莫不由之”，即是对此功能的精湛论述。

（四）气化失常的病理表现

人体气化失常是中医病理学的主要内容，它包括气化的太过、不及和当升反降、当降反升的气化反作三方面内容。但在表现形式上，研究角度不同，表现亦略有差异。严永清以“气”言之，有气实、气虚、气滞、气郁、气结、气逆、气陷、气脱八种病理表现。多数医家认为脏腑气机的升降失调为其主要病理表现。每脏每腑中各有升有降、有虚有实。游开泓详论了肺肾的升降出入功能的病理变化。陈扬荣专论脾胃的升降病理。徐逢春详述了脾胃气化失常的各种临床表现。蔡南山则本着升降运动与脏腑功能的内在联系，分述了呼吸系统、循环系统、水液代谢、消化系统的种种临床病象。盖国忠从肝之生理出发，论述了肝疏太过、不及和肝气反作的详细病理表现。指出：肝之气化失常是气化病理的关键环节。有人还归纳了《黄帝内经》中阴阳偏胜、五行乘侮、气之盛衰、证由气乱四种病理表现。

（五）气化学说的临床应用

根据中医的整体气化理论，陆啸石从人体上下部位分析了病在上者，多升有余、降不足；病在下者，多降有余、升不足的临床诊断意义，并列举了一些升降沉浮药物的具体临床应用。张良裕也认为应明确升降以确定治疗原则，指出：临床只有针对疾病的主要矛盾，采取偏升、偏降的治疗方法，才会取得好的临床效果。李庭玉亦十分强调临床调理气化，必先分清阴阳寒热，决不可千篇一律，主张辨证施治。蔡南山本《伤寒论》提出：六经气化性质决定了各经发病的一般规律和临床治疗大法。王明辉率先提出多级多路调节的理论，认为针刺得气、方药调气、气功调息、太极拳运动等均是多途径调节的明证。多数医家尚从脏腑升降理论确定临床治法。有人对脾胃病归纳有补气健脾、温中健脾、益气升陷、调中降逆、升清降浊、健脾除湿、清热除湿、通降导下等治法。盖国忠认为，肝病治法虽多，总结为补肝、伐肝和调肝三大法门，有人根据药物性味的升降沉浮特性和药物作用于人体的趋向性能，进而去纠正人体气机的升降失调。此外，尚有釜底抽薪治肺气壅盛之咳喘、艾灸涌泉治虚火上炎之鼻衄、育阴潜阳以平息内风、升阳解表除外感等，均是以气化学说为指导的具体临床应用。

（六）气化学说的实质

气化是“气”这种物质运动变化的综合反应，它是人体自身调控的科学内核。近年来，对气化实质的研究主要有以下几种。

（1）气化与气：气化是指在一定物质基础上的运动形式，其中包括能量的转化。“气”主要指这种运动变化中的物质。两者有区别，又有联系，可分而不可离。

（2）气化的整体功能：气化是人体脏器功能的综合体现，它包括了现代医学的消化系统、呼吸系统、循环系统、泌尿系统、神经内分泌系统等。

（3）气化的物质性：有人报道，气功师发放外气时，可测到一种微粒流，其微粒大小直径为（60±2）μm，且带有正负电荷，具有一定的方向性。

（4）气化的运动性：有人研究认为，根据经络的分布和气的循环节奏，流行于经络中的经气有阴阳两种属性，但其本质为元气，且具有时间节律性。

（5）气化的调控效应：气化以脏腑活动为核心，气为载体，经络为通道。其对人体的调控作用，可反映在外界时令季节的变化，人体生理功能活动、病理反应、气的方药性能和对疾病的诊治等多方面。

（6）气化的辐射场摄影研究：有报告此项研究可以显示“生命之光”是气与活体生命过程直接联系的能量场的表现。还能反映气的变化和转移及脏腑功能的健康状况。

此外，国际上还有从“气—能量”角度研究气化原理的。上述诸种研究都证实了中医气化学说的客观存在和它的理论、实用价值。

（七）气化研究的诸方法

近年来，气化研究的方法甚多，归纳起来有三大方面。

（1）以文献整理为代表的理论研究：此方法着重从文献入手，挖掘中医古籍中气化理论，搞清其来龙去脉，使之更加系统化、规范化和标准化。在理论研讨上，重在研究医哲关系。

（2）以实验手段为核心的多学科研究：中医气化理论是古代多学科综合发展起来的产物。因此，必须充分利用现代科学的优秀成果，渗透、移植到气化研究中来，方能有所突破。今人辐射场摄影技术、气功外气测量等是其代表。

（3）气化学说的临床研究：是以气化理论为指导，进行各种疾病的临床诊治和研究。这是目前研究气化最多和最古老的方法之一。

总之，气化学说是中医基础理论的核心内容之一。因此，在今后的研究中，必须采取多学科、多系统、多层次、分期分批、多项指标的综合、协作攻关，建立全国协作攻关组，方能真正认识其实质，为世界医学作出应有的贡献。

（八）气血相关理论的实验研究

气血相关从《黄帝内经》始至清代唐容川、王清任等历代医家都有详尽的论述，并广泛用于指导疾病防治的实践，是中医基础理论的重要组成部分。在气血关系中，气起主导作用。所谓“人身之生，总是以气统血”，概要说，气对血的作用主要有：气行血、气生血、气摄血。

1. 气帅血的研究

气为血帅，气行血行。气虚与气滞皆可导致血瘀。

（1）气虚血瘀：为研究气虚帅血无力，血流不畅而致血瘀的理论，北京东直门医院据200余例各类气虚患者（包括心气虚、肺气虚、脾气虚、肾气虚）分别观察其左心室功能、血液流变、血小板功能等变化。结果表明不同的气虚证可有不同程度的血瘀改变，如心气虚时PEP/LVET比值为0.43，明显大于正常值（0.34），表明心气不足帅血运行无力，而致左心排血量下降；同时有全血黏度增高。心气虚、肺气虚、脾气虚及肾气虚者血小板聚集及黏附率皆明显大于正常，说明气为血之帅，当气虚时帅血运行无力，则可致不同程度的血瘀。

为了进一步证实气虚致瘀理论的正确性，又从补气药党参、黄芪对气虚致瘀的作用进行了研究。结果说明了以下理论。

益气强心，帅血运行。上海医科大学华山医院应用STI及飘浮导管皆证实了党参黄芪注射液可有明显的补益心气，增强其主血脉，推动血脉运行的作用，使心搏量、心排血量及排血比分在用药后明显增加，说明益气可以强心，帅血运行。

益气可以活血。北京东直门医院证实党参、黄芪注射液具有明显抑制血小板聚集的作用，电镜观察结果还表明参芪对气虚血瘀的冠心病患者已聚集的血小板具有明显的解聚作用，对血小板伪足形成及微密颗粒释放具有抑制作用。党参注射液对血小板黏附也有明显的抑制作用，提示气为血帅，益气具有抗凝活血之功效。

益气与活血之间具有协同作用。用狗实验性急性心肌梗死并分组研究活血化瘀、益气活血、理气活血对梗死面积的影响，结果表明梗死面积：对照组为11.22%，活血化瘀组为4.12%，理气活血组为3.58%，益气活血组为2.9%。理气活血与益气活血组的梗死面积小于单纯活血化瘀组，其中又以益气活血者为优，揭示了“活血勿忘气”理论的意义。另外，有作者以小鼠肠系膜正常微循环及肾上腺素引起的肠系膜微循环障碍分别观察了益气与活血的关系。其结果表明活血、益气、益气活血及理气活血皆对正常肠系膜微动脉有一定的扩张作用，但以益气活血的效果最好。对消除肾上腺素引起的肠系膜微循环障碍所需的时间：对照组（21.70±2.50）min，活血组（6.69±1.74）min，益气组（5.94±1.68）min，益气活血组（4.60±1.74）min，也是以益气活血组的时间最短，也说明气为血之帅，益气可以增强活血之功效，两者具有协同作用。

（2）气滞血瘀：为了研究由于气机不畅而致血流滞阻成瘀的理论实质及其与气虚血瘀的异同，张氏对肝郁气滞的高血压患者进行了研究，结果表明肝郁气滞可以导致血脉痹阻，引起气滞血瘀，表现为甲皱微循环、血小板超微结构、血小板凝聚率皆有异常，提示血瘀的存在。并观察到经疏肝理气药治疗后可使聚集的血小板解聚和微循环改善。许氏观察到气滞血瘀的冠心病患者在血黏度增高、红细胞及血小板电泳时间延长的同时，还伴有三酰甘油含量明显升高，高密度脂蛋白含量明显降低，与气虚血瘀者有所不同。湖南医学院观察了344例肝郁脾虚者血液流变学的改变，结果发现血液黏度和红细胞电泳时间皆明显异常，也提示肝郁气滞可以导致血瘀。

关于气滞血瘀与气虚血瘀之间异同的研究结果说明两者皆有血液流变学异常、血小板聚集率增高等血瘀之象；另一方面，气虚血瘀者常有左心室功能异常、血浆6-kefo-PGFld/TXB_2比值下降及血浆雌二醇（E_2）含量增加而致 E_2/T 比值增高等有别于气滞血瘀者。

俞之杰观察了中药对体外纤维蛋白溶解作用所需的时间，结果发现大腹皮、陈皮等理气药具有显著增强纤维蛋白溶解的作用，其效果明显优于当归、红花、桃仁、三棱等活血破血药。又据顾丽君研究气血药黄芪、木香、当归对腺苷二磷酸（ADP）诱导的家兔血小板聚集的影响，结果发现木香的效果最为明显。另外，木香与当归配伍或黄芪与当归配伍皆可明显提高其抑制血小板聚集的效应。

上述结果无论是益气还是理气，皆可以增强活血之功效，充分说明气为血帅，气行血行，活血勿忘气的理论的正确性及其重要意义。

2. 气生血的研究

中医理论认为，血是由水谷之气、肾精之气及营气所化生的。总之，血的化生与先天之肾气及后天之脾气密切相关。再生障碍性贫血是由于骨髓造血功能障碍所致的难治性疾病，然而以中医“气生血”的理论为指导进行治疗，取得了显著的临床疗效，总有效率为83.4%。40年来通过广泛的临床实践已总结了生血应以补益肾气为主，兼补脾气，强调补益肾气在生血中的重要作用，是对“气生血”的中医理论在继承基础上的发展。

为研究补益肾气，壮髓生血的机理，中国中医科学院西苑医院进行了实验研究。用白消安灌胃造成小鼠的骨髓抑制，模拟造血损伤，以此观察补益肾气的大菟丝子饮对动物造血干细胞的影响。与对照组相比，大菟丝子饮使多向性造血干细胞、粒系祖细胞、红系祖细胞的数量皆有明显的增加，说明补益肾气确有生血之功，更证实了“血之源头在乎肾”理论的精确。

骨髓微循环障碍是造成生血障碍的机理之一。用小鼠经注射环磷酰胺后造成骨髓循环障碍，以观察大菟丝子饮的治疗作用。结果表明该方有效地减轻了小鼠骨髓微血管的舒张、渗出、出血及结构的破坏，又为补益肾气改善生血机能的机理提供了依据。

实验研究的结果还表明，补气药和补肾药配伍确有提高机体细胞活性的协同作用，从而提高疗效。黄芪对造血干细胞（扩散盒集落形成细胞）的促进增殖作用很明显，并认为黄芪的促骨髓造血干细胞的增殖作用可能是通过体液因素，使静止期造血干细胞进入增殖期，说明了益气生血理论的机理所在。

众所周知，各种化疗治疗恶性肿瘤时的主要毒副作用是对骨髓造血功能具有不同程度的抑制。而应用补气的中药可以明显对抗化疗抑制骨髓的造血功能，也充分显示了气生血的意义。宁氏报告将326例晚期胃癌在手术后进行化疗的患者分为两组，一组用益气补肾的中药治疗，一组不用中药为对照。结果化疗后白细胞维持在4000/mm^3以上者，中药治疗组占87%，对照组占64%（$P<0.01$）；血小板计数大于8万者治疗组占98%，对照组占87%（$P<0.01$），与此同时，在中药治疗组E-玫瑰花细胞数及自然杀伤细胞的活性明显增加，而对照组则无变化。可见补益脾肾之气对骨髓生血功能具有保护和促进作用。上述实验及临床研究的结果为气生血的理论提供了充足的科学依据。

3. 气统血的研究

气统血是指脾气统摄血液。脾统血一般包括两方面的含义：一是指脾为血液生化之源，血液系由脾运化水谷后所产生的精微物质化生的；二是指血液在脉管内正常运行而不外溢也赖脾气的统摄作用，若脾气虚亏，统摄失司，则可产生各种出血证。因而，益气摄血是中医治疗出血病证的重要治法之一。凡属气虚血脱者，必当益气摄血。

为了研究益气可以摄血止血的机理，北京东直门医院曾用党参、黄芪治疗一组气虚血溢的血液病患者，在口服参芪膏两周之后，用血栓弹力图（TEG）观察血凝机制的动态变化，结果表明参芪膏有明显的摄血止血的功效，r值（反应时间）从（6.49±3.0）min减至（4.18±1.31）min，r+k值（相当于试管内凝血时间）从（16.13±5.72）min减至（10.94±3.82）min，m值（血栓最大凝固时间）从（50.32±12.60）min减至（37.39±9.40）min，用药前后相比皆有显著差异（$P<0.05$），患者出血症状也明显好转，有效率81.8%。用大鼠进行动物实验也证实了参芪膏具有促凝止血的作用，证实了益气确有摄血止血之功效。

中医理论认为益气既可以行血，又可以摄血止血。也就是说益气可以产生行血或止血两种作用完全相反的效应，其机理是什么？为此，北京中医药大学东直门医院进行了临床及实验研究，其结果说明以下两个问题。

（1）党参、黄芪行血止血的不同作用与其不同的剂型有关：将参芪注射液和参芪膏两种不同剂型进行对比研究，结果表明参芪注射液对凝血酶原时间（PT）凝血酶时间（TT）及血栓弹力图的各项指标皆无明显影响，而对血小板聚集、黏附则有明显的抑制作用，说明参芪注射液具有益气行血之功效。而参芪膏则可使血栓弹力图的r、r+k、m等值明显缩短，对血小板聚集有促进作用，提示参芪膏具有益气摄血的功效。由此可见，同是益气的党参、黄芪，由于剂型不同而呈现不同的效应，显示了中医气血相关理论的正确性及科学性。

不同剂型呈现不同的治疗效果，必有物质基础，研究结果提示由于剂型不同其有效组分不同，从而呈现出不同的作用。

（2）党参、黄芪的行血或止血的不同作用与不同的临床证候有关：用同等量的参芪膏分别治疗气虚血溢的血液病患者和气虚血瘀的冠心病患者，一周后再测血栓弹力图的变化。结果是对气虚血溢者有明显的益气摄血、促凝止血的功效；而对气虚血瘀者服参芪膏前后的血栓弹力图则无明显的改变，说明同是参芪对气虚血瘀者则无明显的促凝止血的作用。以上结果既说明中医气血相关理论的科学性，又揭示了益气具有双向作用的部分实质，这是中医药的特点和优势，值得进一步研究。

（九）气血相关理论的临床研究

以中医气血相关理论为指导，在临床各科疾病的防治中取得了显著的临床疗效，而且对其作用的机理也进行了部分的阐明。其显著的特点是对临床一些难治的病症创立了一些新的疗法，对不少危急重症大大提高了疗效，还打破了一些传统的治疗常规或定论，充分显示了中医气血相关理论指导临床实践的优越性和科学性。现择其要者简介如下。

1. 建立起新疗法

新生儿ABO溶血，西医尚无有效的预防及治疗方法。北京妇产医院以中医气血理论为指导，采用补益肾气、养血活血法治疗93例有ABO溶血史的孕妇，在她们以往的275次妊娠中，有219次发生流产占79.6%，21次早产占7.6%，足月产者仅35次占12.7%，婴儿存活者11例，其中6例还有黄疸后遗症。这93例妇女再次妊娠后经服中药进行预防，结果是足月产者86例占92.4%，获得86名健康婴儿，流产者6例占6.4%，早产1例占1.08%。北京协和医院用理气养血活血法治疗也取得了同样效果。上述结果充分显示了气血理论指导ABO溶血预防的独特疗效。实验研究证实，理气活血具有降低抗体含量和抑制抗体形成的作用，还提示中药提取物是一种半抗原，在胎儿体内与红细胞膜竞争抗体而保护婴儿。

中国医学科学院血研所用具有行气活血化瘀作用的“通脉灵”治疗系统性硬皮病147例，局限性硬皮病164例，共311例，收到好的疗效。治疗后硬化的皮肤变软，病理检查表明闭塞的血管开放，渗出改善，胶原纤维发生疏松而出现束间隙，汗腺也随之恢复正常。其结果也足以说明理气行气、活血化瘀理论指导皮肤科学科疾病所创立的显著疗效。

2. 打破了传统的治疗常规

宫外妊是被认为一经确诊必须立即手术的病症。山西医学院妇科以气血相关理论进行分析，认为宫外妊的基本病机是气机阻滞所致的少腹血瘀证，采用理气活血法治疗了1200例宫外妊，如果90%患者可以非手术治疗，从而打破了宫外妊必须紧急手术的定论，显示了气血理论指导临床实践的重大科学价值。

3. 显著提高了临床疗效

据中医理论分析冠心病心绞痛或急性心肌梗死的基本病机为气虚血瘀，因益气活血是治疗冠心病的最常用的治法之一。以气血理论为指导研制的抗心梗合剂（由党参、黄芪、黄精、丹参、赤芍、郁金组成）治疗430例急性心肌梗死，取得显著的疗效。用益气活血的抗心梗合剂中西医结合治疗组的病死率为6.5%，而单用西医治疗者病死率为14.9%（$P<0.01$）。实践研究证实抗心梗合剂具有缩小梗死面积、降低血黏度、抑制血小板聚集、增加红细胞2.3-DPG含量、增加心肌营养血流量等作用。

由人参、黄芪、当归组成的气血注射液及具有行气活血的冠心Ⅱ号治疗冠心病心绞痛也取得显著的疗效，皆是气血相关指导临床实践而获效的例证。

视网膜静脉阻塞是眼科常见的血管瘀塞性疾病，主要表现是眼底出血。上海第一医学院应用中医药气血理论为指导分析其病机，认为血瘀是标，气血失调是本。于是应用益气活血为主进行辨证论治，结果疗效优于尿激酶治疗的对照组，并观察到加用党参、黄芪等益气药后，一方面视力提高，出血吸收；另一方面，血液的高凝和纤溶低下状态，皆获明显改善，说明益气药可加强活血之功效，与“气帅血运行”的理论是一致的。

弥散性血管内凝血（DIC）常发于休克、严重创伤、感染、大手术、病理产科等病症的严重并发症，死亡率甚高。天津第一中心医院采用具有理气活血的血府逐瘀汤为主中西医结合治疗400余例DIC，取得了总治愈高达92%的满意疗效，并发现该方在凝血机能紊乱的不同阶段，不论是高凝、低凝、纤溶亢进阶段均有良效。这充分显示了中医药特殊的优越性，说明气血理论在指导危急等症的治疗方面也具有重要意义。

小儿腺病毒肺炎是儿科常见的呼吸道疾病，病死率较高。首都医科大学附属北京友谊医院应用益气活血、理气活血等方法治疗该病654例，病死率从30%降至5.6%。

妇女排卵功能异常也是较难治的妇科疾病，北京协和医院采用补益肾气、养血活血法治疗95例排卵功能失调的妇女，结果总有效率为72.6%，怀孕率为31.1%。在怀孕的26例中，不育3年以上者17例，最长者11年。

上述的材料仅是择要介绍以中医气血理论为指导在临床各科取得显著疗效及应用现代科学方法继承、发扬气血理论的实例，充分展示了中医气血理论在指导疾病防治中的重要价值及其科学意义。

第四章　经络学说

经络学说是研究人体经络系统的生理功能、病理变化及其与脏腑相互关系的学说。它与阴阳五学说、脏象学说、气血津液学说及病因病机等学说一样，是中医学理论体系中的重要组成部分。它不仅在针灸、推拿、气功等方面得到广泛的使用，而且对于整个中医学辨证论治都有着重要的指导意义，所以是学习中医学的必读内容，正如清代名医喻嘉言所说过的“行医不明经络，开口动手便错”。

第一节　经络的概念与经络学说的形成

一、经络的概念

经络是中医学独有的概念。它是指存在于人体内的一种运行气血，联络各部，使人体成为一个完整统一的机体的通路。

经络是经脉和络脉的总称。经有路径之意，多为纵行的干线，大多循环于机体的深部，有一定的循行部位。络有网络之意，多为小的分支，大多循行与机体较浅的部位，遍布于全身。

经之于络，交叉会合，在人体中形成一个纵横交错的联络网，它既可以运行气血，营养周身；又可把人体所有的脏器、组织、器官等紧密地联系在一起，使人体成为一个有机的统一整体。

二、经络学说的形成

经络学说同中医学其他学说一样，也是古人在长期同大自然斗争的过程中和长期的治疗实践中逐渐产生的。归纳起来，人体有四个方面的基础。

（一）对体表反应和针感路线现象的归纳

一般认为针灸是形成经络学说的基础，针灸的基础是穴位，而穴位的产生又与人体的体表反应点密切相关。《灵枢·背腧》中曾有“欲得而验之，按其处，应在中而痛解”的记载，就是说，按压体表某部位出现的反应点后，疼痛就会随即缓解，这是产生穴位的基础。

通过长期的医疗实践，人们认识到体表穴位不仅与内脏器官存在着密切联系，而且有一定的规律性，而这种联系的媒介是“脉气”。针灸疗效的关键是“得气”。《灵枢·九针十二原》明确提出“刺之而气不至，无问其数，刺之而气至，乃去之，勿复针”，“为刺之要，气至而有效，效之信，若风之吹云，明乎若见苍天，刺之道毕矣”。所谓“气至”，就是指针刺时的“得气”——患者产生酸、麻、胀、沉重等感觉，沿一定路线传导的现象，这种“脉气”传导的“通道”，就是经络的最初概念。通过古代医家对针刺“得气”现象的长期观察，归纳了针刺感应路线的规律，进而总结出手足十二经脉和奇经八脉等的循行分布与其属络脏腑的关系，以及脏腑经络的症候群，创立了经络学说。现代大量针灸临床和实验研究表明，在一部分人体上，针刺穴位时出现的“针感”或经络感传现象与古代经络的走行分布基本一致，从而推论针刺出现的针感与传导放射的规律，是古代创立经络学说的重要基础之一。

此外，个别的经脉体表红线的出现，也使人们对经脉循行部位的认识有所加强和提高。

（二）对穴位主治性能的总结

古人对穴位主治功效是经历了一段漫长的过程才逐步认识的。就其认识过程，大抵是经历了由不定位的“砭灸处”→穴位定点，形成了治疗性的体表“点”的概念→由“点”的认识发展成“线”，即穴位主治的分类连接→在“线”的基础上，按穴位主治性能加以分类而系统化，从而产生了经络的理论。例如，中府、云门、尺泽、列缺等穴位均能主治咳嗽、喘息等病症，于是将其联成一条线路，形成手太阴肺经。

（三）气功的影响

气功在我国发源很早，练功时，人能自觉热流在体内沿经脉的循环，这自然也为经络学说的形成创立了良好的基础。

（四）解剖生理知识的综合

古人在解剖中对于人体血脉、筋肉、脏腑的了解，加之对于生理功能的分析、归纳，是经络学说产生的又一基础。

综上所述，经络学说是我国劳动人民在与疾病作斗争中，通过无数次实践才逐步形成的。它来源于体表反应点和针刺等感应传导的体验，穴位主治性能的概括，解剖、生理现象的观察，由这几方面的经验积累，归纳了一些规律性现象，推理而成经络学说，直到今天它还在指导着中医的临床实践。远在2000多年前我们祖先设立了这一学说，无疑是我国医学史上的一项重大成就。

第二节　经络系统的组成

经络系统作为一个人体内完整的系统，包括经脉、络脉及其连属部分。经脉分正经与奇经两大类，是经络系统的主要组成部分。正经有十二条，即手太阴肺经、手阳明大肠经、手少阴心经、手太阳小肠经、手厥阴心包经、手少阳三焦经、足太阴脾经、足阳明胃经、足少阴肾经、足太阳膀胱经、足厥阴肝经、足少阳胆经。奇经有八条，即任脉、督脉、冲脉、带脉、阳跷脉、阴跷脉、阳维脉、阴维脉，合称奇经八脉。此外，还有十二经别，是从十二经脉别出的正经，也属于经脉的范畴。

络脉有别络、浮络、孙络三类。别络是较大的分支，共有十五支，其中十二经脉与任、督二脉各有一支，再加上脾之大络，合为十五别络。别络有本经别走邻经之意，其功能是加强表面阴阳两经的联系与调节作用。浮络是络脉中浮行于浅表部位的分支。孙络则是络脉中最细小的分支。

连属部分包括十二经筋和十二皮部。十二经筋是十二经脉循行部位上分布的筋肉系统的总称，有联缀百骸、维络周身，主司关节运动的作用。十二皮部是十二经脉在体表一定皮肤部位的反应区。由于十二经筋和十二皮部的分区，基本上和十二经脉在体表的循行部位一致，因此它们都是按照十二经脉命名的（图4-1）。

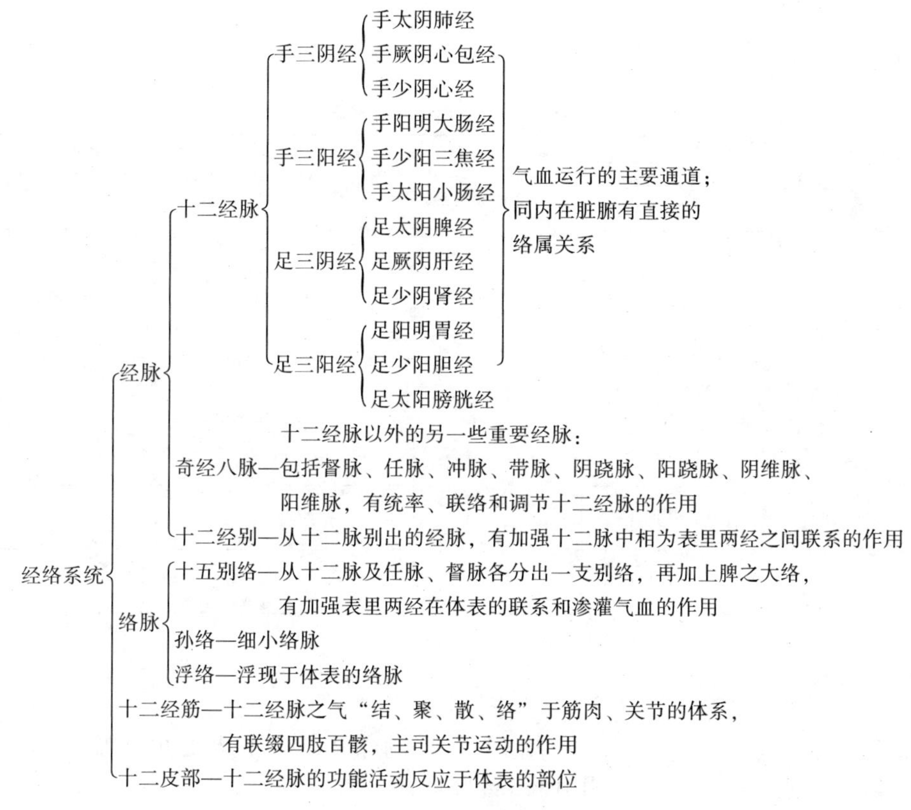

图4-1　经络系统

第三节　十二经脉

一、名　称

十二经脉，有手经、足经、阴经、阳经之分。即十二经脉中分为手三阳经、手三阴经、足三阳经、足三阴经四部分。

（一）命名原则

（1）内为阴，外为阳：分布于肢体内侧面的经脉为阴经，分布于肢体外侧面的经脉为阳经。肢体内侧面有前、中、后之分，名称则有太阴、厥阴、少阴之别。肢体外侧面也有前、中、后之分，名称则有阳明、少阳、太阳之别。

（2）脏为阴，腑为阳：每一阴经分别隶属于一脏，每一阳经分别隶属于一腑，各经都以其所属脏腑命名。

（3）上为手，下为足：经脉的体表部分分布于上肢的经脉，在经脉名称之前冠以“手”字，分布于下肢的经脉，在经脉名称之前冠以“足”字。

（二）具体名称

十二经脉的名称及循行部位如下（表4-1）。

表4-1　十二经脉名称分类

	阴经（属脏）	阳经（属腑）	循行部位（阴经行于内侧，阳经行于外侧）	
手	太阴肺经	阳明大肠经	上肢	前线
	厥阴心包经	少阳三焦经		中线
	少阴心经	太阳小肠经		后线
足	太阴脾经	阳明胃经	下肢	前线
	厥阴肝经	少阳胆经		中线
	少阴肾经	太阳膀胱经		后线

（三）走向、交接、分布、表里关系及流注次序

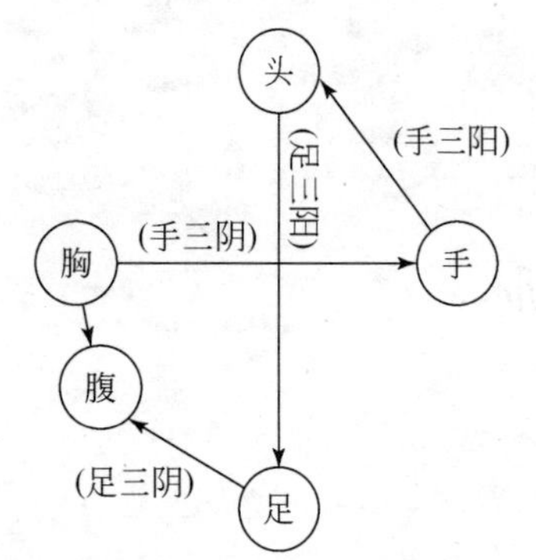

图4-2　十二经脉的走向和交接规律

从以上十二经脉的循行部位及起止点等，可以看到手足阴阳十二经脉具有下列几个规律。

1. 走向和交接规律

手足三阴、三阳经脉，内联脏腑，外络肢节，阴阳相贯，如环无端。其走向和交接规律是：手三阴经，从胸走手，交手三阳；手三阳经，从手走头，交足三阳；足三阳经，从头走足，交足三阴；足三阴经，从足走腹，交手三阴（图4-2）。

由此可以看出，手足三阳经交接于头部，故古人有“头为诸阳之会”的说法；而腹部又为阴经会聚的地方，故有“腹为诸阴之聚”的说法。人体头部易有火热之证，腹部易有寒凉之证，与这部经脉循行部位是有一定关系的。

2. 分布规律

（1）头部：手足三阳经在头部的分布规律如下（图4-3）。

手足三阳经
- 阳明经行于面部
- 太阳经行于面颊、头颈及枕项部
- 少阳经行于侧头部

图4-3　手足三阳经在头部的分布

（2）躯干部

足三阴、三阳经在躯干部的分布规律如下（表4-2）。

表 4-2　躯干部分布规律

部位	第一侧线	第二侧线	第三侧线
胸部	足少阴肾经（距胸正中线 2 寸）	足阳明胃经（距胸正中线 4 寸）	足太阴脾经（距胸正中线 6 寸）
腹部	足少阴肾经（距腹正中线 0.5 寸）	足阳明胃经（距腹正中线 2 寸）	足太阴脾经（距正中线 4 寸）；足厥阴肝经从少腹斜向上至胁
背部	足太阳膀胱经（距背正中线 1.5 寸）	足太阳膀胱经（距背正中线 3 寸）	
体侧部	足少阳胆经、足厥阴肝经		

（3）四肢部

经脉在四肢部的分布规律如下（图 4-4）。

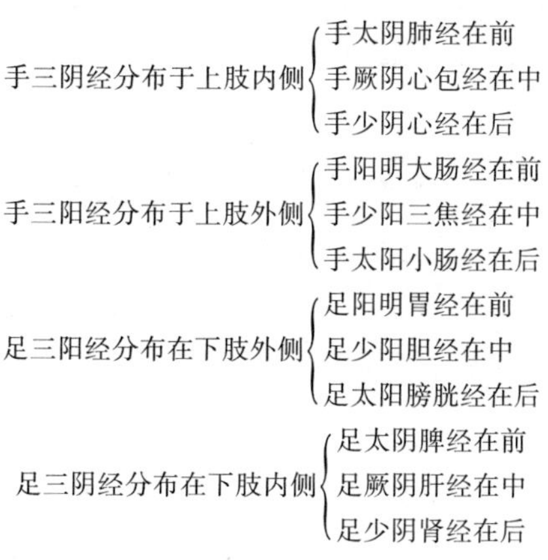

图 4-4　经脉在四肢部的分布

3. 表里关系

手足阴阳十二经脉，内联五脏六腑，其表里络属关系有下列特点。

（1）阴经属里，阳经属表：其经脉的表里关系与脏腑的表里关系相同。如手太阴肺经与手阳明大肠经为表里，太阴肺经为里，阳明大肠经为表等。具有表里关系的经脉，在四肢分布部位上内外相对，并在手足末端互相连接。

（2）十二经脉分别隶属于一脏或一腑，并与相表里的脏腑联络，从而构成“络属”关系。阴经属脏络腑，阳经属腑络脏。如手少阴心经属心络小肠，手太阳小肠经属小肠络心等。

4. 流注衔接次序

十二经脉分布在人体内外，其经脉中的气血运行是循环贯注的。流注次序从手太阴肺经开始，依次传至足厥阴肝经，再传至手太阴肺经，首尾相贯，如环无端。正如《素问·举痛论》所说“经脉流行不止，环周不休”。具体如下（表 4-3）。

表 4-3　十二经脉流注衔接次序

名称	手三阴	手三阳	足三阳	足三阴
走向	从胸走手	从手走头	从头走足	从足走腹
分布（四肢）	上肢		下肢	
	内侧	外侧	外侧	内侧
	手太阴肺经在前 手厥阴心包经在中 手少阴心经在后	手阳明大肠经在前 手少阳三焦经在中 手太阳小肠经在后	足阳明胃经在前 足少阳胆经在中 足太阳膀胱经在后	足太阴脾经在前 足厥阴肝经在中 足少阴肾经在后
流注衔接	→中焦→手太阴肺经—示指端→手阳明大肠经—鼻翼旁→足阳明胃经—足大趾端→足太阴脾经— ↓ 心中→手少阴心经—手小指端→手太阳小肠经—目内眦→足太阳膀胱经—足小趾端→足少阴肾经— ↓ 胸中→手厥阴心包经—手无名指端→手少阴三焦经—目外眦→足少阳胆经—足大趾端→足厥胆肝经—			
表里	里	表	表	里

二、循行部位及主要病症

（一）手太阴肺经

1. 循行部位

起于胃的中脘部，向下联络大肠，反转过来沿着胃的上口，穿过横隔膜，入属于肺脏，又从喉咙处横行出来，经胸部上方（中府穴），出于腋下，沿上臂内侧前缘下行，经肘窝，沿着前臂内侧的前缘，至腕入寸口，上鱼际，沿鱼际边缘，至拇指桡侧尖端（少商穴）。有一分支，从腕后（列缺穴）分出，直行至示指桡侧的尖端（商阳穴），与手阳明大肠经连接。

2. 主要病症

胸闷胀满，咳嗽喘促，心中烦乱，掌心发热，汗出，易感冒，小便次数多而量少，沿经脉循行的部位发生疼痛等。

（二）手阳明大肠经

1. 循行部位

起于示指桡侧端（商阳穴），沿着示指桡侧上缘和第一、二掌骨之间（合谷穴），向上进入两筋（拇长伸肌腱与拇短伸肌腱）之间的凹陷处，沿前臂桡侧上缘，至肘部外侧，再沿上臂外侧前缘上行，经肩关节，走肩峰前缘，转向顶部至第七颈椎棘突下（大椎穴），与诸阳脉相会合，再向前下进入缺盆（锁骨上窝），下行联络肺脏，穿过横膈下行，属于大肠。有一分支从缺盆上行颈部，穿过面颊，入下齿中，回绕至上唇，左脉向右，右脉向左，交叉于人中，然后挟行至鼻孔两侧，止于迎香穴，与足阳阴胃经连接。

2. 主要病症

下牙痛，咽喉肿痛，鼻衄，鼻流清涕，口干，目黄，颈肿，上肢前缘及肩部疼痛或运动障碍等。

（三）足阳明胃经

1. 循行部位

起于鼻翼旁（迎香穴），挟鼻上行，左右交于鼻根凹陷处，旁行入目内眦，与足太阳经相会，向下沿着鼻的外侧，入上齿中，复出环绕口唇。下交于颏唇沟承浆处，分别沿着下颌的后下方，出于大迎穴，经颊车穴上行耳前，沿发际到达前额部。有一分支从大迎前下走到人迎，沿喉咙旁进入缺盆部。向下通过横膈，属胃络脾。其直行的经脉，从缺盆出于体表，沿乳中线下行。挟脐（旁开二寸），进入腹股沟处的气街穴。又一支脉从胃下口分出，经腹部深层下至气街，与前脉会合，然后向下沿大腿内侧前缘至髀关，直抵伏兔。入膝膑中，向下沿胫骨外侧前缘行至足背，沿二、三趾骨间及二、三腱外侧端（厉兑穴）。有一支脉从膝下三寸（足三里穴）分出，下行入中趾外侧端。又一支脉从足背分出（冲阳穴），直至大趾内侧端（隐白穴），与足太阴经相连接。

2. 主要病症

高热，汗出，鼻衄，唇疹，口㖞，头痛，咽喉肿瘤，颈肿，惊惕，发狂，脘腹胀满，肠鸣，腹水，腹股沟、下肢前外侧、足背及第二、三趾疼痛或运动障碍。

（四）足太阴脾经

1. 循行部位

起于足大趾内侧端（隐白穴），沿足内侧赤白肉际，经趾骨关节突起的后面，走向内踝前缘，过三阴交，沿小腿内侧上行，循胫骨后，在内踝上八寸外交出足厥阴经之前，经膝关节内侧，循大腿内侧前缘，上入腹内，属脾、络胃，穿过横膈，挟行咽喉两旁，上连舌根，散于舌下，有一支脉从胃部分出，穿过横膈，流注于心中，与手少阴经相接。

2. 主要病症

舌体强，食则呕，善噫，倦怠乏力，身体困重，食欲不振，脘腹胀病，大便溏泻，下肢内侧肿痛或厥冷，黄厥足大趾运动障碍等。

（五）手少阴心经

1. 循行部位

起于心中，出来属于心系（心与其他脏腑相联系的脉络），向下穿过横膈，联络小肠。其支脉从心系沿食管两旁，上挟咽喉，上连于目系（眼与脑相联系的脉络），其直行的经脉从心系肺，横出腋下（极泉穴），沿上肢内侧后缘下行，入肘内后方，沿前臂内侧后缘，过豌豆骨突起处，进入掌内后缘，循小指内侧到尖端（少冲穴），与手太阳经互相连接。

2. 主要病症

心痛，咽干，口渴，胸胁痛，上肢屈侧后缘疼痛，手心热或厥冷，目黄等。

（六）手太阳小肠经

1. 循行部位

起于手小指外侧端（少泽穴），沿手背外侧至腕部，出于尺骨茎突中间，直上沿尺骨后缘，经尺骨鹰嘴与肱骨内上髁之间，向上沿上臂外侧后缘，出于肩关节，绕行肩胛部，交会于肩上大椎穴，向下经肩部前入缺盆，络心，沿食管穿过横膈，到达胃部，下行属小肠。有一支脉，从缺盆沿着颈部上达面颊，至目外眦，转入耳中（听宫穴）。又一支脉，从面颊分出，上行目眶下缘，抵于鼻旁，至目内眦（睛明穴），与足太阳经连接。

2. 主要病症

耳聋，目黄，咽痛，面颊，下颏及颈部肿痛，头项不能转动，肩、臂及上肢伸侧后缘疼痛等。

（七）足太阳膀胱经

1. 循行部位

起于目内眦（睛明穴），上行额部，与督脉交会于头顶部（百会穴）。其支脉从头顶分出至耳上角，与少阳胆经相会。其直行的经脉，从头顶入脑，复返出来下行项后，沿着肩胛内侧，并行在脊椎两旁（旁开一寸五分），到达腰部，从脊旁肌肉进入体腔，联络肾脏，属于膀胱。从腰部分出的支脉，挟脊下行，穿过臀部，进入腘窝中（委中）。另一支脉从项后下行，沿肩胛内缘向下并行在脊椎两旁（旁开三寸），经刚髀枢（环跳穴处），沿大腿外侧后部，向下与腰部下来的支脉会合于腘窝中，然后下行穿过小腿肚，出于外踝的后面，沿着足背第五趾骨粗隆边缘，到小趾外侧端（至阳），与足少阳经相连接。

2. 主要病症

头顶强痛，疮，疟，狂，癫疾，目黄，泪出，腰脊痛及运动障碍，眼球胀痛，鼻流清涕或出血，半身不遂，腘窝、腓肠肌及足小趾等处疼痛或运动障碍。

（八）足少阴肾经

1. 循行部位

起于足小趾下面，斜行于足心（涌泉穴），出于舟骨粗隆的下面，沿内踝后缘，进入足跟，再向上行于腿肚的内侧，经膝弯内缘，上大腿内侧后缘，穿过脊椎，属于肾脏，联络膀胱。其直行的经脉，从肾向上，通过肝和隔膜，入于肺中，沿着喉咙，挟于舌根部。另一支脉从肺脏分出，联络心脏，流注于胸中，与手厥阴经相连接。

2. 主要病症

气短喘促，咳嗽咯血，头目眩晕，心如悬若饥状，惊恐，口干舌燥，咽干肿瘤，心胸烦闷疼痛，腹泻，腰脊疼痛，下肢无力或厥冷，足心发热，心痛，黄疸等。

（九）手厥阴心包经

1. 循行部位

起于胸中，属心包络，向下穿过横膈，依次联络上、中、下三焦。有一支脉从胸中分出，沿胁肋到达腋下三寸处（天池穴），又上行抵腋窝，沿上臂内侧中间，入于肘中，向下行于前臂，循尺、桡骨中间，进入掌中，沿中指到尖端（中冲穴）。另一支脉，从手掌中央（劳宫穴）分出，沿环指的尺侧至末端（关冲穴），与手少阳经相连接。

2. 主要病症

心悸，心烦，胸胁胀满，心痛，精神失常，上肢痉挛，手心热，腋下肿，面赤，目黄等。

（十）手少阳三焦经

1. 循行部位

起于环指尺侧端（关冲穴），向上沿着第四、五掌骨之间，经腕关节背面，出于前臂外侧尺、桡骨之间，向上穿过肘尖，沿上臂外侧上肩，交于足少阳胆经之后，向前进入缺盆，分布于胸中，联络心包，向下穿过横膈，依次属于上、中、下三焦，有一支脉从胸中分出，向上出于缺盆部，（至大椎）上走顶部，沿耳后（翳风），直上出于耳上角（角孙穴），再弯曲下行经面颊部到达眼眶下。另一支脉，从耳后进入耳中，出于耳前，与前脉交叉于面颊部，至目外眦，与足少阳经相连接。

2. 主要病症

耳聋，咽喉肿瘤，颊部及耳后痛，肩及前臂痛，环指运动障碍，汗出，目外眦痛等。

（十一）足少阳胆经

1. 循行部位

起于目外眦（瞳子髎穴），向上到达额角部（颔厌穴），下行至耳后（完骨穴），折回上行，经头额到眉上（阳白穴），又折回耳后（风池穴），经颈侧，达肩部（大椎穴），前行入缺盆。有一支脉，从耳后入耳中，出走耳前，至目外眦的后方。另一支脉，从目外眦分出，下行至大迎，与手少阳经会合，抵于目眶下，下行过颊车，至颈部，入缺盆，与前脉会合，然后向下进入胸中，穿过横膈，络肝，属胆，沿着胁弓之内，下出气街，绕过外阴部毛际，横入髋关节部位（环跳穴）。其直行的支脉，从缺盆下行到腋窝，沿着胸侧部过季肋，向下至髋关节部位，与前脉相会合，再向下沿着大腿外侧中间，经膝外侧，走腓骨小头之前，直下至达腓骨下段（悬钟穴），再下出外踝的前面，沿着足背，进入足第四趾外侧端（足窍阴穴）。另有分支从足背分出（足临泣穴），至大趾端，回行至趾甲后丛处（大敦穴），与足厥阴经连接。

2. 主要病症

往来寒热，口苦，善太息，胁痛，偏头痛，瘰疬，疟疾，膝、股、小腿外侧及第四足趾疼痛或运动障碍等。

（十二）足厥阴肝经

1. 循行部位

起于足大趾爪甲后丛毛处（大敦穴），沿着足背向上，至足内踝前一寸处，向上至踝上八寸处，交出于足太阴经的后面，经膝部内侧，过大腿内侧中间，进入阴毛中，环绕阴部，上抵少腹，挟胃上行，属肝，络胆，向上穿过横膈，分布于胁弓，沿着喉咙的后面，向上进入鼻咽部，上行连目系，出于前额，与督脉会合于巅顶。有一分支从眼后分出，下行面颊之内，环绕口唇内，另一支脉，从肝脏分出，穿过横膈，进入肺脏，与手太阴经相连接。

2. 主要病症

胸胁胀痛，胸满，呕吐，腹泻，疝气，尿闭，腰痛，妇女小腹痛等。

第四节　奇经八脉

奇经八脉，指任脉、督脉、冲脉、带脉、阴维脉、阳维脉、阴跷脉、阳跷脉。它们是独立于十二条正经之外的经脉，因“不拘于经（指正经），故曰奇经八脉也”（《难经·二十七难》）。

所谓“奇”，一定有不同于正经的地方。其一，它同脏腑无直接的络属关系，不属于某一个脏腑；其二，奇经八脉之间无表里所含；其三，它的分布不似正经那样有规律，所以被称为“奇经”。

奇经八脉在经络系统中，起着很重要的生理作用。首先，它交贯于正经之间，具有加强正经之间的联系，调节正经气血多少的作用。其次，与某些脏腑，如肝、肾、女子胞等的关系密切，生理、病理意义均很大。再次，有些奇经上有些独特的穴位，在针灸、气功等方面，存在着很重要的治疗意义。

一、督　脉

督脉有总督、总管、统帅之意，因为它行于人体后背的正中，后背属阳，故有“总督一身阳脉”的意思。

（一）督脉的生理功能

（1）调节阳经气血：六条阳经都与督脉交会于大椎，督脉对阳经气血有调节作用，能总督一身之阳经，故称为“阳脉之海”。

（2）主司生殖功能：督脉能主生殖功能，特别是男性生殖功能。

（3）反映脑髓肾的功能：督脉属脑，络肾，肾精生髓，脑为髓海。故督脉与脑、脊髓的功能有关。

（二）督脉的循行部位

督脉起于胞中，下出会阴，后行于腰背正中，循脊柱上行，经项部至风府穴，进入脑内，再回出上至头项，头部正中线，经头顶、额部、鼻部、上唇、到唇系带处。

（三）督脉的主要病症

脊柱强直，角弓反张，脊背疼痛，头痛，精神失常，男子性功能障碍，脱肛等。

二、任　脉

任脉有总任、担任之意，由于它行于人体胸腹部的正中，胸腹属阴，故有“总任一身阴脉”的意思。另外，“任”还有“妊养”之意，与女子妊娠关系密切。

（一）任脉的生理功能

（1）总任一身的阴经：任脉分布于胸腹正中，与三阴经均有交会，与阴维脉、冲脉亦有交会，故总任一身阴经之气，凡精血、津液等均为任脉所司，有“阴脉之海”的名称。

（2）妊育胎儿：任脉起于胞中，有维系胞胎的功能，与女子经、带、胎、产关系密切，故有“任主胞胎”之说。

（二）任脉的循行部位

任脉起于胞中，下出会阴，经阴阜，沿腹部和胸部正中线上行，经过咽喉，到达下唇内，环绕口唇，上至龈交穴，与督脉相会，并向上分行至两目下。

（三）任脉的主要病症

月经不调，如经闭、经量过多等，不能生育，带下，疝气，咽喉疼痛，言语障碍等。

三、冲　脉

冲脉有冲要之意，为总领诸经气的要冲。

（一）冲脉的生理功能

（1）调节十二经气血：冲脉上至于头，下至于足，后至于背，前至于腹，贯穿全身，成为气血的要冲，能调节十二经气血，故称为“十二经脉之海”、“五脏六腑之海”。冲脉之所以具有这种重要作用是因为它同足少阴和足阳明的联系，以及它和任、督二脉的关系。足少阴肾为先天之本，元气之根；足阳明胃为水谷之海，与脾同为后天之本、气血生化之源；冲脉既联先天，又联后天，所以称之为“五脏六腑之海”。督脉主一身之阳气，为阳脉之海，任脉主一身之阴气，为阴脉之海。冲脉与任、督二脉同起胞中，一源三歧，冲脉在前与任脉并行于胸中，后通督脉。冲脉通过与任、督二脉的联系，容纳十二经脉的气血，故又称为“十二经脉之海”。

（2）主人体生殖：冲脉与女子月经关系密切，有“血海”之称，而月经又与生殖有关，故冲脉与女子生殖功能息息相关。男子冲脉不足，亦可导致生殖功能障碍。

（二）冲脉循行部位

冲脉起于胞中，下出会阴，并在此分为三支：①沿腹腔前壁，挟脐上行，与足少阴经相并，散布于胸中，再向上行，经咽喉，环绕口唇；②沿腹腔后壁，上行于脊柱内；③出会阴，分别沿股内侧下行到足大趾间。其中①、②为上行支，③为下行支。

（三）冲脉的主要病症

腹内拘急疼痛，气上冲胸，月经不调，不育无子等。

四、带　　脉

带脉有束带之意，围腰一周，状如束带。

（一）带脉的生理功能

（1）约束诸脉：带脉能约束纵行之脉，足之三阴、三阳及阴阳二跷脉皆受带脉之约束，以加强经脉间的联系，故有“诸脉皆属于带”的说法。

（2）固护胎儿和主司妇女带下。

（二）带脉的循行部位

带脉起于季肋，斜向下行到带脉穴，绕身一周，并于带脉穴出再向下方沿髋骨上缘斜行到少腹。

（三）带脉的主要病症

腹胀，腰酸疼痛，带下，痔漏等。

五、阴跷脉、阳跷脉

“跷”同于“跻”，有轻健、矫捷之意。

（一）生理功能

（1）阳跷脉主一身左右之阳，阴跷脉主一身左右之阴。

（2）主濡养双目，司目开合。

（3）主下肢活动。

（二）循行部位

跷脉左右成对。阴跷脉、阳跷脉均起于足踝下。阴跷脉从内踝下照海穴分出，沿内踝后直上下肢内侧，经前阴，沿腹、胸部进入缺盆，出行于人迎穴之前，经鼻旁，到目内眦与手足太阳经、阳跷脉会合。

阳跷脉从外踝下申脉穴分出，沿外踝后上行，经腹部，沿胸部后外侧，经肩部、颈外侧，上挟口角，到达目内眦。与足太阳经、阴跷脉会合，再上行进入发际，向下到达耳后，与足少阳胆经会合于项后。

（三）主要病症

阴跷为病，肢体外侧肌肉弛缓而内侧肌肉拘急，咽喉疼痛，嗜睡；阳跷为病，肢体内侧肌肉弛缓而外侧肌肉拘急，不眠，目内眦赤痛等。

六、阴维脉、阳维脉

维有维系之意。

（一）生理功能

阴维脉“维系诸阴”，阳维脉“维系诸阳”。

（二）主要循行部位

阴维脉起于小腿内侧足三阴经交会之处，沿下肢内侧上行，至腹部。与足太阴脾经同行，到胁部，与足厥阴经相合，然后上行至咽喉，与任脉相合。

阳维脉起于外踝下，与足少阳胆经并行，沿下肢外侧趋上，经躯干部后外侧，从腋后上肩，经颈部、耳后，前行到额部，分布于头侧及项后，与督脉会合。

其主要病症：阴维发生病变，常患胸痛、胃痛、心痛等症。阳维发生病变常患寒热反复发作等症。

第五节　经络的生理与经络学说的应用

一、经络的生理功能

中医将经络的功能活动称为“经气”。它主要表现为运行气血，濡养人体的脏腑组织；联系脏腑器官，沟通各个部分；感应传导作用及调节人体各部分的机能平衡。

（一）运行气血，濡养脏腑组织

气血是人体中各个脏腑组织所必需的，只有得到气血的濡养，才能维持其本身的正常生理活动。而人体内运行气血的系统就是经络，经络以其大大小小的脉络，输运气血，通达全身，发挥其营养脏腑组织器官，抗御外邪，保卫机体的作用。所以《灵枢·本藏》说：“经脉者，所以行血气而营阴阳，濡筋者，利关节者也。”

（二）联系脏腑器官，沟通各个部分

人体的结构是复杂的，它由五脏六腑、四肢百骸、五官九窍、皮肉脉筋骨等组成，虽然它们各有不同的生理功能，但又共同进行着有机的整体活动，使机体内外、上下保持协调统一，构成一个有机的整体。这种有机配合，相互联系，主要是依靠经络的沟通、联络作用实现的。由于十二经脉及其分支的纵横交错，入里出表，通上达下，相互络属于脏腑；奇经八脉联系沟通于十二正经、十二经筋、十二皮部联络筋脉皮肉，从而使人体的各个脏腑组织器官有机地联系起来，构成了一个表里、上下彼此之间的紧密联系，协调共济的统一体，所以说“夫十二经脉者，内属于脏腑，外络于肢节”（《灵枢·海论》）。

具体地讲，经络的联系沟通作用，表现在四个方面，即脏腑同外周肢节之间的联系、脏腑同五官九窍之间的联系、脏腑之间的联系、经脉与经脉之间的联系。

（三）感应传导作用

所谓感应传导，指的是经络系统对于针刺或其他刺激的感觉传递和通导作用，实际上是一种传导信息的作用。例如，针刺某一个体表穴位时，这种刺激就沿着经脉传于体内有关脏腑，使内在的脏腑功能发生变化，以达到治疗作用。针刺中的“得气”现象和“行气”现象就是经络传导感应作用的表现。

（四）调节机能平衡

经络能运行气血和协调阴阳，使人体机能活动保持相对的平衡。当人体发生疾病时，出现气血不和及阴阳偏盛偏衰的证候，可运用针灸等治法以激发经络的调节作用，以“泻其有余，补其不足，阴阳平复”（《灵枢·刺节真邪》）。实验证明，针刺有关经络的穴位，对各脏腑有调节作用，即原来亢进的可使之抑制，原来抑制的可使之兴奋，起到一种整体调节的作用。

《灵枢·官能》说：“察其所痛，左右上下，知其寒温，何经所在”就指出了经络对于指导临床诊断的意义和作用。

二、经络学说的临床意义

经络学说作为中医学理论体系中的重要学说被广泛地用以指导临床各科的治疗。特别是对针灸、按摩和药物治疗，更具有较大的指导意义。

针灸与按摩疗法，主要是根据某一经或某一脏腑的病变，而在病变的邻近部位或循行的远隔部位上取穴，通过针灸或按摩，以调整经络气血的功能活动，从而达到治疗的目的。而穴位的选取，就必须按经络学说进行辨证，断定疾病属于何经后，根据经络的循行分布路线和联系范围来选穴，这就是“循经取穴”。

药物治疗也要以经络为渠道，通过经络的传导转输，才能使药到病除，发挥其治疗作用。在长期临床实践的基础上，根据某些药物对某一脏腑经络有特殊作用，确定了“药物归经”理论，这是中医学独特的药物理论。同一清热燥湿药有入心、肺、脾经之不同；同一理气药有入肝、脾、肺之异，归经不同，作用自然迥别。金元时期的医学，发展了这方面的理论，张洁古、李杲还按照经络学说，提出“引经报使”药，如治头痛，属太阳经可用羌活，属阳明经的可用白芷，属少阳经的可用羌活、白芷、柴胡，不仅分别归手足太阳、阳明、少阳经，且能作为他药归入上述各经发挥治疗作用。

此外，在当前被广泛地运用临床的针刺麻醉，以及其他新型疗法，如耳针、水针、电针等方法虽然不同，但都是以中医传统的经络学说为基础的，当然其本身也是对经络学说的进一步发展与充实。

附　参考资料

一、内经原文摘录

1.《灵枢·经脉》

雷公问于黄帝曰：《禁脉》之言，凡刺之理，经脉为始，营其所行，制其度量，内次五藏，外别六府，愿尽闻其道。黄帝曰：人始生，先成精，精成而脑髓生，骨为干，脉为营，筋为刚，肉为墙，皮质坚而毛发长谷入于胃，脉道以通，血气乃行。雷公曰：愿卒闻经脉之始生。黄帝曰：经脉者，所以能决死生，处百病，调虚实，不可不通。

经脉十二者，伏行分肉之间，深而不见；其常见者，足太阴过于外踝之上，无所隐故也。诸脉之浮而常见者，皆络脉也。六经络手阳明少阳之大络，起于五指间，上合肘中。饮酒者，卫气先行皮肤，先充络脉，络脉先盛，故卫气已平，营气乃满，而经脉大盛。脉之卒然动者，皆邪气居之，留于本末；不动则热，不坚则陷且空，不与众同，是以知其何脉之动也。雷公曰：何以知经脉与络脉异也？黄帝曰：经脉者常不可见也，其虚实。也以气口知之，脉之见者，皆络脉也。雷公曰：细子无以明其然也。黄帝曰：诸络脉皆不能经大节之间，必行绝道而出入，复合于皮中，其会皆见于外，故诸刺络脉者，必刺其结上，甚血者虽无结，争取之以泻其邪而出其血，留之发为痹也。

2.《灵枢·营气》

黄帝曰：营气之道，内谷为宝，谷入于胃，乃传之肺，流溢于中，布散于外，精专者，行于经隧，常营无已，终而复始，是谓天地之纪。故气从太阴出，注手阳明，上行注足阳明，下行至跗上，注大指间，与太阴合，上行抵髀，从脾注心中，循手少阴出腋下臂，注小指，合手太阳，上行乘腋出䪼内，注目内眦，上巅下项，合足太阳，循脊下尻，下行注小指之端，循足心注足少阴，上行注肾，从肾注心，外散于胸中。循心主脉出腋下臂，出两筋之间，入掌中，出中指之端，还注小指次指之端，合手少阳，上行注膻中，散于三焦，从三焦注胆，出胁，注足少阳，下行至跗上，后从跗注大指间，合足厥阴，上行至肝，从肝上注肺，上循喉咙，入颃颡之窍，究于畜门。其支别者，上额循颠下项中，循脊入骶，是督脉也，络阴器，上过毛中，入脐中，上循腹里，入缺盆，下注肺中，复出太阴。此营气之所行也，逆顺之常也。

二、后世医家论述摘录

1.《扁鹊心书》

谚云：学医不知经络，开口动手便错。盖经络不明，无以识病证之根源，究阴阳之传变。如伤寒三阴三阳，皆有部署；百病，十二经脉可定死生。既讲明其经络，然后用药径达其处，方能奏效。昔人望而知病者，不过熟其经络故也。俗传遇长桑君，授以怀中药，饮以上池之水，能洞见脏腑。此虚言耳！今人不明经络，止读药性、病机，故无能别病所在，漫将药试，偶对稍愈，便尔居功，况亦未必痊愈，若一不对，反生他病。此皆不知经络故也。

2.《素灵微蕴》

……六腑者，所以受水谷而行化物者也。水谷入胃，脾气消磨，渣滓下传，精微上奉，化为雾气，归之于肺，肺司气而主皮毛，将此雾气，由脏而经，由经而络，由络而播宣皮腠，熏肤充身泽毛，是谓六经之气。雾气降洒，化而为水，津液精血于是生焉。阴性亲内，自皮而络，自络而经，自经而归趋脏腑。津入于肺，液入于心，血入于肝，精入于肾，是谓五脏之精。

3.《锦囊秘录》

……经脉者，行血气，通阴阳，以荣于身者也。络脉者，本经之旁支而别出，以联系于十二经者也。本经之脉，由络脉而交他经，他经之脉亦由是焉。人身之气，经盛则注于络，络盛则注于经。得注周流，无有停息，昼夜流行，与天同度，终而复始……。

4.《吴医汇讲》

周身气血，无不贯通。故古人用针通其外，由外及内，以和气血；用药通其里，由内及外，以和气血。其理一而已矣。至于通则不痛，痛则不通，盖指本来原通，而今塞者言。或在内，或在外，一通则不痛。宜十二经络脏腑，各随其处而通之，若通别处，则痛处未知，而他处反为掣动矣。

三、关于经络学说的研究进展

经络学说的内容丰富多彩，但其核心论则是经络的循行路线及其功能表现，这也是我国近40年来经络研究工作的主要方面。大体上，从20世纪50～60年代，主要进行关于经络路线客观存在及经络、经穴形态学研究方面的工作，从70年代至今，则主要是进行经络现象特别是循经感传现象方面的研究工作。现将近40年来，有关经络研究方面的主要成就作一简要回顾。

（一）经络现象的研究

经络现象主要是指沿经络路线出现的一些感觉传导及具有形态学变化的特殊现象。"循经性"是各类经络现象的共同特征。沿经出现的感觉传导现象特称为"循经感传现象"，它在各类经络现象中最为多见，也是近10余年经络研究工作的重点，具有形态学改变的经络现象，因其具有目视手触的鲜明形象，称为"可见的经络现象"。另有一类平时不易察觉、须借特殊检查方法方可发现的"隐性感传现象"。

经络现象是经络客观存在的重要依据，也是阐明经络实质的重要线索。

1. 循经感传现象

循经感传现象临床并不罕见，许多古医籍都有这方面的记载，历代针灸家都把调控循经感传（"气至病所"）作为提高针灸疗效的重要手段。因此，一般认为，循经感传是古人创立经络学说的重要依据。

循经感传现象的调查：从20世纪50年代开始，国内陆续出现有关循环经感传的报道，但数量尚少，且较分散，未引起人们的足够重视。在全国范围掀起感传研究的高潮，是从70年代初开始的。1972～1978年，全国有20多个省市、自治区的30多个单位按统一的标准和方法进行了循经感传人群调查工作。共调查了约20万人，从中发现感传现象3000多例，其中感传显著者（经络敏感人）约500多例。调查对象遍及全国不同地区、民族、年龄、性别、职业的患者与健康人。从70年代末，还陆续有人用同样的方法在国外进行调查，迄今已调查的国家及人数为：莫桑比克203人、几内亚123人、尼日利亚182人，以及来自英、法、加拿大、澳大利亚等10多个国家的白人患者110人。计外籍调查对象618人。结果表明，国内调查对象中，不同地区、民族、性别的各类人群中，其感传出现率并无显著差异。外籍对象的调查人数虽不多，但已可说明，白色与黑色种族中同样存在着循经感传现象。

循经感传现象的主要特征：①感传路线与古籍记载的经络循行动路线基本一致，但也有超过、不及、串行或不循经等变异现象。一般，四肢部一致为多，躯干部常有偏离，头面部变异较大。总的来看，感传路线远较古载经络路线复杂多样。有人据此推论，古代经络图可能是一种简化形式的"模式图"。②除四肢末端及头面、躯干部的经脉始终穴外，一般穴位所引出的感传多呈双向性传导。此外，感传路线常有趋向病灶的现象。在感传行进的过程中，中止穴位刺激，则多数感传沿原路回流。同一人体，当数条感传同时进行时，彼此互不干扰。③感传宽度可因人、因经、因部位而异，一般，在四肢部分较窄，躯干部分较宽。宽度变化一般在0.5～5.0cm或更宽。也有报道的宽度始终一致者居多。在带状感传中，可有感觉更为清晰的中心线。当感传到达胸腹或头面部时，可出现大面积扩散现象。总的来看，感传可呈线状、带状与片状。④感传线的深度每因局部肌肉厚度而异，即肌肉薄处较浅，肌肉丰厚处较深。当感传行经胸腹部时，或浅行于体壁，或深入于体腔。⑤感传速度亦可因人、因经、因部位而异，一般在每秒数毫米至数十厘米之间。⑥感传的感觉性质多种多样，可因刺激性质与个体差异而不同，一般有冷、热、酸、麻、胀感等，或虫爬、水流、跳动感等。⑦感传过程中，可因机械压迫、局部注射液体、冷冻降温与反复的皮肤触觉刺激等阻滞；或因创伤、肿大的脏器、脓肿等病变所阻断。⑧在感传行经各种脏腑器官时，50%～90%的感传可引发相应的脏器效应。这些效应绝大多数与经络学说所叙述的内容相符。如沿肺经的感传到达胸部时，可有气喘、咳嗽等反应。胆经感传达耳区时，出现耳内轰鸣，或听力提高。甚至当感传到达头部时，即快速陷入深沉的睡眠，并屡试不爽。上述种种反应，多可反复出现，已经客观测定。如心经感传至心前区时，心电图十二个导联均发生变化。针刺肾经复溜穴及膀胱经志室穴引发感传后，24小时尿量明显增加，尿中环磷腺苷（cAMP）与肌酐含量均有显著变化。⑨在感传过程中，还可出现各种可见的经络现象，如红线、白线、丘疹、水疱与皮下出血等。伴上述现象，甚至长贯感传线全程，足证循经感传并非单纯的感觉变化。循经感传现象的激发与诱发：通过大量的调查、已确知循经感传现象在人群按一定比例而存在，但它是否普遍存在于人体呢？诱发感传的成功经验对此作了肯定的回答。这方面的系统研究是70年代末开始的。

激发循经感传，主要是从解决方法着手。有人报道，经传统的手法30～40次激发后，可使85%的患者感传超过三关节。结合导入“易感点”，“接穴通气”及针加灸等方法，可使感传出现率达87%以上。感传出现率及“气至病所”率随激发次数的增加而增加。有人采用电针反复多次做短程“接力”的方法。即在每段短感传线前端反复追加刺激点，以引短为长。随着追加次数的增多，所需接力点越来越少，最后，仅刺激井穴，即可使约55%的患者感传直达病所。有人采用点送电疗机沿经导入乙酰胆碱、肾上腺素及三磷酸腺苷等药物以激发感传。其中，乙酰胆碱效果最佳，可使感传出现率由导入前的15%上升至70%，三磷酸腺苷次之，肾上腺素无效。此外，尚有循经加热与电鍉针刺激相结合的方法，效果亦较好。

诱发循经感传，即通过诱导入静以改变中枢神经的机能状态，再结合穴位刺激以诱发感传。诱发成功率在85%以上，其中显著型感传例占71%，是目前有关报道中转显率最高的方法。此法有长期的后续效应，凡经一穴诱发出感传后，即可在任何穴点上引发出相应的感传线束。另有人报道，气功锻炼者，其感传出现率要较未练功者为高。气功锻炼时间越长，诱发感传的效果也愈高，说明气功入静对感传的显现确有促进作用。

循经感传现象的临床应用：感传现象的临床应用是与诱发感传的研究工作紧密相关的，历代针灸家一致认为，促使“气至病所”能显著提高针灸疗效，我国近10余年来有关感传临床应用的事实也充分证明了这一点。迄今，国内已在10多个病种中作了有关的系统观察，都取得令人满意的疗效。所观察的病种有支气管哮喘、面肌痉挛、冠心病、胃下垂、近视眼、聋哑、慢性肝火、慢性阻塞性肺病、血管闭塞性脉管炎、高血压、胎位异常、肺癌、遗尿等。一致认为，针灸疗效以感传“气至病所”者最佳，一般感传者的疗效也均优于无感传者。疗效的显著程度，还因感传线路接近病灶的近与远，而有优与劣的差别，即越近病灶者，其疗效越佳，反之则递降。

2. 隐性感传现象

1975年有人提出，感传可能存在显性与隐性的两种形式，后者在针灸临床上更为多见，在一定条件下，隐性可转化为显性。1977年开始有人报道隐性感传现象。检测方法是，先给井穴以电脉冲刺激，然后以小型叩诊锤在经脉线各个水平线上作横向叩击，可检出颈脉线上存在的阳性敏感点。叩及这些点，可出现向井穴放射的麻胀感。阳性点的连线与经脉线吻合。调查结果表明，隐性感传现象在人群中约有68%的检出率。此种感传线具有低阻抗的特点，甚至在离体的截肢上也仍然保持着。

另一种形式的隐性感传线，是沿经出现的感觉异常带，常见者有麻木带与痛敏带，或多种感觉的复合障碍带。它们可在穴位刺激后产生，亦可在某些病理状态下自发地出现，但多半须借神经科的方法方可发现。它们可与感传线重合，亦可作为感传线的另一种延续形式，但更多的是单独存在。感觉异常带的宽度为0.3～6.0cm，一般为1～3cm。

3. 可见的经络现象

有关可见的经络现象，从20世纪50年代起即陆续有所报道，其种类有红线、白线、皮丘带、皮下出血线、线状竖毛、带状脱毛、皮下条索状物等，以及各种线（带）状皮肤病，共计100余例。其中最为多见的是循经皮肤病，其次为红线。它们可在针刺或电脉等刺激方式作用下产生，但更多的是在某些病理状态下自发地出现。

循经皮肤病可分三类：第一类属表皮及真皮上部的病理变化，它们有疣状痣、色素痣、皮肤萎缩、皮肤色素沉着、白癜风、瘟疹、神经性皮炎，扁平苔藓及银屑病。第二类属真皮血管扩张、血管缺少、出血及胶原纤维变性等，它们有鲜红斑痣、贫血痣、紫癜及硬皮病。第三类为皮肤附属器的病理变化，它们有皮脂腺痣及汗孔角化症。据132例分析，其中先天性者占25%，以各种痣为多见，可存在数年以至终生；后天性者占75%，以神经性皮炎及扁平苔藓为多见，可存在数天至数年。

循经性皮肤病广泛分布于十四经及带脉。其中，出现于肾经最多，约占全数的21%；大肠经次之，约占13%；再次为肺经与心包经；出现于胆经、胃经与三焦经者最少。可仅在单条经脉上出现，也可在同一体出现两条以上的循经皮肤病。它们多数边缘整齐、分布清晰、或细如丝线，或粗如带状，一般在0.5～2.0cm。在某些部分如肩胛部，可扩大成片，而在有些部位则缩小成点状播散。

（二）经络路线的客观检测

早在20世纪50～60年代，我国科研人员即运用各种现代检测手段对经络路线进行客观检测。其中，关于经络、经穴的电学特性方面的研究开展最多。70年代初，经络现象的研究成为我国经络研究工作者的主题，以后，各种客观检测工作多半围绕经络现象进行。

关于电学特性方面的研究，早期使用“经络测定仪”，以检测人体皮肤的导电量或电阻。当时即有人报道，人体大与经穴相符的良导点或低电阻点。连点成线，则与经脉基本相似。但有些报道则认为穴位与非穴位的导电量没有显著性差异。尽管如此，上述工作却促使全国各地在临床上应用经络检测，特别是利用原穴等重要穴位的皮肤导电量的变化规律，作为针灸辨证施治的参考，从而积累起大量的数据。

20世纪70年代末，有人采用四电极法，即用四个皮肤电极测定皮下一小区域电阻的方法，再度提出“低阻点”联线符合传统经络图的论点（“低阻经络”）。稍后，有人结合隐性感传的研究，应用脉冲式皮肤电阻测定仪进行检测，发现大肠经、三焦经、胃经、心包经等经线上，大多数任意测定点的导电量均较经线两侧对照点为高。低阻线宽约1mm。但另有人观察到穴位与经络线的低阻抗现象有个体差异与部位差异，多数穴位及一些经络线存在相对低阻抗等性，另一些则并未发现此种现象。近年，有人针对当前测试工作中存在的一些争论，进行测试方法，并将测试范围扩大至所测八条经脉线两侧全部非经脉区，仍然发现低阻点基本循经。

关于皮肤电位与经络、经穴的关系，曾在60年代前后开展过较多的研究，但看法尚不一致。近年这方面的研究较少。

此外，有人以肌电为指标，观察感传过程中经线上穴位的肌电发放有无循经特性。结果表明，感传过程中，肌电信号功率谱的主要特征是100Hz频段的功率明显增高，功率谱的变化有一定的循经性。

近年，有关物循经声信息的研究正在深入开展，在人体和实验动物身上都已观察到声信息的循经导特性。

（三）经络、经穴的形态学研究

从20世纪50年代开始，国内10多所高等医学院校的解剖学者先后对经络、经穴作了系统的解剖学观察。发现绝大多数穴位，都有神经干、支的分布。其中，与浅层皮神经有关者占93.8%。有人注意到，许多经脉线特别是在肘、膝以下者，与一根或数根神经干及其主要分支的分布近乎一致。经络、穴位绝大多数位于皮神经的交界处。躯干、腹背侧神经的分布，均保持节段状，彼此距离相等，排列匀称，分布规则。该处经穴的分布也存在同样的情况，且均位于上下相邻的两个神经分支之间的末梢处。四肢部穴位的疏密状态亦与神经分布的大小、匀称状况密切有关。一般，远侧神经分支支配区域小，穴位亦密集；近侧神经分支支配区域大，穴位稀疏。有人认为，背部膀胱经的第一侧线及腧穴与交感神经干及交—脊联点有密切关系，这有助于解释针刺背俞穴所出现的植物神经反应。

关于化学示踪法的研究，已开展多年。早在20世纪50年代末期，已有人用放射性同位素^{32}P注射人体穴位，探索显示经络路线的可能性。结果发现，其行踪与十二经脉基本一致。70年代，上述工作继续有人进行。80年代初，有人以$Na^{125}I$可沿心包经迁移，穴位放射线强度始终较对照点为高。近年，又有人在72名健康者进行穴位注射^{99m}Te高锝酸钠，以大视野数字照相机记录。发现放射性核素可沿十二经脉路线迁移30～110cm距离。另有人以墨汁注射17个新鲜截肢的57个穴位，发现其中8个下肢的17个穴位，在注射后各发一条纤细墨线，分别沿足三阴经延伸。经组织学检查证实，上述墨汁充盈的细管，均系小静脉。

（四）经穴——脏腑相关性研究

经穴——脏腑相关性的研究为经络研究的重要内容。大量临床观察表明，内脏器官发生病变时，可在体表相应部位出现压痛、触痛、麻木等异常感觉的“阳性反应点”，或出现松弛、凹陷、结节状或条索状的“阳性反应物”。上述阳性反应多出现于病变脏器有关的经络腧穴上，它们可辅助诊断，也可选作针灸治疗。在这些阳性点上进行穴位注射治疗，经数十万人次，近百种疾病的观察，取得较满意的疗效。

动物实验与观察到类似情况，如在家兔造成实验性腹膜炎、胃溃疡或心肌梗死等疾病时，其耳郭低电阻点也显著增多。随着上述疾病的恢复，低阻点也逐步减少乃至消失。有人在急性心肌缺血的动物模型上，对“内关”等“心包经穴位”与心脏机能的联系作了一系列实验，发现中枢神经系统的视前区——下丘脑前部、下丘脑后区、孤束核、杏仁核等区可能是“内关”——心脏相关联系中的重要中枢环节。另有人在家兔人工胃溃疡模型上观察到延脑孤束核、下丘脑外侧区、中脑中央灰质、大脑皮质第六区四个与植物神经活动有关的核团是内脏——体表相关联系途径的交接点之一。

（五）经络实质的研究

由于经络学说的涉及面非常广泛，新中国成立以来，许多不同专业的研究者，从各个角度，对经络实质提出多种多样的假设与推论，有些并已开展了一些实验验证工作。无疑，这对推动经络研究起了积极作用。20 世纪 70 年代开始，国内经络研究的重点，移向循经感传的研究，此后有关经络实质的研究，多半结合感传进行。总结有关经络实质的研究，基本论点可分中枢学说与外周学说两大类。

1. 中枢学说

持此论点者认为，循经感传的基本过程是在中枢神经系统内进行的。但中枢学说又可区分为两类：一类认为，感传线的形成，是中枢内定向扩散的兴奋向外周投射的结果，而外周不存在有关感传线的特定结构。另一类认为，循经感传的基本过程虽在中枢发生，但外周也存在着与感传线相应的感受、效应装置或功能轨迹。中枢说的形成基于一些事实：①幻肢感传的存在。针刺截肢患者或先天缺肢者的残端肢体中引出的循经感传，可通向具不存在的“肢体”。它乃出现于已失去物质基础的幻肢形象中，说明其产生主要中枢因素发挥作用的结果。②颅内病变可诱发循经感传，其性状与针刺引发者并无区别。③循经感传可以形成条件反射。④气功入静锻炼，仅由于意念的集注，即可引发感传，这类古籍记载极多。⑤入静诱发方法，仅影响中枢的机能状态，却可大幅度提高感传出现率。⑥循经感传可“自由”地通过麻醉区（腰麻与连续硬膜外麻醉下），而保持其性状不变。

2. 外周学说

这里的“外周”指感传循行的躯体部位而言，而不仅仅指神经系统的外周部位。持外周学说者认为，循经感传的基本过程发生在外周。但外周说亦可区分为两类：一类认为，循经感传是沿着某种特殊结构扩散的“传导波”，在传导过程中，刺激了沿途的神经末梢，依次向中枢发放冲动而形成线状的感传。此即经络的特殊结构说。另一类认为，“外周”有循经的实质过程，中枢则有循经的机能和联系，但起决定作用者则在外周。此即以外周为主导的“外周、中枢统一论”。外周学说的形成，基于一些事实：①循经感传除主观上的感觉变化外，伴见白线、红线、皮丘带、线状出汗、肌跳等各种可见的经络现象。②循经感传可被机械压迫、液体注射及冷冻降温等直接作用于外周的理化因素所阻断。在以脊髓及皮层体觉诱发电位为指标的实验中，未发现有“中枢干扰”的迹象。③皮层体觉区的分域定位难以说明循经感传的中枢扩散、投射说。因其上肢区居于下肢、躯干区与面区之间，此三区并无联络纤维，而足三阳等经脉，自头迨足，并不行经上肢。④皮层体觉区诱发电位的观察，未能证实循经感传的同时，伴有中枢兴奋的有序扩散。

总的来看，经络实质的研究工作还较薄弱，尚未取得一致的看法。但多学科、多角度的探讨是非常必要的，应提倡各种假说展开争鸣，同时踏踏实实地开展更多的实验研究。

第五章　病因与发病

病因即导致疾病的原因；发病即发生疾病。病因与发病，就是介绍中医学的病因学说和发病原理。

第一节　病因概说

病因，从词义上讲，为导致疾病或称发生疾病的原因。从中医学的意义上讲，系指破坏人体的阴阳相对平衡，而引起疾病发生的各种因素和原因。病因学说就是研究致病因素及其性质、致病特点和临床表现的学说。

中医病因学说的形成和发展大体分为四个阶段。

第一阶段是“阴、阳”两分法，系以《黄帝内经》为代表。《素问·调经论》说：“夫邪之生也，或生于阴，或生于阳。其生于阳者，得之风雨寒暑。其生于阴者，得之饮食居处，阴阳喜怒”。《黄帝内经》根据病因侵害的部位，将病因分为两大类，即风雨寒暑等邪，侵袭人体的外部肌表，属于阳邪；饮食居处，阴阳之事（房事）不节、喜怒等情志变化，伤及人体的内脏，病起于内，属于阴邪。

第二阶段将发病特征、致病途径和传变规律统一为三种方法，以张仲景为代表《金匮要略·脏腑经络先后病脉证第一》说：“千般疢难，不越三条：一者，经络受邪入脏腑，为内所因也；二者，四肢九窍，血脉相传，壅塞不通，为外皮肤所中也；三者，房室，金刃、虫兽所伤。”这种分类方法在祖国医学中应用了很长一段历史时期，对后世医学的病因分类影响较大。

第三阶段是“内因、外因、不内外因”的三因学说。以宋代医家陈无择为代表。他在张仲景病因分类的基础上，提出“三因”学说。其代表作《三因极一病证方论》中指出“六淫，天之常气，冒之则先自经络流入，内合于脏腑，为外所因；七情，人之常性，动之则先自脏腑郁发，外形于肢体，为内所因；其如饮食饥饱，叫呼伤气，尽神度量，疲极筋力，阴阳违逆，乃至虎野狼毒虫，金疮折，疰忤附着，畏压溺等，有背常理，为不内外因”。三因致病学说，较为全面地概括了各种致病因素，故对宋以后病因学的研究，起了很大的推动作用，后世医学多宗其说。如清代医家程国彭在《医学心语》中说：“凡病之来，不过内伤、外感与不内外伤三者而已。内伤者，气病、血病、伤食，以及喜怒忧思悲恐惊是也。外感者，风、寒、暑、湿、燥、火是也。不内外伤者，跌打损伤，五绝之类是也。病因有三，不外此矣。”

第四阶段即现在的分法。它是将各种病因并列提出，如六淫、疫疠、七情、饮食、劳逸、外伤、寄生虫等。另外，又将痰饮和瘀血两种病理产物列入病因，这是当前一般分类法。

中医病因学有两个特点：整体观念和辨证求因。所谓整体观念是指用整体的观点来分析致病因素在疾病发生、发展和变化中的作用。如湿邪、久思、过甘均可伤脾，而脾病又会导致胃、肌肉、口等一系列病理改变。二是辨证求因，又称审证求因，这是中医学由于其历史发展的原因所形成的独特的病因学观点、辨证求因指通过审辨证候以寻求疾病原因的方法。如将四肢游走性疼痛概括为“善行数变”的风邪；将两胁疼痛审辨为情志不遂的肝气郁滞等。中医就是根据这种推求出的病因为治疗提供依据，即所谓“辨证求因、据因论治”。因此可以这样说，中医学的有些病因，与其说是病因，不如说成是一种辨证的方法。

第二节 六 淫

六淫，指风、寒、暑、湿、燥、火六种外感病邪。“淫”字，从本意上讲，为过度、过甚之谓，古称洪水为淫水即为此意。本来，风、寒、暑、湿、燥、火是自然界六种不同的气候变化，是自然界中万物生长的必要条件，被称为六气，《黄帝内经》中又叫六元，对人体是有益而无害的。但当六气发生太过或不及时，或非其时而有其气（如夏季当热而反寒，冬季应寒而反温等），以及气候变化过于急骤，六气即能成为人体的致病因素，此时，六气便称为“六淫”。确切地讲，六淫就是使人致病的风、寒、暑、湿、燥、火六中病邪的总称。《金匮要略·脏腑经络先后病脉证第一》说：“夫人禀五常，因风气而生长，风气虽能生万物，亦能害万物，如水能浮舟，亦能覆舟。若五脏元真通畅，人即安和。客气邪风，中人多死”，说明自然界的气候变化，虽是生长发育的条件，但又是产生疾病的因素。而人体能否发病，其关键则在于人体正气的强弱，正气强盛，则邪不能害，正气虚弱，则易感六淫而发病。

六淫致病一般有以下几个特点：

（1）六淫致病多与季节气候、居住环境有关。如春季多风病、夏季多暑病、长夏多湿病、秋季多燥病、冬季多寒病等。正是由于六淫致病与时令气候的变化密切相关，故又有“时令病”之称。同时六淫为病又与居处、生活、工作环境有关。如环境潮湿或水中作业，则易患湿病；高温作业居处炎热，则易得暑热病等。

（2）六淫致病多从外部侵犯人体。六淫之邪侵犯人体，常先侵及肌表皮毛经络，或从口鼻而入，或两者同时受邪。如风寒之邪易犯肌表、温热之邪易从口鼻而入等。由于六淫病邪均自外界侵犯人体，故所致疾病称为“外感病”。

（3）六淫之邪既可单独侵犯人体，也可两种以上同时侵犯人体而发病。例如，寒邪可单独侵犯肌表引起表寒证，又可与风邪相兼同时伤及人体引起风寒感冒，还可风、寒、湿三邪杂合侵犯经络关节，导致痹证等。

（4）六淫之邪发病，在一定条件下可以相互转化。例如，风寒表邪不解，入里可以化热；暑湿日久，伤阴则可化燥等。

祖国医学所说的外感六淫病因，从今天的临床实践来看，除了气候因素之外。还包括多种生物病原体（如病毒、细菌、原虫、寄生虫等）和多种理化致病因素。这种分类方法虽不十分细致具体，但它用六淫概括病邪，把致病因素与机体反应结合起来研究疾病发生发展规律的方法，却是一个执简驭繁的正确途径，也是中医病因学的显著特点。

此外，还有一些并不是直接感受外邪，而是由人体脏腑功能失常而产生的类似六淫邪气的证候，其中以五脏为主，称为“内生五邪”（没有暑邪）。临证常冠以“内”字，以示与外感六淫邪气相区别，分别称之为内风、内寒、内湿、内燥、内火。

内生五邪为患，一般没有表证，属于内伤杂病的范畴。由于不存在由于脏腑功能失调而表现为类似“暑邪”的症状，故只有外暑，没有内暑。

一、风

风为春季主气，但一年四季皆有，所以风邪引起的疾病虽然以春季为多，但决不限于春季，其他季节亦可以发生。

外风伤人多从皮毛肌腠而入，从而产生外风病症。内风则多因肝的功能失调所导致。

（一）风邪的性质和致病特点

1. 风属阳邪，其性开泄，易伤人体阳位

风在自然界中是由于空气流动所致，故风邪其性善动而不居，具有向上、向外的特性，属于阳邪。其性开泄，指风邪具有疏通、透泄之性，易使腠理疏泄而开张，从而出现汗出、恶风等症。再者因为风邪的向上、向外特性，故易伤于人体阳位，如头上部（如面）和外部肌表。《素问·太阴阳明论》说："伤于风者，上先受之"，如风邪上扰头面，则现头晕头痛、口眼歪斜、麻木抽动等；客于肌表，则见恶风、发热等，故曰"犯贼风虚邪者，阳受之"（《素问·太阴阳明论》）。

2. 风性善行而数变

所谓"善行"指风邪致病，具有病位不定，发无定处的特点，故曰"风性善行"。例如，风、寒、湿三气侵袭人体经络关节而引起的"痹证"，若见关节疼痛，游走不定，四肢多个关节交替发作，便属于风气偏盛的表现，称为"行痹"或"风痹"。《素问·痹论》说："风寒湿三气杂至，合而为痹也，其风气胜者为行痹，寒气胜者为痛痹，湿气胜者为着痹也。"风性数变指风邪致病，具有发病迅速，变化快和症状变幻无常的特性，故曰"风性数变"。如风邪所致的瘾疹，表现为皮肤瘙痒，漫无定处，此起彼伏，变化多端，出没无常等症，故称风疹。《素问·风论》说："风者，善行而数变。"再者，一些外感病，由于以风邪为先导，故发病一般多急，传变亦快也有"数变"之意。至于内风中的"中风"，发病急剧，变化迅速，更为"数变"，称为"中风"，即属此理。

3. 风性主动

风邪致病，具有震摇不定而多动的特点，故曰"风性主动"。因其有善动的特性，故风证多出现眩晕、震颤、四肢抽搐、颈项强直、角弓反张等症状，这些症状属内风证。如热极生风、肝阳化风、血虚生风等肝风内动之证，都可见上述症状。故《素问·阴阳应象大论》说："风胜则动。"

4. 风为百病之长

表现为两个方面：一是风邪发病最多，一年四季均可发生；二是常为其他外邪伤人致病的先导，寒、湿、燥、热等邪气，多依附于风邪而侵袭人体，而形成风寒、风湿、风燥、风热诸症。所以古人有时即把风邪当作外感致病因素的总称。叶天士在《临证指南医案》中说："盖六气之中，惟风能全兼五气。如兼寒则风寒，兼暑曰暑风，兼湿曰风湿，兼燥曰风燥，兼火曰风火。盖因风能鼓荡此五气而伤人，故曰百病之长也"（表5-1）。

表5-1　风邪的性质和致病特点

风邪性质		致病特点
风属阳邪，其性开泄易伤阳位	善动不居，向上、向外疏通透泄，向上向外，故易伤阳位	腠理开泄、汗出、恶风，易伤头面与肌表

续表

风邪性质		致病特点
善行数变	善行走窜，发无定处，发病急而变化快	病位不定，如行痹、风疹，变化迅速如中风、外感病
主动	振摇不定而动	病症多动摇不定，如眩晕抽搐等
为百病之长	一年四季均可发生，其他邪气伤人多依附于风	如风寒、风湿、暑风、风燥、风热、风化等

（二）常风的风证

1. 外风

外风袭人，四季皆有。其伤人途径可有皮毛、口鼻、经络之不同。伤及皮毛、口鼻者多见肺病；伤及经络者多见痹症，内虚者还可入脏腑。

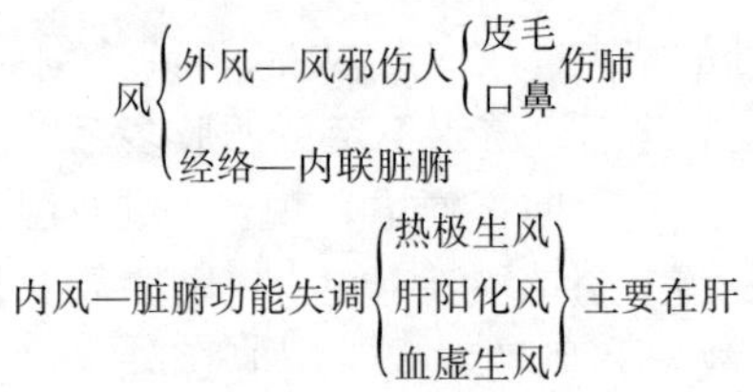

风{外风—风邪伤人{皮毛、口鼻}伤肺；经络—内联脏腑}

内风—脏腑功能失调{热极生风、肝阳化风、血虚生风}主要在肝

图 5-1　常见的风证

2. 内风

内风多由肝病引起，《素问·至真要大论》有“诸风掉眩，皆属于肝”的记载。其表现可有热极生风、肝阳化风、血虚生风等不同，但症状表现为眩晕、震颤、抽搐等，病位主要在肝则是一致的（图 5-1）。

二、寒

寒为冬季的主气。寒冷太过，伤及人体，使人发病，即为寒邪。寒以冬令最多，其他季节亦可见到。淋雨涉水，或汗出当风，亦可感受寒邪而发病。寒邪有外寒、内寒之别，故对人体的损害及引起的证候也各不相同。外寒侵袭肌表，损伤卫阳，称为“伤寒”；外寒直中脏腑，损伤脏腑之阳，称为“中寒”。内寒是脏腑阳气亏虚，机体失于温煦所致。外寒与内寒虽有区别，但两者在发病过程中多互相影响。阳虚内寒之人，易招致外寒侵袭；外感寒邪积久不散，损伤人体阳气，也会导致内寒发生。

（一）寒邪的性质和致病特点

1. 寒为阴邪，易伤阳气

寒为阴气盛，故其性属阴，所谓“阴盛则寒”。《素问·阴阳应象大论》说：“阴盛则阳病”，指寒邪易损伤人体的阳气。无论外感寒邪，或是寒从内生，皆能使人体的阳气损伤而失其正常的温煦作用，造成脏腑功能的减退或抑制。如外寒侵袭肌表，卫阳受损，则肌肤失于温煦而恶寒，称为“伤寒”。寒邪直中脾胃，脾胃阳气被损，失于腐熟运化，则脘腹冷痛，呕吐腹泻，形寒肢冷。内寒如脾肾阳虚，温运无力，则会出现畏寒肢冷、腰脊冷痛、下利清谷、小便清长、水肿腹水等症。故《素问·至真要大论》说：“诸病水液，澄澈清冷，皆属于寒。”

2. 寒性凝滞

凝滞，即凝结阻滞不畅之意，指寒邪伤人，使人经脉凝滞，气血运行不畅，涩滞不通，故可出现疼痛，所谓“不通则痛”。人体气血津液之所以畅通无阻地循行周身而运行不息，主要依赖于人体阳气的温煦推动作用。外寒侵袭肌表，造成营卫运行不畅，则现头痛、身痛；外寒侵及经络关节，造成气血凝滞，经络不通，则表现为肢体关节疼痛，拘急屈伸不利；外寒直中胃肠，使胃肠络脉凝涩，腹冷痛。故《素问·痹论》说：“痛者寒气多也，有寒故痛也。”《素问·举痛论》也说：“寒气入经而稽迟，泣而不行，客于脉外则血少，客于脉中则气不通，故卒然而痛……寒气客于脉外则脉寒，脉寒则缩踡，缩踡则脉绌急，绌急则外引小络，故卒然而痛。”

3. 寒性收引

收引，即收缩牵引的意思。寒邪侵及人体，易使脏腑气机收敛，腠理闭塞，筋脉挛缩，出现恶寒无汗、肢体拘急、屈伸不利等症，故云“寒性收引”。如外寒侵袭肌表时，出现发热恶寒、无汗、头身疼痛、脉紧等症；侵及经络时，出现肢体疼痛，屈伸不利，或冷厥不仁等。故《素问·举痛论》说：“寒则气收”（表5-2）。

表5-2　寒邪的性质和致病特点

寒邪性质		致病特点
寒为阴邪，易伤阳气	阴邪伤人阳气，阴盛则阳病	有明显寒证，如畏寒肢冷、恶寒等
寒性凝滞	气血凝滞不畅	不通则痛，仅常见痛证
寒性收引	收敛挛急	闲、收、引之证，如无汗、肝体屈伸不利、睾丸牵引作痛等

（二）常见的寒证

1. 外寒

前已论及，外寒有伤寒、中寒的区别，外寒伤及皮毛，为伤寒；直中于里为中寒。外寒伤人，虽亦伤及阳气，但临床表现以“寒证”，尤以“实寒”为主。

2. 内寒

内寒系人体阳气不足所致。主要为五脏阳气虚弱，尤以心、脾、肾为主。由于肾阳、命门火为一身阳气之本，故内寒与肾阳不足关系密切（图5-2）。

寒
- 外寒—寒邪伤人
  - 伤寒—伤及皮毛
  - 中寒—直中脏腑
- 内寒—脏腑阳气不足（心、脾、肺、肾）心肾阳不足为主

图5-2　常见的寒证

三、暑

暑为夏季的主气，火热之气所化，《素问·五运行大论》说：“其在天为热，在地为火……其性为暑。”暑邪致病具有严格的季节性，独发于炎热的夏季。故《素问·热论》说：“先夏至日者

为病温，后夏至日者为病暑。”即夏至以前伤于热邪者为温病，夏至以后伤于热邪者才称暑病。暑病皆为伤于夏季暑热之邪所致，故无内暑之说。伤于暑邪，起病缓，病情轻者为伤暑；发病急，病情重者为中暑。

（一）暑邪的性质和致病特点

1. 暑为阳邪，其性炎热

暑邪为夏季火热之气所化，火热属阳，故暑为阳邪，伤于暑邪，可出现高热、烦躁、汗出、口渴、脉洪或一系列“火热”之症状。

2. 暑性升散，易伤津耗气

暑为阳邪，其性升散而开泄，升散则伤人直入气分，开泄则可致腠理开泄，大量汗出。《灵枢·岁露论》说：“暑则皮肤缓，而腠理开。”伤于暑邪，因高热与大量汗出，耗伤津液，便出现口渴、喜冷饮、小便短赤等症状。在大量汗出的同时，往往气随津泄，而致气虚。轻则体倦乏力，头晕短气，重则卒然昏倒，不省人事，至则阳气暴脱，四肢厥逆，冷汗淋漓。《素问·举痛论》说：“炅则腠理开，荣卫通，汗大泄，故气泄矣。”所以一般暑邪为病，多表现为气阴两伤的证候。《素问·六元正纪大论》中所说的“炎火行，大暑至……民病少气”也就是这个道理。

3. 暑多夹湿

夏暑季节，不仅气候炎热，且雨多潮湿，湿热蒸腾，使空气中湿度大为增加，所以暑邪伤人，多兼湿邪以犯人体。其临床表现，一则“夹湿”，二则为“伤脾”，如四肢困倦、胸脘痞闷、恶心呕吐、大便溏泄、舌苔腻等症（表5-3）。

表5-3 暑邪的性质和致病特点

暑邪性质		致病特点
暑为阳邪，其性炎热	夏季火热之气所化，故阳热亢盛	以高热、汗出、烦躁、口渴、脉洪大为特征
暑性开散伤津耗气	升散直入气分，开泄大汗出，气随津泄	伤暑则见汗出，津伤而致气虚的病状
暑多挟湿	暑季多雨，故暑多夹湿，湿热并存	一则表现“夹湿”，二则表现“伤脾”

（二）常见的暑证

暑无“内暑”，前已论及。由于暑邪的性质和致病特点，决定其伤人致病的主要临床特征为发热、阴亏、气虚和夹湿，具体地讲，有伤暑、中暑和暑湿之不同。

1. 伤暑

夏月伤于暑邪，起病缓，病情较轻。症见身热、无汗、心烦、口渴、气少、脉虚数等。

2. 中暑

发病急，病情较重，但相对之下，亦有轻重之分：轻者只有头晕、恶心等症状；重者则见突然昏倒，不省人事等。

3. 暑湿证

主要见症为身热不扬，午后为甚，胸闷恶心，食欲不振，大便溏，小便黄等。古人认为，暑兼湿热，热重于湿为暑温，湿重于热为湿温（图5-3）。

暑—均为外暑
- 伤暑——起病缓、病情轻
- 中暑
  - 轻——头晕、恶心等
  - 重——突然昏倒、不省人事
- 暑湿证
  - 暑温——热得于湿
  - 湿温——湿重于热

以发热、阴亏、气虚、夹湿为特征

图5-3　常见的暑证

四、湿

湿为长夏的主气。长夏即阴历六月份。此时常多阴雨连绵，湿热交蒸，湿气弥漫，是四时中湿气最盛的季节。淫湿伤人致病，即为湿邪。湿邪有内湿、外湿之分。外湿为气候潮湿，涉水淋雨，久居湿地，工作与生活环境潮湿所致。《素问·阴阳应象大论》说："地之湿气，感则害人皮肉筋脉。"内湿为水液代谢失常所致，多因肺、脾、肾三脏功能失常，三焦气化不利等。但脾主运化水湿，为水液升降之枢纽。脾气健运，虽有外湿，亦不能为害。若脾失健运，水湿不化，则会导致内湿的发生。故《素问·至真要大论》说："诸湿肿满，皆属于脾。"内湿与外湿虽有区别，但在发病过程中又常相互影响。感受外湿，湿邪困脾，脾失健运，易聚内湿；素有脾虚内湿之人，水湿不化，又易招致外湿的侵害。

（一）湿邪的性质和致病特点

1. 湿为阴邪，易阻遏气机，损伤阳气

湿以水汽为患，水属阴，湿邪自然为阴邪。湿邪伤人，常留滞于肌肤、经络、内脏，影响脏腑气机的升降运动，故伤于湿邪，易阴遏气机，表现为胸脘痞闷不畅等症。湿为阴邪，"阴胜则阳病"，故湿邪最易损伤人体的阳气。脾是运化水湿的主要脏器，主湿恶湿，伤于湿邪，则主要损伤脾阳。脾为湿困，运化无权，水湿不化，则表现为脘腹痞闷胀满、恶心呕吐、大便泄泻等症。此外，若水湿不运，水闭不通，可见小便不利，若水湿泛溢肌肤，可见肢体浮肿停聚于腹部，则为腹水。故《素问·六元正纪大论》说："湿胜则濡泄，甚则水闭胕肿。"

2. 湿性重浊

"重"即沉重、重着之意。湿邪致病，阻遏气机，湿气停聚体内，故有沉重的感觉。如头重身困，四肢酸楚沉重、屈伸不利等。所以《素问·生气通天论》说："因于湿，首如裹，湿热不攘，大筋緛短，小筋弛长。"从临床上来看，若湿邪外侵肌表，营卫不调，则现头重如裹，身体困乏，四肢沉重酸懒。若湿侵及经络关节，阻遏阳气，经脉不利，则现肌肤麻木不仁，关节疼痛重着，或项强屈伸不利，称为湿痹或着痹。"浊"即秽浊，指伤于湿邪，易出现各种秽浊的排泄物与分泌物。如大肠湿热，可见大便黏滞秽浊溏泄，湿热痢疾，可见痢下脓血，皮肤湿疹，可见疮疡流水；湿气下注，可见小便混浊，妇女白带过多，湿浊在上，可见面垢眵多。湿为阴邪，伤人易侵袭下部，故《素问·太阴阳明论》说："伤于湿者，下先受之。"下部受湿，多表现为下肢沉重酸楚及水肿等症。

3. 湿性黏滞

“黏”指黏腻；“滞”指停滞。所谓黏滞即指湿邪致病具有黏腻停滞的特性。在症状方面，湿证多见大便黏滞不爽，小便滞涩不畅，分泌物黏浊与舌苔黏腻等症。在病程方面，湿邪致病多起病缓慢，并易稽留日久，缠绵难愈，病程较长，或反复发作，如湿痹、湿疹、湿温等。

4. 湿性趋下，易伤阴位

所谓“趋下”，指一种向下的趋势，湿邪趋下，即指湿邪伤人，易侵袭人体下部，《素问·太阴阳明论》中说：“伤于湿者，下先受之。”临床上，下肢水肿、妇女带下、淋浊泄泻等，均为湿热下注所致。正如《灵枢·百病始生》中说的“清湿袭虚，则病起于下”（表5-4）。

表 5-4　湿邪的性质和致病特点

湿邪性质		致病特点
湿为阴邪	阴遏气机	气机运行阻滞升降失常，表现为身困、胸闷脘痞、泄泻等
	损伤阳气	易伤人体阳气，尤以损伤脾阳为著
湿性重浊	沉重	症状有沉重特性，如四肢沉重等
	秽浊	分泌物和排泄物秽浊不清
湿性黏滞	黏腻	症状的黏滞性，如二便黏腻不爽，分泌物黏滞等
	停滞	病程的缠绵性，起病缓慢，传变慢，病程迁延，缠绵难愈
湿性趋下	向下	易伤人体下部

（二）常见的湿证

1. 外湿

外湿多由气候潮湿，或涉水冒雨，居处潮湿等外感湿邪所引起。湿邪伤人，或从肌肤，或从经络，除各自见其“表湿”、“湿痹”等的特异症状外，均可见到“脾”的症状，所谓“湿邪伤脾”。

2. 内湿

内湿多由脾失健运，运化水液无力，以致水湿停留所致，所谓“脾虚生湿”。当然其他有关脏器病变亦可导致水液代谢失调，但最终当影响脾脏，才可产生湿证（图5-4）。

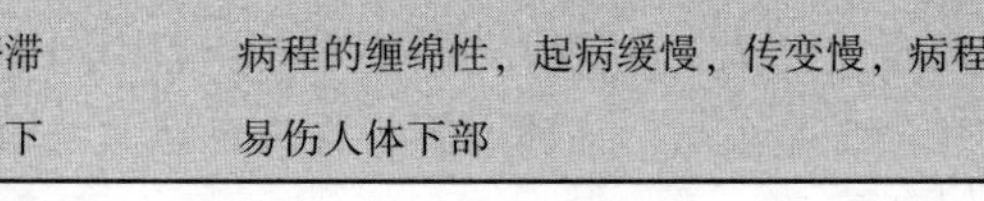

湿
- 外湿
  - 伤及肌肤
  - 伤及经络
  - 均可伤脾
- 内湿—脾虚所致

湿邪伤脾，脾虚生湿

图 5-4　常见的湿证

五、燥

燥为秋季主气。年至秋季之时，天气收敛，一派肃杀之气，此时大气干燥，水分缺乏，故易生燥病。燥病有外燥、内燥之分，外燥为外感燥邪致病，多从口鼻而入，易伤肺卫。然伤燥时间不同，又有温燥、凉燥之别。初秋之时，夏季余热未散，燥与温热结合伤人，多见温燥病症；晚秋初冬季节，近冬之寒气已至，燥与寒邪结合伤人，多见凉燥病症，正如《医醇賸义》中所云“初秋尚热则燥而热，深秋既凉则燥而凉”。

内燥多由于人体津血内亏所致，其病症多种多样，但最终以“干燥”为其共同表现。

（一）燥邪的性质和致病特点

1. 燥邪干涩，易伤津液

燥为秋季收敛肃杀之气所化，其性干涩枯涸，故最易耗伤人体的津液，而见阴津亏虚的病变。如皮肤干涩皲裂，鼻干咽燥，口唇燥裂，毛发干枯不荣，大便干结，小便短少，舌干少津，脉细等。所以《素问・阴阳应象大论》说：“燥胜则干。”刘完素《素问玄机原病式》说：“诸涩枯涸，干劲皴揭，皆属于燥。”

2. 燥易伤肺

肺为清肃之脏，其性娇嫩，喜润而恶燥，又外合皮毛，开窍在鼻，主司呼吸而与外界大气相通，所谓“天气通于肺”。外燥伤人，多由口鼻而入，故最易伤肺。因于内燥，津液亏少，不能上承于肺，也易使肺燥津伤。燥邪伤肺，失其津润，宣降不利，则出现喘息胸痛，鼻干咽燥，干咳少痰，或胶痰难咯，痰中带血，小便短少等症（表5-5）。

表5-5　燥邪的性质和致病特点

燥邪性质	致病特点
燥邪干涩，易伤津液。	燥胜则干，耗伤阴津。燥邪为患，以干燥、阴伤为特征
燥易伤肺	肺喜润而恶燥，燥从口鼻而入而伤肺。肺的阴伤燥证较明显

（二）常见的燥证

1. 外燥

外燥有温燥、凉燥之分。其共性均有口、鼻、咽、皮肤等干燥之症，但温燥属于燥而偏热，多兼见发热为主，口渴心烦，舌边、尖红等；凉燥属燥而偏寒，多兼见恶寒为主，舌苔薄白等。温燥之证与温热津伤常相类似，但前者所见津液干燥程度，较之后者严重且迅速。

2. 内燥

内燥多由外感高热，或汗出过多，伤津化燥所致。也可因久病精血虚弱，或汗、下、吐太过，津液大伤，或瘀血内阻，津血不能滋润等而引起。临床上以口渴，皮肤干燥，毛发干枯，大便秘结，舌燥无津，脉细涩等为特征，称为“津亏”或“血燥”（图5-5）。

燥
- 外燥—以“干燥”为主（温燥、凉燥）干燥、津亏并见
- 内燥—以“津血亏”为主

图5-5　常见的燥证

六、火（热）

火、热、温均为阳盛所致，“温为热之渐，火为热之极”，性质相同，程度有异，且各有特

性。温热多属于外邪，所致疾病称为温病或温热病，如风温、风热、暑热、湿热等。火常自内生，只有内火，而无外火，但风、寒、暑、湿、燥外邪，在一定条件下，也可化火，称为“五气化火”。一般来说，火有生理之火和病理之火，生理之火称“少火”属人体正气之一，谧藏于脏腑之内，具有温煦生化作用，是谓阳气；病理之火称“壮火”属亢烈之火，多由阳气亢盛或五志过极所致，即“气有余便是火”。壮火能耗伤人体的正气，故为病邪。临床所见肝火、心火、胃火、胆火及阴亏所致之虚火等，均属病理之火。故《素问·阴阳应象大论》说：“壮火食气……少火生气。”

（一）火热邪气的性质和致病特点

1. 火热为阳邪，其性上炎

火多有形，热多无形，但火热之邪均为阳胜所致，所谓“阳性则热”，“热极生火”。其性燔灼焚焰，升腾上炎，故属于阳邪。因此，火热邪气伤人，多表现为高热、恶热、烦躁不安、口渴汗出、面红目赤、便秘尿黄、舌红苔黄燥、脉洪数等症。此外，火性升腾炎上，故其病变多表现于上部。如心火上炎，可见口舌糜烂、生疮；胃火上炎，可见齿龈肿痛、出血，口臭；肝火上炎，可见目赤肿痛、头痛等。

2. 火易耗气伤津

火热之邪，一则迫津外泄，二则消灼津液，故最易使人阴津耗伤。所以火热邪气致病，除热象明显外，往往伴有口渴喜饮、咽干舌燥、小便短赤、大便秘结等津液伤耗之症，也即“阳胜则阴病”之意。此外，阳热亢盛的实火，即壮火，能损伤人体正气，而全身性的机能减退，《黄帝内经》称为“壮火食气”。

3. 火易生风动血

所谓生风，指温热之邪易伤津耗血，燔灼肝阴，使筋失所养，而致肝风内动，习惯上称为“热极生风”。表现为高热、神昏谵语、戴眼反折、四肢抽搐、颈项强直、角弓反张等症状。故《素问·至真要大论》说：“诸热瞀瘛，皆属于火。”

动血指温热火邪易灼伤络脉，并使血流加速，迫血妄行，故而引起各种出血。若血溢于肌肤之间，则为皮肤发斑；血溢于上，则为吐血、衄血；血溢于下，则为便血、尿血。《灵枢·百病始生》篇说：“阳络伤，则血外溢”，“阴络伤，则血内溢”。此证尤多见于温热病热入营血之时。

4. 火易致痈肿疮疡

火热之邪郁结于局部，入于血者，可阻滞气血运行，腐肉败血，而成痈肿疮疡。《素问·至真要大论》说：“诸痛疡疮，皆属于心”即指心经火热而言。《灵枢·痈疽》篇亦说：“荣卫稽留于经脉之中，则血泣而不行，不行则卫气从之而不通。壅遏而不得行，故热。大热不止，热胜则肉腐，肉腐则为脓……故命曰痈”，说明痈的形成，多为火热之邪郁结于局部，腐肉败血所致。

5. 火易扰神明

火热与心相应，故火热之邪伤于人体，最易内扰心神，而致心神不安，轻则出现心烦失眠，狂躁妄动，重则神昏谵语发狂等。正如《素问·至真要大论》所说“诸躁狂越，皆属于火”。

（二）常见的火热证

火热之证，司空见惯，临证多以实火、虚火别之，属于内火的范畴。当然，从“火”、“热”

两者广义来讲，外感风热邪气及五气经火似乎属于“外”的范围，但一经化火，即多已进入了“里”的阶段，而属于内火了。

1. 实火

多发病急，病程短，正气尚盛。或为内伤所致脏腑阳气偏亢，或为五气化火，表邪入里，见症如高热、口渴、便秘、溲赤、谵语等。

2. 虚火

多发病缓，病程长，正气已虚。多因机体正气虚衰，尤其是阴虚所致。见症如五心烦热、潮热盗汗、口燥咽干等（图5-6）。

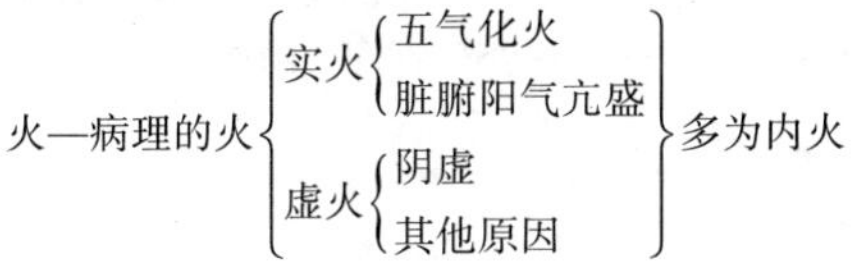

火—病理的火
- 实火
  - 五气化火
  - 脏腑阳气亢盛
- 虚火
  - 阴虚
  - 其他原因

多为内火

图5-6　常见的火热证

第三节　疫疠、寄生虫、外伤

一、疫　　疠

疫疠也属于外感致病因素，但因其具有强烈的传染性，故很早以前，就从六淫中独立出来，成为单独的一种病因。中医文献对疫疠之气的记载较多，其名称繁杂不一，如“温疫”、“疠气”、“戾气”、“异气”、“毒气”、“乖戾之气”等，皆指疫疠之气。

疫疠致病与六淫比较，具有自己的特点，其特点如下。

（一）强烈的传染性和流行性

疫疠之气具有强烈的传染性和流行性，其侵犯人体的途径，多从口鼻而入，人感以后，很快互传，以致在社会上引起流行。《素问·刺法论》上有“五疫之至，皆相染易，无问大小，病状相似”的记载。《诸病源候论》上也谈到“人感乖戾之今而生病，则病气转相染易，乃至灭门”。如大头瘟、虾蟆瘟、白喉、烂喉丹痧、天花等，古时经常形成大面积的流行。

（二）发病急，传变快，病情重，症状相似

疫疠之气致病，发病多为急骤，来势较猛，而且传变迅速；有时一天之内，变化即有天地之别。同时，疫疠致病，病情多为危重；不同病种在某一阶段往往症状相似，多有发热、烦渴等，故医生诊治时须尤加注意。

（三）发病与季节气候及卫生状况有关

疫疠的传染与流行，常受气候的影响，具有明显的季节性。如天花多发于冬春、霍乱多发于春秋等。且生活条件、卫生状况越差，越容易引起疫疠的发病。

(四) 病后多有免疫性

疫疠虽然易于流行，死亡率高，但发病后多有免疫性，有的终生免疫，不再复得。根据这一特点，人们采用了积极主动的人工免疫，以预防疫疠的发生。目前大部分疫疠之病已为人类所控制，有的已在世界上绝迹，如天花等。

祖国医学很早就认识到疫疠具有免疫性的特点，并在世界上最先创造了“人痘接种法”（公元10世纪左右），开创了“人工免疫”的先例，为世界免疫学的发展奠定了基础。

疫疠的发生与流行，除与自然环境、气候反常（如久旱、酷热、湿雾瘴气等）、卫生条件（饮食、环境卫生不良等）有关外，与社会制度、科学的发展也有密切关系。旧社会，反动政府不关心劳动人民的疾苦，科学落后，疫疠不断流行，人民群众大批死于疫疠的感染。新中国成立后，在中国共产党的领导下，卫生工作贯彻了“预防为主”的方针，大力开展爱国卫生运动，科学技术也得到了飞速的发展，所以很快控制或消灭了疫疠的发生，如消灭了鼠疫、天花等，保障了我国劳动人民的身体健康。

二、寄　生　虫

寄生虫指寄生在体内使人致病的各种虫类，如蛔虫、蛲虫、钩虫、绦虫等。中医学很早以前就认识到它是导致疾病的一个原因，当然由于条件所限，中医不可能对此有很细致、很微观的了解，但已经认识到如下几点。

一是寄生虫可使人致病，且寄生虫的种类不同，病症亦各异，如蛔虫病，可见胃脘疼痛，甚则四肢厥冷；蛲虫病，可见肛门瘙痒等。二是寄生虫病与饮食不洁有关。三是从字面上讲，中医认为有些寄生虫是由人体湿热所引起，所谓“湿热生虫”，当然这种谈法是不确切的，但它却提示了人体脏腑功能紊乱，尤其是脾胃湿热，是引起寄生虫的内在因素。

三、外　　伤

外伤，包括枪弹、金刃伤、跌打损伤、持重努伤、烧烫伤、冻伤和虫兽伤等。

枪弹、金刃伤、跌打损伤、持重努伤等，多为外力所伤，一般能引起皮肤肌肉瘀血肿痛、出血或筋骨骨折、脱臼等。严重时可损伤内脏，导致危重病症的出现，以致死亡。

烧烫伤，又称火烧伤，多因火、沸水、热油，或其他高温物品烧烫后所致。轻者损伤皮肤，重者影响内脏，也可使人死亡。

冻伤，指人体遭受低温侵袭所引起全身或局部损伤。虫兽伤包括毒蛇、猛兽、蝎、蜂甚至蚊等伤人，亦不可轻看，严重时，也会造成不良后果。

第四节　七 情 内 伤

七情，即喜、怒、忧、思、悲、恐、惊七种不同的情志表现。在正常情况下，是人体对外界事物的刺激产生的情感反映，属正常的精神活动范围，并不致病。但突然强烈或长期持久的情志刺激，则会超越人体的适应能力和耐受程度，使脏腑经络的功能紊乱，气血运行失常，人体的阴阳失去平衡协调。这时，情志刺激就成为致病因素，称为七情内伤。《淮南子·精神训》说：“人大怒破阴，大喜坠阳，大忧内崩，大怖生狂”就是指的这种情况。

七情致病与六淫不同，六淫侵害人体，自皮毛、口鼻而入，发病之初均出现表证，所以称“外感致病因素”；而七情损害人体，是刺激耳、目感官，直接影响相应的内脏，引起气机功能紊乱，故称“精神致病因素”。《素问·阴阳应象大论》说：“喜怒伤气，寒暑伤形”，明确指出了它们的不同之处。

一、七情与内脏的关系

前面脏象一章曾论及到，人体的各种情志变化与内脏的关系密切，从整体上讲，情志活动是以精气为物质基础的；具体地说，五脏与七情之间又各自有其特异性关系。《素问·阴阳应象大论》中说：“人有五脏化五气，以生喜怒悲忧恐”，且明确指出了肝在志为怒，心在志为喜，脾在志为思，肺在志为忧，肾在志为恐。不同的情志变化，对不同的内脏有不同的影响；而反过来说，不同内脏气血的变化，又会产生不同的情志变化，体现了生理、病理上互为因果的关系。如《黄帝内经》上所谈的“喜伤心”，“怒伤肝”和“血有余则怒，不足则恐”等即说明了这一点。

二、七情致病特点

（一）不同情志变化都要通过心神影响不同内脏

《灵枢·口问》中说：“心者，五脏六腑之大主也……故悲哀愁忧则心动，心动则五脏六腑皆摇”，意思是说不同的情志变化固然伤及不同的内脏，如怒伤肝、喜伤心、思伤脾、忧伤肺、恐伤肾等，但由于心藏神，为五脏六腑之大主，故任何一种情志变化伤人均与心神有关。

（二）情志变化伤人主要通过影响脏腑气机而致

七情致病伤及内脏，主要是影响脏腑的气机，使脏腑气机升降失常，气血运行紊乱。即《素问·疏五过论》所说“离绝菀结，忧恐喜怒，五脏空虚，血气离守”。不同的情志刺激，对人体气机功能的损害也不同。《素问·举痛论》说：“百病生于气也。怒则气上，喜则气缓，悲则气消，恐则气下……惊则气乱……思则气结。”

（1）怒则气上：怒为肝志，大怒伤肝，肝失疏泄，可致肝气逆而上冲，甚至迫血上逆，气血并走于上，蔽蔽清窍，引起昏厥，故曰“怒则气上”。《素问·本病论》说：“人或恚怒，气上逆而不下，即伤肝也”；《素问·生气通天论》说：“大怒则形气绝而血菀于上，使人薄厥”即属此类。

（2）喜则气缓：喜为心志，心情舒畅，喜悦适度，可使气血调和，营卫通利，对人体健康是有益的。但狂喜过度，则能使心气缓散而不收，精神散乱而不聚，故曰“喜则气缓”。

（3）思则气结：思为脾志，思虑太过，气机郁结，中焦阻滞，影响脾的运化功能，脾失健运，则出现食欲不振、脘腹痞满、大便泄泻、倦怠乏力等症，故曰“思则气结”。

（4）悲则气消：悲为肺志，过于忧伤，悲哀太过，则易耗伤肺气，而致意志消沉、头晕目眩、气短乏力，故曰“悲则气消”。

（5）恐则气下：恐为肾志，过于恐惧，易伤肾气，肾气损伤，失于固摄，则使气陷于下，出现二便失禁，甚则虚脱，故曰“恐则气下”。

（6）惊则气乱：卒然受惊，易使心无所依，神无所附，慌乱失措，故曰“惊则气乱”。可出现沉默呆痴、语无伦次、哭笑无常的癫证，也可现狂言叫骂、躁动不宁的狂证。

（三）情志异常波动，可使病情加重，或迅速恶化

情志的突然变化，有时可使旧疾忽然加重，甚或迅速恶化死亡。如突然大怒，可使禀素肝阳上亢眩晕者发生中风，甚或死亡。

第五节 饮食、劳逸

人类生活在社会上，自然需要饮食、劳动和休息，这是生存的必要条件。但既然是必要的条件，也需要有个尺度，就是要合理的安排，如果失去正常的规律，则会影响体内脏腑的功能活动而发生疾病。所以，饮食、劳逸也就成为致病的原因之一。

一、饮食所伤

饮食所伤系指因饮食没有规律而伤人致病。由于胃主受纳，脾主运化，故饮食所伤主要是伤及脾胃，而后才影响他脏。

（一）饮食不洁

饮食水谷的清洁卫生是保证人体健康的重要因素。若饮食不清洁，则会引起多种胃肠道传染病，如胃痛、腹痛、呕吐、泄泻及寄生虫病等，重者，如误食毒物可引起中毒，还可导致死亡。

（二）饥饱无常

过饥，指摄食不足，人体赖水谷精微以化生气血，若饥不得食，渴不得饮，气血生化之源缺乏，人体气血得不到及时补充，脏腑组织器官失于正常的滋养，会导致气血两虚，使脏腑功能不足而为病。《灵枢·五味》篇说："谷不入，半日则气衰，一日则气少矣。"同时，摄食不足，营养低下，机体生理功能衰减，抗病能力减弱，又可继发多种疾病。

饮食以适量为宜，若饮食过量，暴饮暴食，超越了正常的消化能力，则会损伤脾胃的功能。故《素问·痹论》说："饮食自倍，肠胃乃伤。"饮食超量，损及脾胃，往往表现为脘腹胀满，疼痛拒按，不欲饮食，嗳腐食臭，或呕吐酸腐，泻下臭秽等症。脾主运化，胃主受纳腐熟，肠主泌别清浊、传导变化，故饮食过量主要伤及以上脏腑。

（三）饮食偏嗜

饮食偏嗜指过于偏食某一方面，以致成为一种嗜好。这亦是使人致病的因素。

人以五谷五味为养，饮食调配得当，才能营养丰富全面。若过于偏食某些食物，不只营养不全面，易引起营养物质缺乏，如佝偻病、夜盲症等，且五味太过，还会伤害脏腑，导致阴阳的偏盛偏衰。故《素问·生气通天论》说："味过于酸，肝气以津，脾气乃绝；味过于咸，大骨气劳，短肌，心气抑；味过于甘，心气喘满，色黑，肾气不衡，味过于苦，脾气不濡，胃气乃厚；味过于辛，筋脉沮驰，精神乃央。是故谨和五味，骨正筋柔，气血以流，腠理以密，如是则骨气以精，谨道如法，长有天命。"《灵枢·五味》篇说："五味入于口也，各有所走，各有所病。酸走筋，多食之，令人癃；咸走血，多食之，令人渴；辛走气，多食之，令人洞心；苦走骨，多食之，令人变呕；甘走肉，多食之，令人挽心。"《素问·五藏生成》篇说："多食

咸，则脉凝泣而色变；多食苦，则皮槁而毛拔；多食辛，则筋急而爪枯；多食酸，则肉胝䐢而唇揭；多食甘，则骨痛而发落，此五味之所伤也。”所以饮食当搭配恰当。当然饮食疗法中的某些偏重则是另外一个问题。

此外，过食肥甘厚味、过度饮酒等，亦可使人致病，正如《黄帝内经》所说的“久食膏粱厚味，重酒，是乃为疾之首”。

（四）过寒过热

饮食过于寒热，亦可使人致病。过寒伤及脾胃阳气，过热也可伤人津气。《灵枢·师传》篇说：“食饮者，热无灼灼，寒无沧沧。寒温中适。故气将持，乃不致邪僻也。”

二、劳逸损伤

劳指工作或运动，逸指休息。劳逸损伤指过度劳累和过度安逸两个方面。

正常的工作和运动，为人们生活所必需，能使人气血流畅，增强体力，增加人的抗病能力，对人是有益的。但超力劳作，或劳神过度，则易耗气伤血；房劳太过，则耗阴精。若过度安逸，也会使气血运动不畅，容易患病。故《素问·宣明五气》篇说：“五劳所伤，久视伤血，久卧伤气，久坐伤肉，久立伤骨，久行伤筋。”

（一）过劳

1. 劳力过度

《素问·举痛论》说：“劳则气耗。”故强力劳作能耗伤气血，轻则疲倦乏力、少气懒言、精神疲惫、动则气喘；重则筋骨肌肉劳伤，引起腰痛、肢体关节肌肉疼痛等症。若气血久耗，正气亏虚，还易招致其他病症。《素问·生气通天论》说：“因而强力，肾气乃伤，高骨乃坏。”

2. 劳神过度

思虑无穷，劳神太过，易使阴血暗耗，心血亏虚，神失所养，可引起心悸心烦、失眠多梦、头晕健忘等症。也可因久思伤脾，造成脾胃气滞，引起食少纳呆、脘腹痞闷、四肢乏力等症。

3. 房劳过度

性生活不知节制，房劳太过，则易耗伤肾精。肾精亏虚，则百病丛生，可出现精神委靡，眩晕耳鸣，腰膝酸软，男子遗精、滑泄、阳痿，女子月经不调、带下等病症。故《灵枢·邪气藏府病形》篇说：“入房过度……则伤肾。”

（二）过逸

过度安逸，不参加适当的体力劳动和运动，易使气血运行不畅，脾胃功能低下，脾胃功能低下，饮食减少，体力减退，出现食少乏力、精神不振、肢体软弱。并使机体抗病能力减低，而易继发多种病症。不参加脑力劳动，则心神无所用向，脑力亦不会聪智。

第六节　痰饮、瘀血

痰饮和瘀血，是人体受某病因素作用后所形成的两种病理产物，这两种病理产物形成之后，又直接或间接地作用于一些脏腑组织，引起多种病症，也可以说是一种疾病过程的中间产物，在新的病因学中，被列入病因的内容。

一、痰　　饮

（一）痰饮的概念

痰和饮都是机体水液代谢的局部障碍产生的病理产物。一般将质稠黏而厚者称为“痰”，质清稀而薄者称为“饮”，合称痰饮。痰饮一旦在体内形成，则会阻碍人体脏腑组织的正常生理功能，产生新的病理变化和临床症状。痰饮引起的病证相当广泛，因而古人有“百病多由痰作祟”之说。痰饮又分有形与无形两类。有形之痰为视之可见，触之可及，或听之有声的痰浊和饮液。无形之痰多只见其症，不见其形，其作用于人体可出现头晕目眩、恶心呕吐、心悸气短、神昏癫狂等症状，若用祛痰治疗则可痊愈其病，故称无形之痰。有形之痰易于领会，无形之痰难于理解，而临证中，无形之痰其应用价值更为广泛。

（二）痰饮的形成

痰饮是人体水液代谢障碍而成的病理产物。人体水液代谢须肺、脾、肾、三焦等脏腑功能的正常与密切配合，若其中任何一脏发生异常，都可导致整个代谢障碍，而产生痰饮。如肺为水之上源，主通调水道，输布津液。若人感外邪，肺失宣降，津液输布不利，水湿则可停留而为痰饮。又如脾主运化水液，若脾失健运，则水湿内停，可产生痰饮。再如肾的蒸化无权，三焦的失于通利等，均可产生各种痰饮病症。

（三）痰饮致病的特点

痰饮致病，可因停留部位不同，或痰或饮不同，而临床表现不同。但总的来说。有以下几点。

1. 阻碍经脉气血运行

痰饮随气流行，机体内外无所不至。若痰饮流注经络，易使经络阻滞不畅，气血运行障碍，出现肢体麻木，屈伸不利，甚至半身不遂，若郁结于局部，则形成痰核结块，或形成阴疽流注。

2. 阻滞气机的升降出入

痰饮为水湿所聚，停留于胸中，易阻遏气机，使脏腑气机升降出入失常。如痰饮停肺，则影响肺的宣发与肃降，出现胸闷，咳嗽，气喘，甚至咳喘不能平卧。饮停肠胃，影响肠胃的传导和降，则出现恶心呕吐，腹胀肠鸣，饮食减退。饮停胁下，气机不畅，则出现胸胁胀满，咳而引痛。痰结咽喉，气道不利。则出现咽中梗阻，如有异物，胸膈满闷，时太息。

3. 影响水液代谢

痰饮为水液代谢失常的病理产物，其一旦形成之后，便进一步影响脾、肺、肾的水液代谢功能。如痰湿困脾，可致水湿不运；寒饮阻肺，可致宣降失常，水道不通；饮停于下，影响肾阳的功能，可致蒸化无力。故痰饮影响水液正常的输布与排泄，使水液进一步停留于体内，形成水肿，或使水肿加重。

4. 蒙蔽神明

痰浊上扰，蒙蔽清阳，影响元神之府——脑的功能，则会出现头昏目眩，精神不振；痰迷心窍，心神被蒙，则可导致胸闷心悸、神昏谵妄，并引起癫、狂、痫等不同证候。

（四）常见的痰饮证

由于痰饮包括有形和无形两种，故痰饮的范围十分广泛，而痰饮的病症也就非常之多了。以下仅举一些临床常见的例子说明之。

（1）常见的痰证：论痰的性质，有热痰、寒痰、风痰、温痰、燥痰等多种；析痰的部位，又有在肺、在心、在胃、在经络、在咽喉等的不同，故所见病症则迥然全异。如热痰者，症见黏浊黄稠痰；寒痰症见清稀色白痰；痰迷心窍者，神昏谵语；痰在经络筋骨者，瘰疬痰核或半身不遂等。

（2）常见的饮证：张仲景对于饮有四饮之分，即痰饮、悬饮、溢饮、支饮。痰饮者，胸胁支满，头晕目眩，心悸气短，呕吐清水，腹中肠鸣沥沥有声。悬饮者。饮停胁下，表现为胁痛，咳喘更甚，气短息促，胁间胀满等症。溢饮者，饮溢肌肤四肢，表现为身体沉重疼痛，肢体浮肿，小便不利，或见畏寒、无汗等症。支饮者，饮停胸膈，表现为咳气逆，胸满短气，喘息不得平卧，面部及肢体微肿。

二、瘀　　血

瘀，《说文解字》中解释为“积血也”，乃血之停滞，不能运行之意，又称为蓄血、恶血等。

瘀血，系指人体内有血之停滞，包括离经之血，积存于体内，或血运不畅，阻滞于经脉及脏腑内的血，统称为“瘀血”。

（一）瘀血的形成

瘀血的形成，从大体类型上说，主要有两大方面：一是血行不畅，凝滞而为瘀血者，其中原因多因之虚、气、滞、血寒等；二是离经之血，积存体内而为瘀血者，其原因多因外伤，或血热妄行，气虚失摄而致体内出血者。

1. 血行不畅而成瘀血者

“气为血之帅，气行则血行”，若气虚（如心气、肺气），推动血运力量减弱，或气滞“肝气郁滞”，血因之瘀滞；或血遇寒而凝；或与热互结等，均可使血行不畅，而成瘀血。

2. 离经之血，积存体内而成瘀血者

如外伤而使血离经脉，停留体内；或外力直接作用于局部，造成瘀血；或热入营血，灼伤血络，血溢于脏腑组织之间等，均可在体内形成瘀血。

（二）瘀血的致病特点

瘀血所造成的临床见症繁多，但就其本身来讲，有如下几个特点。

疼痛——多为刺痛，痛处固定不移，昼轻夜重，多拒按。

肿块——固定不移，体表可见色青紫，体内为癥积。

紫绀——面部、口唇、爪甲青紫。

舌质——紫暗，或有瘀斑、瘀点，舌下脉络曲张。

脉——细涩沉弦或结代。

此外，病情较长，“久病入血”、人至老年、“肾虚血瘀”等都可能作为辨别瘀血的参考。

（三）常见的瘀血证

瘀血致病相当广泛，小则局部，大则全身，外至四肢筋肉肌肤，内而五脏六腑，皆可形成瘀血证。但原因不同，部位不同，损害的程度不同，症状亦有很大差异，以下仅举几例：①心血瘀阻：心胸憋闷，心悸气短，心前区绞痛阵作，唇舌及爪甲青紫，脉细涩或结代。②肺脏瘀血：胸痛气喘，咳嗽咯血。③胃肠瘀血：脘腹刺痛拒按，呕吐血水或血块，大便下血或色黑。④胞宫瘀血：小腹疼痛拒按，或有癥块，月经不调或痛经、经闭、经色紫黑有块，或崩漏下血。⑤肝脏瘀血：胁肋刺痛，或见痞块。⑥肢体局部瘀血：局部青紫肿胀，疼痛拒按，功能受限。

第七节　发病原理

发病原理系指疾病发生的基本原理。从总的概念出发，“阴平阳秘”则人体健康；“阴阳不调”则疾病发生。这就是说，在各种病因素的作用下，人体内外阴阳相对平衡协调关系遭到破坏，脏腑、经络等生理活动异常，便发生疾病而出现临床症状。

中医谓“正气存内，邪不可干”，“邪之所凑，其气必虚”。也就是说，疾病的发生虽然涉及人体正气和致病邪气两个方面，但邪气只是发病的条件（当然有时会起重要作用），而正气才是疾病发生的内在根据和基础。因此，重视内因的辨证观点在中医学中是非常突出的。

一、邪正斗争与发病

从一定的意义上讲，疾病的过程就是邪正斗争的过程。正即正气，指人体的机能活动及抗病、康复能力；邪即邪气，泛指各种致病因素。疾病的发生与否，在很大程度上，决定于邪正双方斗争的胜负。

（一）正气不足是发病的内在基础

中医历来重视人体正气在发病中的重要作用，认为它是发病的内在基础，“正气存内，邪不可干”，肝脏功能正常，气血充盈，遇外固密，病邪就难以侵入；反之，人体正气虚弱，脏腑功能减退，遇外不固，邪气即可乘虚而入，导致人体阴阳失调，疾病就可发生，正是所谓“邪之所凑，其气必虚”。

（二）邪气是发病的重要条件

在重视正气的前提下，也不能排除或轻视邪气在发病中的重要作用，这正是中医学对待发病原理的辩证法思想。

正与邪是疾病发生两个方面，固然正气是基础，但无邪气亦很难致病。有时邪气甚至成为发病的主要方面，如疫疠之邪，以及当今世界的枪弹伤、金刃伤、电流、化学毒剂等，更是人之正气所难抵挡的。所以《黄帝内经》所谈“避其毒气”也是很重要的。

（三）正邪斗争的胜负，决定人体发病的与否

显而易见，正邪斗争的胜负，决定人体发病与否。正能胜邪则人体健康，邪胜正负则疾病发生。其中阳邪伤人致病，多伤阴液，出现实热证；阴邪伤人致病，多伤阳气，出现寒实证等。此外，邪正斗争的结果还进一步影响疾病的发展与转归。

二、人体的内外环境与发病

所谓人体的内外环境，即包括外环境——工作生活气候环境等；内环境——主要指正气的强弱，这两点在发病中起到重要的作用。

（一）内环境

内环境，总的指正气，前已论及，正气不足是发病的基础，而正气的强弱又受体质及精神状态的影响。

1. 体质与正气

人体的体质与先天禀赋、饮食调养及身体锻炼有关。

古人很早就认识了人体先天禀赋上的差异，《黄帝内经》中曾有关于体质分型的详细论述，临床上也特别明显地反映出胖人多痰湿，易中风；瘦人多阴虚生火；嗜症多有家族史等。先天禀赋不同，人体体质有异，发病难易及病种均有差别。

但是要看到，饮食和锻炼是增强体质，乃至改变体质的重要因素。饮食调配得当，注意体育锻炼，则气血化生充足。脏腑经络功能活动正常，体质亦可加强。反之，过多安逸，饮食调配不合理，则会使人体体质虚弱而易发生疾病。

2. 精神状态与正气

《素问·上古天真论》中谈到“恬憺虚无，真气从之，精神内守，病安从来”，说明人体要保持舒畅条达愉快的精神状态，这样可使气血充畅，脏腑活动正常，正气充足，疾病难以发生。若经常情志不遂、七情过度、气血逆乱，则正气虚弱而百病丛生。

（二）外环境

人体生活环境条件对发病也有很重要的影响。气候反常，地域不佳，生活、工作环境很差等，均可影响人体正气而发病。

附　参考资料

一、内经原文摘录

1.《灵枢·百病始生》

黄帝问于岐伯曰：夫百病之始生也，皆生于风雨寒暑，清湿喜怒。喜怒不节则伤藏，风雨则伤上，清湿则伤下，三部之气，所伤异类，愿闻其会。岐伯曰：三部之气各不同，或起于阴，或起于阳，请言其方·喜怒不节则伤藏，藏伤则病起于阴也；清湿袭虚，则病起于下；风雨袭虚，则病起于上，是谓三部。至于其淫泆，不可胜数。

黄帝曰：余固不能数，故问先师，愿卒闻其道。岐伯曰：风雨寒热，不得虚，邪不能独伤人。卒然逢疾风暴雨而不病者，盖无虚，故邪不能独伤人。此必因虚邪之风，与其身形，两虚相得，乃客其形。两实相逢，众人肉坚。其中于虚邪也，因于天时，与其身形，参以虚实，大病乃成，气有定舍，因处为名，上下中外，分为三员。是故虚邪之中人也，始于皮肤，皮肤缓则腠理开，开则邪从毛发入，入则抵深，深则毛发立，毛发立则淅然，故皮肤痛。留而不去，则传舍于络脉，在络之时，痛于肌肉，其痛之时息，大经乃代。留而不去，传舍于经，在经之时，洒淅喜惊。留而不去，传舍于输，在输之时，六经不通，四肢则肢节痛，腰脊乃强。留而不去，传舍于伏冲之脉，在伏冲之时，体重身痛。留而不去，传舍于肠胃，在肠胃之时，贲响腹胀，多寒则肠鸣飧泄，食不化，多热则溏出糜。留而不去，传舍于肠胃之外、募原之间，留著于脉，稽留而不去，息而成积。或著孙脉，或著络脉，或著经脉，或著输脉，或著于伏冲之脉，或著于膂筋，或著于肠胃之募原，上连于缓筋，邪气淫泆，不可胜论。

2.《素问·举痛论》

余知百病生于气也。怒则气上，喜则气缓，悲则气消，恐则气下，寒则气收，炅则气泄，惊则气乱，劳则气耗，思则气结，九气不同，何病之生？岐伯曰：怒则气逆，甚则呕血及飧泄，故气上矣。喜则气和志达，荣卫通利，故气缓矣。悲则心系急，肺布叶举，而上焦不通，荣卫不散，热气在中，故气消矣。恐则精却，却则上焦闭，闭则气还，还则下焦胀，故气不行矣。寒则腠理闭，气不行，故气收矣。炅则腠理开，荣卫通，汗大泄，故气泄。惊则心无所倚，神无所归，虑无所定，故气乱矣。劳则喘息汗出，外内皆越，故气耗矣。思则心有所存，神有所归，正气留而不行，故气结矣。

二、后世医家论述摘录

1.《医学真传》

人身本无病也，凡有所病，皆自取之。或耗其精，或劳其神，或夺其气，种种皆致病之由。唯五脏充足，六腑调和，经脉强盛，虽有所伤，亦不为病。若脏腑经脉原有不足，又不知持重调摄，而放纵无常，焉得无病？脏气不足，病在脏；腑气不足，病在腑；经脉不足，病在经脉。阴血虚而不为阳气之守，则阳病；阳气虚而不为阴血之使，则阴病。且正气内虚，而淫邪猖獗，则六淫为病。是病皆从内生，岂由外至？其有外至者，惟暴寒、暴热、骤风、骤雨，伤人皮腠，乍而为病，则脏腑经脉，运转如常，发之散之，一剂可痊。若先脏腑经脉不足，而复外邪乘之，则治之又有法，必先调其脏腑，和其经脉，正气足而邪气自退，即所以散之发之也。所谓治病必求于本；求其本，必知其原；指其原，治之不远矣。

2.《三因极一病证方论》

夫人禀天地阴阳而生者，盖天有六气，人以三阴三阳而上奉之；地有五行，人以五脏六腑而下应之。于是资生皮肉、筋骨、精髓、血脉、四肢、九窍、毛发、齿牙、唇舌、总而成体。外则气血循环，流住经络，喜伤六淫；内则精神魂魄，志意忧思，喜伤七情。

六淫者，寒、暑、燥、湿、风、热是也。七情者，喜、怒、忧、思、悲、恐、惊是也。若将护得宜，怡然安泰；役冒非理，百病生焉。病症既成，须寻所自。故前哲示教，谓之病源。经不云乎，治之极于二者，因得之。闭户塞牖，系之病者，数问其径，以从其意。是欲知致病之本也。然六淫天之常气，冒之则先自经络流入，内合于脏腑，为外所因；七情人之常性，动之则先自脏腑郁发，外形于肢体，为内所因；其如饮食饥饱，叫乎伤气，尽神度量，疲极筋力，阴阳违逆，乃至虎狼毒虫，金疮踒折，疰忤附着，畏压溺等，有背常理，为不内外因。《金匮》有言，千般灾难，不越三条。以此详之，病源都尽。如欲救疗，就中寻其类例，别其三因，或内、外兼并，淫情交错，推其深浅，断以所因为病源，然后配合诸证。随因施治，药石针艾，无施不可。

3.《研经言》

杨注《太素》，概释邪字为虚邪，最合经旨。经谓风雨寒暑，不能独伤人，必因于天之虚邪，与其人虚，两虚相得，乃客其形。于此知外来之病，无不挟有虚邪。故两经动辄言邪，此“邪”字对太一之正风言也。《难经》始目一切病患之气为邪，如心邪、肝邪等脏腑之邪，及饮食之邪云云，不必皆是虚邪，殆以“邪”字对人身之正气言也。仲景因之有大邪、小邪、清邪、浊邪、谷饪之邪诸称，皆由《难经》而引申。其云邪哭者，又将虚邪之气，名虚邪之病，是以“邪”字对他病之正状言也。《巢源》因之而有五邪之名，《千金》、《外台》又皆衍为惊邪之名，皆由《金匮》而引申。《千金》又有邪思泄痢症，则又以“邪”字对心术之正而言也。大抵名称随时而改，读者通其意勿泥其文，否则必执今疑古，而谓古方不可治今病矣。

4.《医编》

郁者，滞而不通之义。百病皆生于郁。人若气血流通，病安从作？一有拂郁，当升不升，当降不降，当化不化，或郁于气，或郁于血，病斯作矣。凡脉见沉、伏、结、促、弦、涩，气色青滞，意思不舒，胸胁胀痛，呕吐酸苦者是也。治法，《经》言：木郁达之，火郁发之，土郁夺之，金郁泄之，水郁折之。解者以吐训达，以汗训发，以下训夺，以解表、利小便训泄，以制其冲逆训折。大概如此，不必泥定。何则？木郁者，肝其不舒也，达取通畅之义，但可以致其通畅，不特升提以上达之，发汗以外达之，甚而泻夺以下达之，无非达也，安在其泥于吐哉？余仿此。

三、关于病因与发病的研究进展

这里重点介绍一下“运气学说”和“血瘀”的研究。

（一）运气学说的研究

中医运气学说，源于《素问》运气七篇及其有关篇章，约占《素问》篇幅的三分之一。运气学说在总结自然气候运动变化规律的基础上，提出了“人与天地相应”的观点，系统阐述了自然气候变化与人体生理、疾病的相应关系，从而成为中医基础理论的重要组成部分而为历代医家所重视。由于其文字古奥，义理深幽，且广泛涉及天文、气象、地理、物候、历法、哲学等多种学科知识，故成为中医理论中独具特色的一门学说。

回顾40年来对运气学说的研究，大体上经历了三个阶段：①1949～1966年。这一阶段对运气学说，“天人相应”的思想和五运六气的基本知识进行了介绍；中医院校教材中附列了五运六气；对运气学说的起源进行了探讨；在对某些急性传染病的发病和辨治中运用了运气学说等。②1966～1976年。由于时代的原因，运气学说研究处于停滞状态。③1976年至今。30多年来，运气学说引起了中医界和其他学科的浓厚兴趣和重视，在研究的深度和广度上取得了很大进展。表现在对运气学说重新认识和评价；运用运气学说认识人体的若干生理和病理现象；运用多科学知识和方法论证运气学说的科学性；探讨运气学说科学内涵的实质等。

1. 运气学说的理论研究

（1）运气文献的整理研究：任应秋著《运气学说》一书，以运气七篇为依据，参合后世运气著作，对干支、五运、六气、运气同化、运气与辨证论治等进行了系统介绍和讨论，是较早出版的一本运气专著。

方药中，许家松著《黄帝内经素问运气七篇讲解》一书，就运气学说的指导思想、生理病理观、病因病机论、诊治法则、运气计算及其在医学上的运用、七篇真伪、运气学说评价等问题进行了全面系统论述。对古奥繁难的运气七篇原文，逐句、逐段加以讲解；对其中的难点、疑点和有争议的问题，提出了个人见解并参考历代注疏加以述评。

(2) 运气七篇真伪的考证：自宋·林亿“新校正”对运气七篇来源提出“并论补亡”说之后，后世对七篇大论是否伪书及成书年代争论不一。当代伪书论者，如范行准认为王冰时代还没有运气说，运气说起于五代末年，由许寂倡导之，林亿校书时被“窜入”。王士福认为，“当为王冰论注《素问》时所窜入”。任应秋认为，“七篇系属《内经》成书较晚的部分，但至迟亦应该断在东汉之前”，并同意“并论补亡”说。有些人从理论体系、《素问》诸篇互证、天文历法及语言特色等论证，均认为七篇为《素问》不可分割的重要组成部分，其成书年代当在《素问》成书年代时限之内。

(3) 运气体系与运气推算研究：王玉川指出，五运和六气是两个不同派别的学说，后逐渐结合为一个体系。五运体系起源较六气体系为早，可追溯到战国末年。

方药中指出，运气推算的“干支格局”，是古人对天象、气候、物候、病候长期观测的总结。它吸取了当时天文、地理、历算、哲学等知识，运用阴阳五行和干支的排列组合形式来加以表述，即“候之所始，道之所生”（《素问·五运行大论》）。但是，运气推算只是运气学说的部分内容，因此不能以现代气象验证的符合率来评价运气学说的价值。

刘杰将运气计算编排程序输入电子计算机，并获得了国家中医药管理局1987年科研成果奖。

(4) 运气学说的多学科研究

1) 从医学气象学角度研究运气学说：王琦等提出，运气学说评论了气候变化与人体生理、发病、疾病诊断、预后、防治的关系，“形成了一套极为完整的医学气象理论”。

林乾良认为，运气学说是“古代的医学与气象学的边缘学科”。提出中医气象学的内容包括天气的病因作用；疾病的季节倾向；不同地区气候和天气变化对疾病的影响等。

2) 从时间生物学角度研究运气学说：运气学说认为，自然气候变化，表现为周期性和节律性变化，而人应之，物由之。近年来，对季节、节气、时辰、月相等自然节律和人体生理节律、病理节律的相应关系，如四时脉象、月经周期、生育节律、分娩和死亡时间等进行了广泛研究和临床验证，并进行了中医时间治疗学的探讨。

3) 从天文、历法角度研究运气学说：卢央从古天文学角度详细考察了运气学说关于宇宙结构、星象、天体运动和历法的论述后指出，“似乎来自更为古老的观测材料”，提供了已经失传的古天文学和历法资料。

甲子六十年运气周期有无天文学依据？傅立勤在朱灿生月亮周期结构研究的启发下，计算了日地月三体运动最小相似周期为742.1朔望月，计六十年约零三天，认为六十年运气周期有着深刻的天地运动背景和较准确的客观依据。郑军进一步指出，六十年周期是月地日三体运动的六十种结构模式。

赵明锐、黄惠杰在对太阳黑子高低值年研究中发现，其高值多年见于岁火太过之年，其低值多见于岁火不及之年，其气候变化与发病情况与运气七篇所述相似。

4) 从物候学角度研究运气学说：王庆其认为，运气学说系统论述了物候变化规律，物化决定于气化。

5) 从哲学角度研究运气学说：刘长林认为，运气学说是以朴素的系统论作为指导方法，把气象变化分为五运和六气两大系统，两大系统下又有分系统。同时也指出，运气学说夸大了系统的稳定性，带有明显的臆测性。

(5) 运气学说与各家学说的形成：章巨膺在王朴庄、陆九芝从运气变迁分析医学流派的启发下，分析金元以来30余位医家主寒温补泻不同学术观点后，得出“各家学派各随岁运气候应时产生”的结论。

(6) 对运气学说的重新评论：重新认识和评价运气学说，是近10年来运气学说研究中的必然结果。

任应秋认为，运气学说“是中医学在古代探讨气象运动规律的一门科学”，即中医气象学。

方药中等认为，运气学说认为人与天地变化是相应的，因而在总结自然气候变化规律的基础上，对生命现象、人体生理、疾病病因病机、治则治法、组方用药、养生防病等中医理论体系中的重要内容总是提出了规律性的认识，从而成为中医学的理论基础和渊源所在。

2. 运气学说的验证和应用

(1) 运气推算的现代气象验证：10年来，广泛运用现代气象资料对运气推算进行了验证，如沈阳（取1950～1975年25年中的9个异常气候年资料，符合率67%）、吉林双辽地区（取1953～1972年共20年资料，符合率70%）、西安（取1951～1980年共30年资料，符合率76.7%）、兰州（取1933～1980年共48年资料，符合率70%）、北京（取1949～1957年共9年资料，符合率78%）、天津（取1955～1975年共21年中的3个异常气候年资料，均符合）、郑州（取1951～1980年共30年资料，中运符合率100%、六气符合率98.3%）、杭州（取1951～1970年共20年中的5个异常气候资料，均符合）、福建（取历史和近代异常气候年资料，符合率为60%）等。上述验证工作由于时间尚短，验证方法的设计很不一致，因此尚难作出结论。

运用历史气象资料进行验证的结果证明运气推算有其科学性，但不宜用运气推算来预报天气。

(2) 运气说在医学上应用

1) 预测气候变化对人体生理，发病影响的大致情况：方药中等认为，通过对主运、主气的推算，可以了解各季节气候的常规变化和对人体生理和发病影响的大致情况，如初运、初气、风温之气偏胜，人体肝气偏胜，肝病、风病较多等；通过对中运、客气的推算，可以了解该年气候的异常变化和对人体生理、发病影响的大致情况，如戊午年，火运太过，少阴司天，全年气候偏热，金气受邪，水气来复，临床应考虑火热病、心病较多、与肺肾密切相关等，从而为疾病的预防和辨证提供重要参考。

林朗晖以福建省立医院3年住院资料论证其发病病种、临床表现与运气七篇中对该年气候、病候的描述符合，认为有助于发病预测。

2) 指导临床辨证治疗：外感急性热病的病因、发病、证候与运气密切相等。1954年，河北石家庄气候炎热多雨，流行性乙型脑炎（简称乙脑）流行，中医辨病为“暑热”，以白虎加参汤加茵陈为主治疗，取得100%的治愈率。1956年北京重复亦收良效，但1957年再用之疗效不佳。蒲辅周提出，虽同属乙脑，但中医必须结合气候特点辨证，该年气候潮湿，应辨病为“湿温”，改用通阳利湿法获得满意疗效。盛荣国从厦门中医院3年收治558例肝炎患者观察到，其发病季节不同，临床表现亦不同，认为运气学说对肝病辨治有指导意义。何金新认为，麻疹流行的周期性、季节性与运气有关。肖熙以个人验案说明太乙天符、天符、同天符、天刑年对临床辨治有指导意义。

3. 出生年的岁运与疾病定位关系

汪德云通过对129例患者观察到，其中，119例其疾病与出生年的岁运有关，如戊午年出生者多咳喘病，提出人体在出生时已具病理定位倾向。

综上所述，40年来，特别是近10年来，在运气学说方面出现了多学科竞相研究，各家争鸣的繁荣景象，在研究广义和深度上均取得了很大进展。

（二）血瘀的研究

1. 血瘀的本质探讨

血瘀证明现代科学可以初步解释为，在外因和内因条件下，由于机体心脏、血管、血液发生组织学、生理生化、生物物理的改变，致使血液流动缓慢或停滞，或血液离开血管产生瘀积，这是血瘀证的基本环节，也是它们的共性。在病理生理上表现为血液循环障碍和受累组织的损害，组织细胞的炎症、水肿、糜烂、坏死、硬化、增生等继发性改变。故血瘀证应包括血液循行障碍的发生、发展及其继发的全部病理变化过程。此外，血瘀证与结缔组织代谢异常，分子生物学调节障碍，免疫功能紊乱及炎症的病理过程有关。但对不同的血瘀证还没有充分弄清以上这些关系的内在联系之前，我们还不能完全揭示血瘀证的本质。

目前研究结果，比较一致认为血瘀可能是一个与血液循环有关的病理过程，它与血液积蓄，血流滞缓等血液循环障碍有着密切的关系，具体的表现在以下几个方面。

（1）微循环障碍：血瘀证患者微循环紊乱的共同特点是：①血流缓慢与瘀滞，甲皱和球结膜微循环观察，可见微血管中血细胞流动速度明显减缓，血流瘀滞，停积，甚则血瘀积。②血细胞聚集。血瘀证患者红细胞常聚集成为絮状、粒状、虚线状，严重的可发生微循环内血液“泥化”和血管内凝血，进一步可导致血管闭塞。③血管缩窄或闭塞。④渗出与出血。

（2）血液流变学异常：大多数血瘀证患者的血液流变学的共同特征是血液呈浓、黏、凝、聚状态。浓，指血液浓度增高和成分改变，可通过血细胞比容、血浆蛋白（包括白蛋白、球蛋白、纤维蛋白原）、血脂（β脂蛋白、胆固醇、三酰甘油）测定来衡量。黏，指血液黏滞性增加，如全血比黏度和还原黏度，血清或血浆比黏度增加。凝，指血液凝固性增加，如纤维蛋白原增加及血液凝固速度增快。聚，是细胞之间聚集性增大，表现在红细胞和血小板在血中电泳速度减慢，血小板对二磷酸腺苷（ADP）类物质诱导的凝集性增加，红细胞沉降率及血沉方程K值增大。

（3）血流动力学异常：具体表现有，心脏功能减弱、冠心病、红斑性狼疮、视网膜中央静脉栓塞等血瘀证患者心脏收缩功能下降，心搏出量减弱，甚至心室顺应性降低及心内瘀血。内脏及肢体血流图检查，发现慢性肝炎及肝硬化血瘀证患者肝区搏动性血流量下降及流出阻抗增加；肺心病、肺气肿及慢性气管炎的血瘀证患者肺血流量下降。缺血性脑血管病血瘀证患者同位素经脑血池时间明显延长；血栓闭塞性脉管炎患者的肢体血流缓慢及银屑病患者的肥厚性皮损对同位素清除率下降等，均表明血瘀证患者血液流动减少或减慢是明显的。

2. 活血化瘀治疗原理的实验研究

近年来广泛开展了活血化瘀作用原理的实验研究工作，各地报道，说明活血化瘀的药理作用是多方面的。

（1）对心血管及周围血管机能的影响：很多活血化瘀药物能直接或间接扩张冠状动脉、脑及肢体血管，降低血管阻力，增加血流量；有解除血管平滑肌痉挛、降低心肌耗氧量、增加耐缺氧能力和增加心肌营养性血流量的作用。

（2）改善微循环：活血化瘀药物对微循环有调整作用，血瘀证患者，应用活血化瘀药物治疗后，微循环有不同程度的改善。如丹参、川芎、红花、莪术和当归有使血液明显加速、毛细血管网的开放明显增多，并在不同程度上使聚集的红细胞发生解聚的作用。活血化瘀具有增加毛细血管张力和降低毛细血管通透性的作用。

（3）降低血脂及抑制动脉粥样硬化形成：冠心Ⅱ号方、当归、丹参、延胡索等中草药，对降低血脂，预防粥样斑块形成均有不同程度的作用。

(4) 促进组织的修复与再生：电子显微镜观察表明，丹参能增强吞噬细胞的活动和加速心肌坏死物质的清除速度，还可看到心肌细胞再生的现象，活血化瘀药能保护细胞的线粒体的形态和功能，使变性的肝细胞逐渐恢复，新的肝细胞再生；使血栓闭塞性脉管炎溃疡迅速愈合，骨细胞迅速生长等。这都说明活血化瘀药有促进组织修复和再生的作用。

(5) 改善机体的免疫功能：活血化瘀药能使狼疮细胞阴转、抗核抗体滴定度下降，IgG（免疫球蛋白 G 下降）能抑制抗 A、抗 B 和抗 O 的血型免疫抗体产生的作用，尤其对抗 O 抗体明显，一些活血化瘀药物对抗体形成的细胞有明显的抑制作用。

(6) 对血凝和纤溶的影响：活血化瘀药物能抑制多种因子诱导的血小板聚集，降低血小板的表面活性，增加纤维蛋白溶解酶活性，降低纤维蛋白稳定因子的活性，从而降低血液凝固性。有抗血栓形成或溶解血栓的作用。

(7) 对胶原纤维代谢的作用：活血化瘀药物有抑制纤维母细胞产生胶原的作用。实验证明通脉灵有抑制纤维母细胞对^{14}C 甘氨酸吸收的能力，即减少胶原合成的作用。活血化瘀作用机理可能与成熟胶原代谢的黏多糖代谢有关。

(8) 对炎症的影响：活血化瘀药可以作用于炎症过程的许多环节，但总的认为是在调节机体反应的基础上，直接或间接达到抗感染、抗炎的作用。

此外，活血化瘀药的药理作用还有调节内分泌代谢、蛋白质代谢，抑制过敏介质的释放，镇静镇痛，解除平滑肌的痉挛或增强平滑肌的收缩作用。

第六章 病 机

病指疾病；机指机理。所谓病机是指疾病发生、发展与变化的机理。从这点意义上讲，似乎包括了“发病”在内，但为了突出疾病发生这一重要环节，故将“发病”单列一节介绍。另外，本章所介绍的病机是指不同疾病所表现出来的相同的病机，也就是说最基本的规律，至于每一种病证所特有的病机，则放在各科病机中分别介绍。

疾病数以千种，症状表现更是千变万化，但总的说来，无外乎邪正盛衰、阴阳失调、气机升降失常三种病机变化的基本规律。

第一节 邪 正 盛 衰

邪正盛衰，是指在疾病过程中，机体的抗病能力与致病邪气之间在相互斗争中所发生的盛衰变化，这种盛衰的变化，不仅关系到疾病的发生与否，而且直接影响疾病的发展与转归，以及病证的虚实变化。所以在一定意义上讲，许多疾病的过程，也就是邪正斗争及其盛衰变化的过程。

一、邪正盛衰与疾病的虚实变化

《素问·通评虚实论》说：“邪气盛则实，精气夺则虚”，这是对邪正盛衰与虚实变化的最概括的论述。虚与实，从八纲辨证上说，是两种对立的证型。而若从邪正盛衰来讲，实则是在“正”与“邪”中，哪一方面为主要矛盾的问题。在疾病过程中，也就是在邪正斗争的变化过程中，如果“正气亏虚”为主要方面的，即为虚证；如果“邪气亢盛”为主要方面的，则为实证。

（一）实证——以邪气亢盛为主要方面

这里要特别强调的是，虚证、实证都是疾病“证”的分析、归纳，只反应邪正盛衰的变化。而不是对人体体质“虚衰”与“健康”的概括，“虚证”、“实证”是“证”的本质，而不是“虚衰之人”与“壮实之人”的分析。

实证是以邪气亢盛为主要方面的病理反映。此时，邪气亢盛，而正气相对未衰，机体抗病能力较强，邪正斗争激烈，机体表现出强烈的病理反应，故称为“实证”。实证多见于外感病的初、中期，如阴阳气分实热所出现的四大症（大热、大渴、大汗出、脉洪大）等，以及痰饮、宿食、瘀血等所引起的病症。

（二）虚证——以正气不足为主要方面

虚证是以正气不足为主要方面的病理反应。此时，人体正气虚弱，脏腑经络功能减退，邪气不盛或完全没有邪气，邪正斗争的病理反应亦不强烈，人体呈现一派虚弱表现，故称为虚证。虚证多见于体质虚弱者或外感病的后期或慢性病症中。如温病后期的阴津受伤，伤寒后期的阳气不足，以及房事过度的肾阴虚弱等，都属于此类。

（三）虚实错杂——以正气不足和邪气有余均表现突出

疾病的过程是复杂的，邪正斗争也表现为错综复杂，单纯的实证或虚证是可以见到的，但更多见到的是虚实的错杂表现，其原因或因误治，或因失治，或因各种因素的影响，以致形成“正气不足”和“邪气有余”，也就是虚实同时并见的病理反映。其中又以其主要矛盾而分为虚中夹实和实中夹虚两种类型。

虚中夹实以虚为主，而兼夹实证，如脾失健运为虚，若由于运化不足，而致水湿停留过多，则会出现脾虚为主，而兼夹水湿的虚中夹实证。实中夹虚是指以实证为主，而兼夹虚证，如湿病热病盛期，因热邪伤阴，会同时出现“热盛”、“阴伤”两方面的症状，因以热盛为主，故称为实中夹虚证。

此外，按病证部位还可有表虚里实、表实里虚、上实下虚、上虚下实等病理反映，也都属于虚实夹杂的范畴。

（四）虚实真假——邪正斗争的复杂表现

疾病的复杂表现，邪正斗争的复杂表现不仅在虚实的错杂，同时还会出现虚实的真假，也就是说，某些现象和本质、某些症状和病机的不一致性，古人将这种情况概括为“大实有羸状”和“至虚有盛候”。大实有羸状，指病机以邪气亢盛为主，即实证，但由于某些原因，出现一些“虚”的假象。如热结肠胃，本为实证，但有时会出现身寒肢冷的假象。至虚有盛候，指病机以正气虚衰为主，即虚证，但由于某些原因，可出现一些“实”的假象。如脾失健运、中气不足，本为虚证，但有时可出现腹胀而类似“实”的表现。故医生临证时，必须明察秋毫，识别真假，针对病机，予以准确的治疗。

二、邪正盛衰与病机转归

在疾病过程中，邪正的盛衰不仅影响病证的虚实变化，而且直接影响着疾病的转归，疾病转归的好与坏、善与恶、痊愈与死亡，都直接地受着邪正盛衰的影响。正胜邪退，疾病趋向好转或痊愈；邪胜正衰，疾病趋向恶化，甚则导致死亡。

（一）正胜邪退，疾病趋向好转或痊愈

在疾病过程中，正气充足，或治疗得当，使邪气逐渐消退，呈现一种正胜邪退的局面，人体内脏的经络组织器官的功能得到恢复，整个机体的阴阳双方在新的基础上，达到了相对的平衡，疾病即告痊愈。

（二）邪胜正衰，疾病不断加重

与上述情况相反，邪气逐渐亢盛，而正气不断虚弱，机体的损害不断加重，本来已经形成的阴阳不调更加失控，疾病也就逐渐加重，以致达到不能救治的结果，即阴阳离决，精气乃绝。

第二节 阴阳失调

阴阳失调，是指所有疾病的共同病机，阴平阳秘，人体健康；阴阳离决，人体死亡；而介乎于健康和死亡中间的广阔领域，就是疾病的范围。从这类意义上讲，阴阳失调是各种病机的基础。

阴阳失调的病理变化，主要表现为阴阳偏胜、阴阳偏衰、阴阳互损、阴阳格拒、阴阳转化及阴阳亡失几个方面。

一、阴阳偏胜

阴阳偏胜，主要指以“胜”为主要矛盾的病证，属于“邪气胜则实”的实证范畴。

（一）阳偏胜

阳邪袭人，或人体内脏腑功能亢进，或五志化火，或气滞、血瘀、食积等郁而化热，均可导致阳的偏胜，《黄帝内经》谓：“阳胜则热”，故阳偏胜者多表现为实热证。

另外，“阳胜则阴病”，阳热过胜，消灼阴液，则会出现阴的相对不足，表现以阳热为主，而兼阴虚的实热证。

（二）阴偏胜

阴邪伤人，或因某种原因，导致人体脏腑机能障碍，病理产物积聚，均可出现阴的偏胜，《黄帝内经》谓“阴胜则寒”，故阴偏胜者多为实寒证。

另外，“阴胜则阳病”，阴寒过胜，会伤及人体阳气，出现阳的相对不足，表现以阴寒为主，而兼阳虚的实寒证。

二、阴阳偏衰

阴阳偏衰，主要指以“衰”为主要矛盾的病证，属于“精气夺则虚”的虚证范畴。

（一）阳偏衰

即阳虚，是机体阳气虚弱，脏腑功能减退，热量不足而出现的一种病理状态。《黄帝内经》所谓“阳虚则寒”，这里的寒，系指虚寒而言。形成偏衰的主要原因，多由于先天禀赋不足，或后天饮食失养，或劳倦内伤，或久病损伤阳气所致。一般来说，其病机特点多表现为机体阳气不足，阳气制阴，阴相对亢盛的虚寒证。

阳气不足，一般以脾肾之阳虚为主，其中尤以肾阳为诸阳之本。所以，肾阳衰虚（命门之火不足）在阳偏衰的病机中占有极其重要的地位。由于阳气的虚衰，阳虚则不能制阴，阳气的温煦功能减弱，经络脏腑等组织器官的某些功能活动也因之而减退，血和津液的运行迟缓，水液不化而阴寒内盛，这就是阳虚则寒的主要机理。阳虚则寒，虽也可见到面色㿠白、畏寒肢冷、舌淡、脉迟等寒象，但还有喜静蜷卧、小便清长、下利清谷等虚象。所以阳虚则寒与阴胜则寒，不仅在病机上有区别，而且在临床表现方面也有不同：前者是虚而有寒为虚证；后者是以寒为主，虚象不明显为实证。

（二）阴偏衰

即阴虚，是指机体精、血、津液等物质亏耗，以及阴不制阳，导致阳相对亢盛，功能虚性亢奋的病理状态。形成阴偏衰的主要原因，多由于阳邪伤阴，或因五志过极，化火伤阴；或因久病耗伤阴液所致。一般来说，其病机特点多表现为阴液不足及滋养、宁静功能减退，以及阳气相对偏盛的虚热证。

阴虚之证，五脏俱有，但一般以肝肾为主，其他三脏之阴虚，久延不愈，最终多累及肝肾，五者之间，亦多夹杂并见。临床上以肺肾阴虚，肝肾阴虚为多见，因为肾阴虚为诸阴之本，所以，肾阴不足在阴偏衰的病机中占有极其重要的地位。由于阴液不足，不能制约阳气，从而形成阴虚内热、阴虚火旺和阴虚阳亢等多种表现。

三、阴阳互损

从阴阳学说的角度分析，阴阳不但对立，而且是互根的，互根即互为根本之意，正常情况下相互依存，异常情况下，亦相互影响，这正是阴阳互损的原理。

阴损及阳，指疾病由开始的阴液亏损，逐渐损及阳气，使阳气亦虚，从而形成以阴虚为主的阴阳两虚的病理状态。

阳损及阴，指疾病由开始的阳气不足，逐渐损及阴液，使阴液亦虚，从而形成以阳虚为主的阴阳两虚的病理状态。

需要指出的是，肾为先天之本，水火阴阳之宅，肾阴为一身阴液之本，肾阳为一身阳气之本，故所谓阴阳互损最终是以肾的阴阳亏损为主要病变。

四、阴阳格拒

阴阳格拒，指在疾病发过程中，阴寒太盛格阳于外，而出现寒极似热的真寒假热证；以及阳热内盛，阳遏于中，不得外达，而出现热极似寒的真热假寒证。

（一）阴盛格阳

阴盛格阳又称格阳证，指人体内阴寒过盛，把阳气格拒于外，使阴阳之气不相顺接，相互格拒，而出现内真寒而外假热的一种病理变化。

如真寒之外，并见面红、烦热、口渴、脉大等假热之象，称阴盛格阳，真寒假热。

（二）阳盛格阴

阳盛格阴又称格阴证，指人体内邪热内盛，深伏于里，阳气被遏，郁闭于内，不能达于肢体而格阴于外的病理状态。除真热之外，并见的手足厥冷、面色苍白等假寒之象称阳盛格阴、真热假寒。

五、阴阳亡失

阴阳亡失，包括亡阴和亡阳两大类，是指机体的阴液或阳气突然地、大量地亡失，而导致生命垂危的一种病理状态。

（一）亡阳

实则是阳欲亡之意。指人体阳气突然脱失，而致全身功能突然严重衰竭的一种病理表现，一般来说，亡阳多由于邪盛，正不敌邪，阳气突然脱失所致。也由于素体阳虚，正气不足，疲劳过度等多种原因，或过用汗法，汗出过多，阳随阴泄，阳气外脱所致。慢性消耗性疾病的亡阳，多由于阳气的严重耗散，虚阳外越所致。其临床表现多见大汗淋漓，肌肤手足逆冷，精神疲惫，神情淡漠，甚则昏迷，脉微欲绝等一派阳气欲脱之象。

阴阳互根，阴阳互损，亡阳则会迅速耗阴，所以亡阳之后，马上出现阴竭之变，阴阳俱亡，生命死亡。

（二）亡阴

实则是阴欲亡之意，是指由于机体阴液发生突然性的大量消耗或丢失，而致全身功能严重衰竭的一种病理状态。一般来说，亡阴都由于热邪炽盛，或邪热久留，大量灼伤阴液所致。也由于其他因素大量耗损阴液而致亡阴，其临床表现多见汗出不止，汗热而黏，四肢温和，渴喜冷饮，身体干瘪，皮肤皱褶，眼眶深陷，精神烦躁或昏迷谵妄，脉细数疾无力，或洪大按之无力。同样，由于阴液与阳气的依存互根关系，阴液亡失，则阳气无所依附而涣散不收，浮越于外，故亡阴可迅速导致亡阳。阴竭则阳脱，阴阳不相维系而衰竭，生命也随之告终了。

亡阴和亡阳，在病机和临床征象等方面，虽然有所不同，但由于机体的阴和阳存在着互根互用的关系，阴亡，则阳无依附而散越；阳亡，则阴无以化生而耗竭。故亡阴可以迅速导致亡阳，亡阳也可继而出现亡阴，最终导致“阴阳离决，精气乃绝”，生命活动终止而死亡。

第三节　升降失常

人体内气机的升降出入是有一定规律的，它是脏腑经络组织进行功能活动的基础，大体上居于上者，其气下降；居于下者，其气上升，所谓阳降阴升，气机升降有序，阴阳才得以环抱。但由于各种病因的影响，而导致脏腑气机升降出入运动的紊乱，使人体阴阳气血升降失调，出现病症，称为升降失常。

人体气机的升降出入，关系到脏腑经络气血阴阳各方面的功能。所以升降失常，可导致五脏六腑、表里内外、四肢九窍发生多种病理变化。如心阳下降则肾水得温，若心火不降而上炎，则舌尖红赤疼痛，口舌糜烂。肺失宣降，则胸闷咳喘。脾不生清，运化失职，则便溏泄泻，甚则清阳不升而脏气下陷。肝气下逆则眩晕头胀，烦躁易怒，深则昏厥。肾不纳气则呼吸困难，呼多吸少，气短息促。六腑以通降为顺，若腑气下降，在胆，则胆气上逆而口苦，黄疸；胃失和降，则不欲纳食，呃逆嗳气，恶心呕吐；大肠气机传导不行，则大便秘结，膀胱气化不行，则小便减少或尿闭，若阴阳气血逆乱，清窍被蒙，则昏仆倒地，不省人事。其他如心肾不交，水火不济，脾气不升，胃气不升，肺气不降，肾不纳气等，皆为升降失常的病理改变。

在升降失常病变中，尤以脾胃升降失调最为重要，且亦为临床所常见。因为脾胃为气机升降之枢纽，若脾胃升降失常，则清阳之气不能敷布，后天之精不能归藏，饮食清气无法进入，废浊之物亦不能排出，继则诸病变莫不由之而生，所以历代医学调理气机多重视调理脾胃升降。

升降失常仅是气机升降出入失常的一个方面，而出入失常则为其另一个方面，一般来说，内伤之病，多病于升降；外感之病，多病于出入，但升降与出入密切相关，在病理上亦相互影响，升降失常必然病于出人，出入失常亦必影响升降，故升降出入失常病机，在临床上具有普遍意义，不论内伤、外感，还是新病、久病都是存在的。所以说“升降之病机，则亦累及出入矣；出入之病机，则亦累及升降矣”（《谈医随笔》）。如因外感风寒而致咳喘者。风寒外来，肌腠郁闭，汗孔闭塞，卫气不能宣通，出入失常，则发热恶寒、无汗。肺合皮毛，表邪不解，内舍于肺，则肺失宣肃而咳嗽喘促。此为由出入失常而致升降失常，最终形成升降出入失常的病理状态。

升降失常的病理变化虽然很复杂，但基本病理表现不外升降不及、升降太过和升降反作三类。

（1）升降不及：当升不升，当降不降。如肝气升发不足而肝气郁结；肺气壅塞，失于清肃而胸闷痰喘。

（2）升降太过：即升发之性超过了正常生理范围。如肝气升发太过而肝阳上亢，甚则肝风内动；胃肠传降太过而泄痢不止等。

(3) 升降反作：当升者反降，当降者反升。如脾气不发而下陷，胃气不降而上逆。所谓“清气在下，则生飧泄，浊气在上，则生䐜胀”（《素问·阴阳应象大论》）。

但是，升降太过、升降不及和升降反作三者又是互相联系的。

附　参考资料

一、内经原文摘录

《素问·玉机真藏论》

帝曰：善。夫百病之生也，皆生于风寒暑湿燥火，以之化之变也。经言盛者泻之，虚者补之，余锡以方士，而方士用之，尚未能十全，余欲令要道必行，桴鼓相应，犹拔刺雪汗，工巧神圣，可得闻乎？岐伯曰：审察病机，无失气宜，此之谓也。

帝曰：愿闻病机何如？岐伯曰：诸风掉眩，皆属于肝；诸寒收引，皆属于肾；诸气膹郁，皆属于肺；诸湿肿满，皆属于脾；诸热瞀瘛，皆属于火；诸痛痒疮，皆属于心；诸厥固泄，皆属于下；诸痿喘呕，皆属于上，诸禁鼓栗，如丧神守，皆属于火；诸痉项强，皆属于湿；诸逆冲上，皆属于火；诸胀腹大，皆属于热；诸躁狂越，皆属于火；诸暴强直，皆属于风；诸病有声，鼓之如鼓，皆属于热；诸病胕肿，疼酸惊骇，皆属于火；诸转反戾，水液混浊，皆属于热；诸病水液，澄澈清冷，皆属于寒；诸呕吐酸，暴注下迫，皆属于热。故大要曰：谨守病机，各司其属，有者求之，无者求之；盛者责之，虚者责之，必先五胜，疏其血气，令其调达，而致和平，此之谓也。

（《素问·至真要大论》）

五藏受气于其所生，传之于其所胜，气舍于其所生，死于其所不胜。病之且死，必先传行，至其所不胜，病乃死。此言气之逆行也，故死。肝受气于心，传之于脾，气舍于肾，至肺而死。心受气于脾，传之于肺，气舍于肝，至肾而死。脾受气于肺，传之于肾，气舍于心，至肝而死。肺受气于肾，传之于肝，气舍于脾，至心而死。肾受气于肝，传之于心，气舍于肺，至脾而死。此皆逆死也。一日一夜五分之，此所以占死生之早暮也。

黄帝曰：五藏相通，移皆有次；五藏有病，则各传其所胜。不治，法三月，若六月，若三日，若六日，传五藏而当死。是顺传所胜之次。故曰：别于阳者，知病从来；别于阴者，知死生之期。言知至其所困而死。

二、后世医家论述摘录

《医醇賸义》

燥为六淫之一，《内经》于此条，并未大畅其说。至西昌喻氏，著《秋燥论》一篇，谓世俗相沿，误以湿病为燥病，解者亦竟以燥病为湿病，而于《内经》所谓“秋伤于燥，上逆而咳，发为痿厥”数语，全然误会，可谓独具只眼，大声喝破矣。惟篇中谓“秋不遽燥，大热之后，继以凉生，凉生而热解，渐至大凉，而燥令乃行焉”。此则燥字之义，乃作大凉解，而燥中全无热气矣。独不思“秋阳以暴之”一语，朱子注中谓“秋日燥烈，言暴之干也”。可见秋阳甚于夏日，燥非全主乎凉。乃篇中又申其说，以为“天道春不分不温，夏不至不热”，则秋不分不燥之意，隐然言下矣。信斯言也，则必秋分以后，方得谓之秋燥。是燥病亦只主得半季，而秋分以前之四十五日，全不关秋燥矣。由斯以推，则冬至以后，方是伤寒，春分以后，方是春温，夏至以后，方是三气，而于冬至以前、春分以前，夏至以前，秋分以前之四十五日内所感者为何气？所得者谓之何病乎？

愚谓燥者干也，对湿言之也。立秋以后，湿气去而燥气来。初秋尚热则燥而热；深秋既凉则燥而凉。以燥为全体，而以热与凉为之用，兼此二义，方见燥字圆相。若专主一边，遗漏一边，恐非确论。窃附管见，或亦愚者千虑之一得云。

三、关于病机研究进展

这里重点介绍有关“中医体质学说”和“中医实验动物模型”的研究。

（一）中医体质学说的研究

重视人的体质及其差异性，是中医学的一大特色。中医学中有关体质问题论述，不仅实践性很强，而且蕴藏着丰富的理论知识，是中医学理论体系的重要组成部分，但长期以来由于缺乏系统研究整理，以致在中医学中一直未能形成一门系统的学说。中医体质学说自在20世纪70年代兴起以来其理论、临床及实验研究日益深入，取得了可喜的进展。中国中医研究院1987年主持召开了全国首届中医体质学说学术讨论会，受到国内外的关注。

1. 理论研究

20世纪70年代后期，薛崇成、曾昭耆、秦德平、匡调元等学者曾从不同侧面对体质问题作了研讨。王琦、盛增秀明确提出“中医体质学说”这一概念，并于1982年出版了第一部《中医体质学说》专著，体质学说更受到中医学术界的重视。《中医年鉴》1984年卷列专条“中医体质学说”，介绍它的研究进展，不少学者对《黄帝内经》、《伤寒论》、《金匮要略》、《温病条辨》中体质理论重新整理和评价。匡调元则从病理学角度强调体质的病理研究，认为体质病理是研究人类体质及其疾病过程所起作用与规律的科学。

随着理论研究的深入，对体质的概念，体质与气质、体质与证的关系等方面都进行了探讨。关于体质的概念，有人指出，由先天遗传和后天获得所形成的形态结构、功能活动方面固有的相对稳定的个体特性，并表现为与心理性格的相关性。它具有三个基本特点：体质过程论（体质是一种按时相展开的生命过程）、心身构成论（体质是特定躯体素质与相关心理素质的结合体）、环境制约论（环境对体质的形成与发展始终起着重要的制约作用）；具有几个要素：如体态（人体外表形态）、气质（人的精神面貌、性格、情绪的综合）等；具有形色、功能、心理三维结构；具有稳定与可变的双重特性。

体质与气质：气质包括人的躯体特征、精神情态、行为举止及态度体验诸方面，是客观的心理生理现象；体质是形态、生理、心理的综合的相互稳定的个体体征。体质决定气质，气质反过来影响体质。

体质与“证”的关系是“证”常随体质为转移。体质是产生“证”的重要物质基础。体质虽有可变性，但其变化较缓慢，而“证”则是反映当时疾病的性质、病位、进退趋势等。即使是同患一种疾病，由于患病机体体质有异，可出现各种不同的“证”。另一方面，即使是不同的致病因子或不同的疾病，由于患者的体质在某些方面有共同点，往往出现相同或类似的“证”。因此疾病的“证”虽然与病邪的质和量密切相关，但往往主要取决于患病机体的体质特征，所谓“异病同证”、“同病异证”，在很大程度上是以中医体质学说为依据的。所以说体质与“证”关系致密，体质是产生“证”的重要物质基础。

可喜的是，少数民族医学也在着手于体质研究，如延边民族朝医学研究所对朝医体质进行了研究，是祖国医学中体质学的一个有益补充。

此外，近年来许多学者从人类遗传学、分子生物学、现代免疫学等角度对中医体质学说的科学性进行了理论分析，并将《黄帝内经》的体质分型与希波克拉底、巴甫洛夫、克雷奇默尔、冯特等的学说进行了初步的比较，有的还阐述中医体质与气象、地理学说的关系。

2. 临床研究

在体质类型上，已有了较适合临床的分类方法。如王琦等根据体态、形态、舌脉、性格、饮食习惯及体质形成等因素，分出了七种类型：正常质、阴虚质、阳虚质、痰湿质、湿热质、气虚质、瘀血质。匡调元以临床所见形证、脉色特征为依据，以临床机能为主分成六型：正常质、晦涩质、腻滞质、燥热质、迟冷质、倦㿠质。

在临床研究方面注意调研。如上海等地组织了跨省市的协作调研，就体质的分布与构成、年龄、职业、地理区域和季节等进行了初步探讨。调查表明，人群中肥胖者以阳虚和痰湿质比例偏高，瘦削人阴血虚和阴虚火旺者为多；北方与南方相比，前者以阳虚质和见寒象的明显为多，后者则病多火热，体制多阴虚；濒海或东方，以痰湿质为多……也印证了“肥人多气虚、肥人多痰、瘦人多火”之说，也印证了地理因素对体质的影响。北京、新疆、湖北等地开展了对健康青年人和老年人的脏腑虚象增龄变化的调查，结果是40岁以前各虚象检出率甚低，40岁以后，随年龄增长各脏腑虚象逐渐增加，50岁后肾虚检出率最高，依次为肾、心、肝、脾、肺，证明人的体质特点随年龄而相应地改变，并强调肾在人的虚象增龄变化中的重要作用。对不同种族的体质并舌象调查，证实了男女体质有别，脑力与体力劳动的体质也有所不同，而在种族间生活条件、环境因素相同的体制无明显差异。山东、河南、浙江等地又分别从生理变化、心理性格角度，并应用心阻抗、微量元素测试等对体质问题进行了研究。郑州对574例街道居民的性格特点抽样调查，将A型性格问卷法、阴阳五态人和临证分型结合起来，发现青壮年组偏于急躁性格者居多，即太阳之人，瘀血质多见；老年男性则安静、懒言、内向性格，属阳虚、气虚质，血糖高值、血胆固醇高值；青壮年女性急躁易怒，性格属阴虚、湿热质，血糖低值；血清高密度脂蛋白在阴阳和平的老年女性组高值。此调查表明，性格是机体生理生化的反映，正是体质的一个侧面外观。山东将健康男性肥胖人的心阻抗微分图与不肥胖的对照组进行对比，发现胖人与心气虚、心肺气虚的指标基本一致，初步验证了“肥人多气虚”的理论。

体质与疾病关系的研究是体质学说应用于临床的直接体现。研究者越来越注意到体质在疾病过程中的地位，结合内科、儿科、妇科等对体质进行了深入的专题研究，取得了一些成绩。如麻仲学等对老年人体质及其与胃病关系作了中医流行病学研究，结果表明，老年人异常体质较正常体质易罹患胃病（$P<0.001$），老年人异常体质与异常情志相结合更易罹患胃病（$P<0.001$）。黑龙江杨常青则从肝病证候及其相关衍化证入手，研究中医体质与证候之间的关系，北京研究了411例原发性肺癌患者的体质分型及其治疗的关系，在肺癌的气虚、阴虚、气阴两虚、痰湿瘀阻四种体质中，初步发现气虚质比例较大，与“肺主气”相吻合，提示气虚质是肺癌的易发体质。且肺癌气虚质对化疗相对敏感，化疗后生存期相对较长。并且认为恶性肿瘤一旦形成后，在无其他因素干扰下，其体质类型相对稳定，可见对恶性肿瘤的体质分型在临床上有一定意义。体质发病与季节、体型也有直接关系。咸宁市就体质发病与季节关系做过调查：494位住院患者中阴虚体质发病多见于冬夏季，阳虚质多见于春秋季，与其他型相比（$P<0.01$）；痰湿质的发病率为夏季明显高于其他季节（$P<0.001$），气郁质于春季的发病率为13.86%，是夏季的5倍多。有人将

体型分为肥、瘦、匀称三型，与中风关系作一探讨，结果246例中的肥胖者占43.49%，与其他体型相比（$P<0.01$）；其中痰湿体质占35.77%，故“肥人多痰湿，善病中风”是符合临床实际的。此外，还有高脂血症、消渴等疾病的研究，都发现与体质有密切关系，这对中医体质学说的发展是一个大的促进。

3. 实验研究

随着研究的深入，人们越来越重视用现代方法来探索体质的奥秘。现代病理学研究发现，痰湿体质者的新陈代谢一般低下，脂肪代谢缓慢，而且血中低密度脂蛋白含量增高，高密度脂蛋白含量降低，低密度脂蛋白将多余的胆固醇堆积在动脉管壁上，因而易引起动脉硬化、冠心病。有人从体质遗传学角度，用主因子分析法和HLA（人类白细胞抗原）组织相容性试验，对广东汉族健康人的中医体质类型及男女体质差异的遗传基础进行了研究，结果发现阳多阴少型者B_5频率升高，女性B_{12}频率升高，男性的D_{R3}频率升高。同时获得了不同体质类型的综合性指标，反映了传统中医体质类型的遗传及基本特征，证实中医体质类型的客观性。

4. 今后设想

体质学说研究是一项长期艰巨的工作。当前体质研究重点应首先建立一套相应的研究方法，并逐步从文献整理转入到有计划、有步骤地进行系统的体质调研，取得大量可信材料，摸索体质分布、构成差异，在体质研究中要注意严谨规范，如体质分型的客观性，要在大量临床观察的基础上，选择特异性指标等。同时加强学科交叉，结合心理学、气象学、组织胚胎学、遗传学等，更深入地从形色、功能、心理三维结构等方面加以研究，随着学科内容的日益深化可逐步从中医体质生理、病理、药理、诊断、体质治疗、养生等方面建立学科分支，以期进入新的领域，在理论上有所突破。

从多学科、多角度、多层次研究体质，代表着体质研究的新趋势，显示了体质研究正呈现出宏观研究与微观研究相结合、临床分析与理论探讨相结合、传统方法与现代方法相结合的健康发展前景。

（二）中医实验研究动物模型的研制

近40年来在中医研究中，尤其是中医理论的研究中应用了不少动物病理模型。这是一个新领域，因为传统的中医主要靠四诊等手段来辨证，并不用动物模型。使用动物模型可以根据研究需要设立对照组，取得组织等各种实验指标，能够提高中医研究的质量。但是因为动物无主诉，往往无证可辨，在研制时也发生了很大的困难。现将研制的主要情况归纳如下。

1. 动物模型的名称、类别及“辨证”

中医研究中用的疾病的动物模型，其名称比较肯定。而在证的研究中用的动物模型，由于证的现代科学的本质尚不清楚，因此存在争论。最初曾直接称为某某证动物模型，以后对某某证加上引号，或前面加“类”字，以示不完全等于该证。现在认为，名称最好既反映中医的证，又反映病理生理机制，如甲状腺功能减退阳虚、甲状腺功能亢进阴虚、溶血血虚等。

研究中医某种病的动物模型，基本上与现代医学中的病理模型相同，如骨折、白内障等。而研究中医证的动物模型，则多是40年来所首创的。其中又有两类，一类是原有的某病模型，如甲状腺功能减退等，其制造方法比较成熟，但相当于中医哪一个证，还有不少问题。另一类是用中药等造成的，如大黄造成脾虚等，其制造方法尚在探索中。

目前所用的多是小动物，如小鼠、大鼠、兔等。因为有价廉易得、数量多、饲养占地少、生命周期短等优点。但对中医的舌诊、脉诊等辨证，至少要用中等动物如狗。有人主张用猪、牛、马等，如上海中山医院用乳猪研究舌象。也有人用灵长类如猴作模型，还有用驴作脾虚模型者。

由于动物很难得到四诊资料，因此辨证困难。目前大致从以下几方面认为它相当于某证。

(1) 根据制造模型所用中医理论。如用过量的寒凉中药或温热中药则各产生寒证或热证。

(2) 动物表现类似人的症状和体征。如动物蜷缩，挤在一起，低温低等即类似寒证。

(3) 做各种试验取得定量数据。如耐冻时间缩短、冰水游泳时间缩短等可作为虚寒证指标，有了数据可供统计分析研究之用。

(4) 以证本质研究所得结果作为指标。如阳虚患者多有尿17-羟减少，血瘀患者多有血液流变学和微循环改变，这些指标可作为辨证依据。

(5) 中药的"反证"。对某证的动物模型按照中医理论，用治此证的中药方剂治疗，如模型的各种指标有改善，即可反过来证明原辨证正确。此即以药测证。但由于中药功效广泛，适应证多，故不能只凭中药的疗效即确定辨证。

2. 各种证的动物模型的制作方法

(1) 八纲证病理模型

1) 寒证模型：北京医学院用过量的寒凉中药制作。先给大鼠腹腔注射三联疫苗使发热，再给服用龙胆草、黄连、黄柏、石膏等，10天后可见心率减慢，尿量增多，尿内儿茶酚胺及17-羟减少。这些改变用温热中药治疗后改善，表示动物为寒证。

2) 热证模型：与上述相反，给服过量的温热中药如附子、干姜、肉桂等，动物发生心率加快、尿量减少、饮水量增加，尿内儿茶酚胺及17-羟增多，用寒凉中药可以改善，表示动物为热证。

3) 气虚模型：气虚的辨证很难在动物中确定，尤其是一些舌诊、脉诊指标，故模型较难制作。北京中医学院、军事医学科学院、上海第二医学院等曾试过饥饿、小剂量γ线照射、游泳后极度疲劳、服小剂量大黄或蓖麻油、服少量泼尼松或地塞米松、对兔子少量多次放血等方法，使小动物表现为疲乏、精神差、不活泼、消瘦等症状，认为属气虚。但这些方法各有缺点，多未经公认。

4) 血虚模型：一般以现代医学的贫血模型作为血虚模型。可以给狗或兔长期少量放血，也可用溶血药。北京中医学院给大鼠皮下注射2%乙酰苯肼两次，3天后动物表现行动迟缓、嗜睡、喘促、心悸等，同时眼、耳、尾等部位苍白而发凉，毛蓬竖而少光润，可属血虚。

5) 阴虚模型：目前多用甲状腺功能亢进模型，即给小鼠或大鼠甲状腺素（T_4或T_3）注射，或服甲状腺干片悬液。T_4剂量为50μg/100g体重，干片为1mg/100g体重，连用3天以上。也有人再加利血平灌胃。这种模型表现为多食、消瘦、乏力、心悸、多饮、少尿等。

上海市高血压研究所在研究高血压模型时，发现肾动脉狭窄模型用附子、肉桂后病情恶化，用滋阴药六味地黄汤后改善，故认为可能属阴虚。制作方法是对大鼠肾用丝线作"8"字形结扎或用特制夹子使肾血流不畅。短期内较大量应用氧化可的松也可成阴虚模型。

6) 阳虚模型：此种模型的研制较多。目前有四大类方法：①肾上腺皮质功能减退；②甲状腺功能减退；③抑制DNA的更新率；④过量寒凉中药。

上海第二医学院给小鼠大剂量氧化可的松，经10天左右，动物出现消瘦、不活泼、毛无光泽、低温低、挤在一起，且耐冻时间和冰水游泳时间也缩短，说明怕冷乏力。此种耗竭现象可能因蛋白质分解，也可能因下丘脑-垂体-肾上腺轴受制所致。此种模型的各种改变如免疫等，国内研究较多。其糖皮质激素受体也有减少。其他方法还可用手术切除大部分肾上腺或用氨基导眠能(aminoglutethimide)抑制激素合成。

上海高血压研究所在研制高血压模型时，发现肾上腺皮质再生性高血压模型应用附子、肉桂后血压下降，而用六味地黄汤无效，可能属于阳虚。因为甲状腺功能减退患者多辨证为阳虚，故可用甲状腺切除或给服抗甲状腺药物（如甲巯咪唑）经2～3个月后形成阳虚模型。

由于以上阳虚模型有肝脾DNA合成率减少，故第二军医大学用羟基脲造成阳虚模型。上述用过量寒凉中药制成的寒证模型，如病程长而有虚象，耗氧量降低，也可属阳虚。

7）亡阳模型：亡阳时气血暴脱，可用中等动物急性大量放血造成。也有人用戊巴比妥钠对猫进行麻醉，使其心肌收缩力极度减弱，股动脉脉搏微弱，认为即“脉微欲绝”。此模型用附子可使脉搏明显改善。

8）血瘀模型：用于活血化瘀药物研究者有体内血栓形成、心肌缺血、脑缺血、肺栓塞及微循环障碍五类。但除了微循环障碍及微血管血栓形成的模型外，大多是局部组织或器官的病变。全身性微循环障碍的模型可用静脉快速注射高分子右旋糖酐来制造。从兔的球结膜或大鼠肠系膜可见微循环改变，应用活血化瘀药如川芎后可改善。

（2）脏腑辨证病理模型：八纲是辨证的基础，上述模型中有一部分实际上已有脏腑辨证的内容，如脾气虚等。

1）心病模型：上述血瘀模型中冠状动脉血栓形成和心肌缺血都可以认为是心病模型之一。

2）肝病模型：湖南医学院曾用过量艾叶注射剂注射于小鼠腹腔，隔日0.6ml（相当于生药0.3g），约45天后表现兴奋，活动多，肝脏色暗红、质粗糙，认为属“肝郁”模型。

3）脾病模型：此种模型研究较多，大多是用大黄，也有人用玄明粉或番泻叶，表现为慢性腹泻，可能为脾气虚模型，严重时也可能属脾阳虚，应用健脾中药如四君子汤有效。

也有人给动物仅饲猪油及大白菜，造成饮食失节和过劳，或仅喂缺乏蛋白质食物（大米），都可造成脾虚模型。应用利血平耗竭动物体内去甲肾上腺素，产生的症状也似脾虚。

4）肺病模型：可用慢性支气管炎模型。

5）肾病模型：阳虚模型中有肾上腺皮质减退者，往往有肾虚症状。

上述模型的研究，对中医中药有很大的用处。如一些不能在人身上进行的组织病理等研究可以在动物身上完成，一些中药的药理或毒理作用也可以在模型上试用。这些研究结果对进一步发展中西医临床也有作用，如发现温补肾阳药可使动物免受外源性皮质激素的影响，因而就用药来减轻强的松的副作用和帮助撤药。

但目前中医研究中所用的动物模型还存在一些问题，例如，上述模型是否符合于各个证，还有一些争论。此外，还有一些空白点，如痰的模型，至今尚未制成。将来中医用的模型很可能要从遗传或体质筛选传代得出模型（如阳虚、阴虚），类似于西医的先天性糖尿病或高血压鼠。这样，因为不用药物，更不用手术，更接近于临床实际。近年来已从整体动物模型逐渐向离体器官（如大黄脾虚鼠的小肠）及组织培养（如心肌细胞）等方面发展。这对研究工作有方便之处。只要整体动物的辨证能够确定，是值得一试的。

第七章　防治原则

防治原则包括预防疾病的原则和治疗疾病的原则两大内容。祖国医学在这些方面积累了丰富的经验，并有自己独具的特色，其中包含着朴素的辩证法思想，对预防疾病和治疗疾病，有着普遍的指导意义。

第一节　预防原则

预，预先；防，防止。预防就是采取一定的措施，防止疾病的发生与发展。而预防原则，则是介绍其基本的原则。

中医学对于预防疾病的重要性早就有了清楚的认识，《黄帝内经》中曾提出“治未病”的思想，强调“防患于未然”。《素问·四气调神大论》中说：“圣人不治已病，治未病，不治已乱治未乱……夫病已成而后药之，乱已成而后治之，譬犹渴而穿井，斗而铸锥，不亦晚乎”，说明古人早已认识到防病比治病更为重要。

预防，也就是《黄帝内经》中“治未病”的思想，包括未病先防和既病防变的两方面内容。

一、未病先防

未病先防，指在疾病未发之先，作好各种防病工作，采取积极的措施，增强人体体质，防止疾病发生。人体发病，关系到正邪两个方面，“正气存内，邪不可干”，“邪之所凑，其气必虚”，正气是发病的基础，邪气是发病的条件，在临床实践上看，两者都是不能忽视的，所以要防止疾病的发生，必须从这两方面下手：增强正气和防止邪气侵害。

（一）摄生

摄生又称养生，是中医学的专有名词，它是指通过各种方法来增强体质，预防疾病，进而延年益寿的医事活动。一般来讲，要从以下几个方面注意。

1. 注意精神调养

中医学历来重视人体的精神情志活动与机体脏腑气血功能的关系，认为七情过度，即突然的、持久的、强烈的精神刺激，可以使人致病，所以保持精神舒畅，情绪乐观，对于预防疾病，延年益寿是非常重要的。《素问·上古天真论》说：“恬憺虚无，真气从之，精神内守，病安从来”；《素问·阴阳应象大论》亦谓：“为无为之事，乐恬憺之能，从欲快志于虚无之守，故寿命无穷，与天地终”，都说明了这点。我们在从事老年病的研究过程中，曾广泛地调查了数百例 80 岁以上的老年人，发现 90 岁以上，尤其是 100 岁以上老人，绝大多数情绪开朗，精神舒畅，而很少有心胸狭隘者。

2. 加强锻炼

根据个人素质经常锻炼是增强人体体质，提高抵抗力，减少和防止疾病发生的重要措施，中医称为“流水不腐，户枢不蠹”。东汉著名医家华佗的“五禽戏”、马王堆出土文物中的“帛书导引图”，以及太极拳、八段锦、易筋经、气功等，不但能促进人体健康，而且具有民族特色，是值得推广的好办法。

3. 饮食起居

饮食起居包括“饮食”和“起居”两方面。“饮食”要注意清洁卫生、定时定量、粗细搭配、不能偏嗜和冷热适中几个方面。

定时定量即饮食要有规律，不能饥饱无常，暴饮暴食，《素问·痹论》说：“饮食自倍，肠胃乃伤。”同时，饮食物要粗细搭配，亦不能过于偏食，要“五谷为养，五果为助，五畜为益，五菜为充，气味合而服之，以补益精气”（《素问·藏气法时论》），“久食膏粱厚味，是乃为疾之首”。

再有，饮食物的清洁卫生、冷热适中也是非常重要的。不洁之物、不洁之水等均可使人致病；过冷之物伤亡阳气，过热之物刺激脾胃，故饮食之物当以冷热适中为宜。

起居有常即生活起居要有一定的规律。要适应四时季节气候的变化，合理地安排作息时间。要注意劳逸结合，房事不可过度，只有这样，才能预防疾病的发生。

4. 药物预防及人工免疫

中医在这方面也积累了丰富的经验，并且从很早就开始了探索。《黄帝内经》中就有关于“小儿金丹”预防疫疠的记载，人工牛痘预防天花，苍术、雄黄烟熏预防疫疠，以及大青叶、板蓝根预防腮腺炎，茵陈、板蓝根预防肝炎等，都是些方法简便，行之有效的方法，很受广大群众的欢迎。

（二）防邪

防邪即防病邪侵害，这也是预防疾病发生很重要一环。《黄帝内经》中有“虚邪贼风，避之有时”的记载，提示人们要生活注意，避免六淫、疫疠、七情、金刃、虫兽等外邪的侵害，以预防疾病的发生。

二、既病防变

既病防变，这是中医预防原则的又一重要方面，其意义在于已经发生疾病之后，要早期诊断、早期治疗，以防止疾病的传变。

（一）早期诊断

高明的医生，在于明察秋毫，能在疾病初期，给予及早的诊断，《黄帝内经》所谓“上工救其萌芽……下工救其已成，救其已败”。疾病在早期阶段，病情较轻，正气易于恢复，稍予治疗，疗效即为卓著，病至晚期，邪气已盛，正气衰微，虽有千金妙药，亦难起沉疴。故早期诊断可起到事半功倍之效，正如张景岳所说的“祸始于微，危因于易，能预此者，谓之治未病。不能预此者，谓之治已病。知命者，其谨于微而已矣”。

（二）早期治疗

疾病是一个“动”的过程，而不同的疾病有不同的传变途径和传变规律。外感热病以卫、气、营、血或三焦传变；外感伤寒以六淫传变；内伤杂病则以五行生克规律或经络传变。掌握了这种传变关系，在治疗时就应当首先明确哪是被侵害的内脏，而采取适当的措施，将疾病消灭在早期阶段，以防传变。《南经·七十七难》说：“治未病者，见肝之病，则知肝当传之于脾，故先实其脾气，无令得受肝之邪。故曰治未病焉”。张仲景在《金匮要略》中也说：“夫治未病者，见肝之病，知肝传脾，当先实脾。”因此，临床治疗肝病时多肝脾同治。《难经·十四难》提出“损其肝者缓其中”。所谓“缓中”即是以甘味补脾，以防肝病乘脾。温热病，胃阴耗伤的患者，病情进一步发展，多伤及肾阴。据此叶天士提出了“务在先安未受邪之地”的治疗原则。在甘寒养胃阴的方药中，加入咸寒滋阴的药物，以防肾阴耗伤。

第二节 治 则

治则，即治疗疾病的法则。所谓法则，就是对于临床治疗立法、选方、用药、施针等，必须遵循的，具有普遍意义的原则。它和阴阳五行、脏象经络、病因病机、诊法辨证等理论，构成一套理、法、方、药完整的辨证论治体系。

治则与治法不同，治则是用以指导治疗方法的总则；而治法则是从属于一定治则下的具体治疗方法。如“扶正”是治则，适用于以正气虚为主的“虚证”，但“虚证”的范围很大，证型很多，阴虚、阳虚、气虚、血虚，还有五脏之不同，到底“扶正”在何处，补虚在哪脏等，是单纯一个“扶正”治则所解决不了的。那就应在确立“扶正”治则之后，再根据辨证所得，确定具体的“治法”，如滋补肾阴、补益气血、温补肾阳等。总之，治则是总的原则，治法是具体方法，治则应指导治法，治法应反映治则，只有这样，才能使治则与治法贯通一气互相验证。

治疗的内容，包括治病求本，扶正祛邪，调整阴阳和因时，因地，因人制宜四个方面。

一、治病求本

“本”字，就字训来看为木之根，引为根本、本质之意，在中医学中，“本”有广义、狭义之分。广义的“本”指疾病的本质而言，泛指正气、病因、病机、旧疾等，《素问·阴阳应象大论》曰：“治病必求于本”，就是这个意思。狭义的“本”单指病邪而言，似像今天的病原，如《丹溪心法类集》说：“疾病之源不离于阴阳二气之邪，凡风热火属阳邪，湿燥寒属阴邪，邪气之基，久而传变，其变证不胜其众。病之有本，变化难穷。”

总之，“本”是与“标”相对而言的。标本是一个相对概念，有各种含义，可以用来说明病变过程中各种矛盾的主次关系。如从邪正双方来说，正气是本，邪气是标；从病因和症状来看，病因是本，症状是标；从疾病先后来说，旧病、原发病是本，新病、继发病是标等。

临床上运用治病求本这一治疗法则的时候，要注意掌握好“正治与反治”、“治标与治本”两种情况。

（一）正治与反治

《素问·至真要大论》中提出“逆者正治，从者反治”，所谓正治与反治，就是指所有药物性质的寒热、补泻与疾病本质和现象之间的从逆关系而言。

1. 正治

正治是逆其证候性质、逆其症状现象而治的一种治疗方法，又称所谓“逆”、“逆治”，系指采用方药的性质与疾病证候性质、症状现象相反。如寒证出现寒的症状，从而用热法、热性方药；热证出现热的症状，从而用寒法、寒性方药；虚证出现虚的症状，从而用补法、补的方药；实证出现实的症状，从而用泻法、泻的方药等。显而易见，这是临床上最常用的一种治法。

2. 反治

反治是顺从于某些症状现象（假象），但仍逆于其证候性质而治的一种治疗方法，又称“从治”。所谓“从”，系指采用方药的性质顺从于疾病的某些假象，也就是说与疾病的某些假象相一致而言。但究其本质，仍然要逆于证候性质，也就是逆于疾病性质，针对本质进行治疗的方法，从实际上讲，仍然是“正治”。这种反治的方法，体现了“治病求本”的原则。具体来说，主要有“热因热用”、“寒因寒用”、“塞因塞用”、“通因通用” 等。

热因热用，是以热治热，即用热性药物治疗具有假热症状的病证。适用于阴寒内盛，格阳于外，反见热象的真寒假热证。例如，《伤寒论》“少阴病下利清谷，里寒外热，手足厥逆，脉微欲绝，身反不恶寒，其人面色赤……通脉四逆汤主之”就是热因热用的范例。由于阳虚寒盛是其本质，故仍用温热药治其真寒，而假热自然就会消失。

寒因寒用，是以寒治寒，即用寒性药物治疗具有假寒症状的病证。适用于里热盛极，阳盛格阴，反见寒象的真热假寒证。例如，热厥证，因阳盛于内，格阴于外，出现四肢厥冷、脉沉，很似寒证，但有壮热心烦、口渴而喜冷饮，小便短赤等。因为热盛是其本质，故须治其真热，而假象方能消失。这就叫“寒因寒用”。

塞因塞用，是以补开塞，即用补益药治疗具有闭塞不通症状的病证。适用于因虚而闭阻的真虚假实证。例如，脾虚患者常出现脘腹胀满，时胀时减，不拒按，纳呆，舌质淡，脉虚无力，且并无水湿、食积留滞等征象可循，故以健脾益气治之，脾气健运，得腹胀自消。此外如久病精血不足的便秘；血枯、冲任亏损的闭经等，都应采取补益药治疗。这种以补开塞的治疗方法，叫“塞因塞用”。

通因通用，是以通治通，即用通利的药物治疗具有实性通泄症状的病证。适用于食积腹痛，泄下不畅，热结旁流；瘀血所致的崩漏；膀胱湿热所致的尿频、尿急、尿痛等病证。治疗可分别采用消导泄下、清热泄下、活血祛瘀及清利膀胱湿热等方法，都属通因通用范畴。

另外，还有一种“反佐”法，在前人的著作中亦常把它列为“反治”范围，但究其内容，实为制方、服药的具体方法，应在方剂学里讨论，这里不予详述。

（二）治标与治本

治本是治疗疾病的最终目的，但治标也是不能偏废的，在某些标症急迫的情况下，应当考虑先予治标；有时亦须标本兼治，当然，最根本的目的，还在于治本。

1. 急则治其标

急则治其标系是指标病危急，必须首先急治。在症状严重，病情危急的情况下，其危重病症的存在，往往左右整个病的全局，不急治其标，将危及患者的生命，或影响本病的治疗时，标已转化为矛盾的主要方面，为了急救，必须先治其标，例如，大出血、高热、小便不通、严重疼痛、大汗亡津等症状（标），必须先治标，后治本。治标虽似一时权宜之“急则治其标”也是“治病必求于本”的必要环节。

2. 缓则治其本

对于病势已缓或慢性病症者，当采取“缓则治其本”的方法。例如，一个脾虚不能统血的出血患者，出血病症急时，当以止血为宜，所谓“急则治其标”，而当出血减轻或已止时，又当改为健脾补气的方法为“缓则治其本”，从而可使止血疗效巩固，并获得远期疗效。

3. 标本兼治

标本兼治即病证在标本并重的情况下，所采取的标与本同时治疗的原则。

在治疗某些病情较复杂，标本并重的证候时，往往单治本，标病不解；单治标，本病不除，必须标本兼治，才能达到疗效。例如，气虚外感证，素体气虚为本病，复感外邪为标病，若单解表则更易伤气，单益气则表邪不除，故应标本兼治，用益气解表之法。又如阴虚便秘证，单滋阴，便结不除；单通便，更伤阴津，故应滋阴通便兼施，标本兼治，证候即除。标本兼治，并非不分主次，平均对待。而是根据临床证候的具体情况，对标本有所适当的侧重。例如，肺痨，肺阴亏虚为本，潮热、盗汗、咳嗽等症状为标，治疗当以治本为主兼以治标。所谓“本而标之”。若肺大咯血，治疗当以治标为主，兼以治本，即所谓“标而本之”之法。

二、扶正与祛邪

疾病的过程，从正邪关系来讲，也即人体的正气与致病邪气矛盾双方相互斗争的过程。疾病的发展和转归，取决于邪正双方力量的对比。正盛邪退，病情向好的方面发展；邪盛则正衰，病即持续发展，逐渐恶化。治病的关键在于通过扶助正气与祛除邪气，使疾病痊愈。

（一）扶正、祛邪的概念

扶正，即扶助正气。它是用扶正的药物，或针灸、推拿、按摩、调养饮食、体育锻炼等方法，来扶助人体正气，增强机体抗病能力和体质，达到治病或延寿的目的，是“虚则补之”的治疗方法。

祛邪，即祛除邪气。它也是用各种药物、针灸等方法，祛除邪气，消除致病因素对人体的损害，促使疾病痊愈。

（二）扶正祛邪的具体运用

在运用扶正祛邪的原则时，要认真细致地观察正邪双方的相互消长和盛衰情况，根据正邪在矛盾斗争中所占的地位，区别扶正与祛邪的主次、先后，灵活运用。或以扶正为主，或以祛邪为主，或是先扶正后祛邪，或是先祛邪后扶正，或是扶正祛邪同时进行。一般来说，扶正适用于病邪不盛，以正虚为主要矛盾者；祛邪适用于邪实而正虚不显，以祛实为主要矛盾者；先扶正后祛邪，适用于正虚邪不盛，或正虚邪盛以正虚为主，倘兼以祛邪，反而更损正气者，此时应先扶正，增强正气后再祛邪；先祛邪后扶正，适用于邪实正不甚虚，或邪盛正虚，如兼以扶正，反而会进一步助邪，则先要祛邪，后再扶正。扶正祛邪同时并用，适用于正虚兼邪实的病证，但要分清是以正虚为主，还是以邪实为主。若正虚较严重的，则以扶正为主，兼顾祛邪，在处方用药时应在补剂中稍加祛邪药；若邪实较严重的，则以祛邪为主，兼顾扶正，在处方用药时应在祛邪的方剂中稍加补药。总之，在扶正祛邪法同时并用的时候，应以扶正不留邪，祛邪不伤正为原则。

三、调整阴阳

调整阴阳，指对阴阳不调的状态进行调整。

疾病的发生，从根本上说即是阴阳的相对平衡遭到破坏，出现偏盛偏衰的结果。对于阴阳的偏盛偏衰，《素问·至真要大论》指出应“谨察阴阳所在而调之，以平为期”。因此，调整阴阳，补偏救弊，恢复阴阳的相对平衡，促进阴平阳秘，乃是临床治疗的根本法则之一，具体来讲，调整阴阳的方法，一是以“损其有余”为主；二是以“补其偏衰”为主。

（一）损其有余

损其有余主要适用于在阴阳不调中，以“胜”为主要矛盾的病症，如对阳偏胜的实热证以“寒之”，对阴偏胜的实寒证，以“热之”等。

当前，需要注意的是，“阳胜则阴病，阴胜则阳病”，一方偏胜，定可导致另一方不足，故在“损其有余”时，当兼顾到“不足”的一方。如实热证者，以寒药为主，稍给滋阴之品。

（二）补其偏衰

这是对阴阳偏衰，有阴或阳的一方虚损不足的病证，如阴虚、阳虚或阴阳两虚等，采用“补其不足”的方法治之。如阴虚不能制阳，常表现为阴虚阳亢的虚热证，则应滋阴以制阳，但最终导致肾阴亏，则应“壮水之主，以制阳光”；因阳虚不能制阴而致阴寒偏盛者，应补阳以制阴，最终导致肾阳虚损，则应“益火之源，以消阴翳”。若属阴阳两虚，则应阴阳双补。应当指出，阴阳是互根互用的，故阴阳偏衰亦可互损，因此在治疗阴阳偏衰的病证时，还应注意“阳中求阴”或“阴中求阳”，即在补阴时适当配用补阳药，补阳时适当配用补阴药。故《景岳全书·新方八略》中说：“此又阴阳相济之妙用也。故善补阳者必于阴中求阳，则阳得阴助而生化无穷；善补阴者必于阳中求阴，则阴得阳升而源泉不竭。”

四、因时、因地、因人制宜

因时、因地、因人制宜，简称三因制宜，系指治疗疾病时，要注意到发病季节，地区，以及人的体质、性别、年龄等不同情况而制定适宜的治疗方法。

（一）因时制宜

四时气候的变化，如春温、夏热、秋凉、冬寒，均对人体生理病理有一定的影响，而反常气候则是诱发疾病的重要条件。根据不同季节气候特点，指导临床治疗用药的原则，称为“因时制宜”。如夏天人体肌腠疏泄，冬天腠理致密，同是风寒外感，夏天就不宜过用辛温，以防开泄太过，损伤津气，变生它病；而冬天则可重用辛温解表药，以使病从汗解。再如，暑夏季节，雨水多，气候潮湿，患病每多夹湿，治疗时也应适当加入化湿、渗湿的药物。

（二）因地制宜

根据不同地区的地理环境特点，指导治疗用药的原则，称为“因地制宜”。不同地区，由于气候条件及生活习惯不同，人的生理活动和病变特点也不尽相同，所以治疗用药也应有所差别。如我国西北地区地高气寒，病多风寒，故寒凉药物应慎用，而温热药的用量就可以稍重；东南地区地势低，气候温暖潮湿，并多温热或湿热，温热或助湿的药物应慎用，而清凉或化湿的药物就可适当加重用量。

（三）因人制宜

根据患者的年龄、性别、体质强弱、生活习惯及精神状态的不同，而治疗用药有所区别，就叫做“因人制宜”。如患同一疾病，由于患者年龄不同，用药量也就不同，成人用药量大，儿童用药量小。老年人生机衰减，气血亏乏，故患病多属虚证，或正虚邪实，治疗时，虚证当补，但邪实须攻者，要慎重，不可粗心大意，以免损伤正气。小儿虽气血未充，脏腑娇嫩，但生机旺盛，生长发育很快，故称小儿为“稚阳之体”。婴幼儿不会语言，不能自理生活，患病多为饥饱不匀，寒温失调。所以治疗小儿，治宜及时，忌投峻药，尤当慎用补剂，以免病情转化，变生它病，影响发育。妇女在生理、病理上有经、带、胎、产的特点，所以治疗时，应注意调经、止带；对妊娠患者，要慎用攻下，凡峻利、破血、滑窍、走窜及有毒药物则不宜使用，以防堕胎；产后应考虑气血亏虚，或恶露不尽的情况。体质不同，患同样疾病，治疗用药也要有所不同。如阳热之体慎用温热药物、阴寒之体慎用苦寒药物等。

附　参考资料

一、内经原文摘录

1.《素问·标本病传论》

黄帝问曰：病有标本，刺有逆从，奈何？岐伯对曰：凡刺之方，必别阴阳，前后相应，逆从得施，标本相移，故曰：有其在标而求之于标，有其在本而求之于本；有其在本而求之于标，有其在标而求之于本。故治有取标而得者，有取本而得者，有逆取而得者，有从取而得者。故知逆与从，正行无问，知标本者，万举万当，不知标本，是谓妄行。

治反为逆，治得为从。先病而后逆者治其本，先逆而后病者治其本，先寒而后生病者治其本，先病而后生寒者治其本，先热而后生病者治其本，先热而后生中满者治其标，先病而后泄者治其本，先泄而后生他病者治其本，必且调之，乃治其他病。先病而后生中满者治其标；先中满而后烦心者治其本。人有客气有同气。小大不利治其标，小大利治其本。病发而有余，本而标之，先治其本，后治其标。病发而不足，标而本之，先治其标，后治其本。谨察间甚，以意调之，间者并行，甚者独行。先小大不利而后生病者，治其本。

2.《素问·至真要大论》

帝曰：何谓逆从？岐伯曰：逆者正治，从者反治，从少从多，观其事也。帝曰：反治何谓？岐伯曰：热因热用，寒因寒用，塞因塞用，通因通用，必伏其所主，而先其所因，其始则同，其终则异，可使破积，可使溃坚，可使气和，可使必已。帝曰：善。气调而得者，何如？岐伯曰：逆之，从之，逆而从之，从而逆之，疏气令调，则其道也。

寒者热之，热者寒之，微者逆之，甚者从之，坚者削之，客者除之，劳者温之，结者散之，留者攻之，燥者濡之，急者缓之，散者收之，损者温之，逸者行之，惊者平之。上之下之，摩之浴之，薄之劫之，开之发之，适事为故。

帝曰：论言治寒以热，治热以寒，而方士不能废绳墨而更其道也。有病热者，寒之而热，有病寒者，热之而寒，二者皆在，新病复起，奈何治？岐伯曰：诸寒之而热者取之阴，热之而寒者取之阳，所谓求其属也。

二、后世医家论述摘录

1. 《珍珠囊补遗药性赋》

夫用药者，当知标本。以身论之，外为标，内为本；气为标，血为本；阳为标，阴为本；六腑属阳，为标，五脏属阴为本。以病论之，先受病为本，后传变为标。凡治病者，先治其本，后治其标，虽也数病，靡弗去矣。若先治其标，后治其本，邪气滋甚，其病益坚。若有中满，无问标本，先治其满，谓其急也。若中满后有大小便不利，亦无问标本，先治大小便，次治中满，谓尤急也。又如先病发热，后病吐泻，饮食不下则先定呕吐，后进饮食，方兼治泻，待元气稍复，乃攻热耳。此所谓“缓则治其本，急则治其标”也。除大小便不利，及中满吐泻之外，皆先治其本，不可不知也。假令肝受心火之邪，是从前来者为实邪，实则泻其子。然非直泻其火，入肝经药为之引，用泻火为君，是治实邪之病也。假令肝受肾邪，是从后来者为虚邪，虚则补其母，入肾经药为引，用补肝经药为君是也。标本已得，邪气乃服。医之神良，莫越乎此。

2. 《景岳全书》

病有标本者，本为病之源，标为病之变。病本惟一，隐而难明；病变甚多，显而易见。故今之治病者，多有不知本末，而惟据目前，则最为斯道之大病。且近闻时医有云：急则治其标，缓则治其本，互相传诵，奉为格言，以为得其要矣。予闻此说，而详察之，则本属不经而亦有可取。所谓不经者，谓其以治标治本对待为言，则或此或彼，乃可相参为用矣。若然，则《内经》曰：“治病必求其本”。亦何谓耶？又经曰：夫阴阳逆从，标本之为道也。小而大，浅而博，可以言一而知百病之害也。以浅而知深，察近而知远，言标与本，易而勿及。又曰：先病而后逆者，治其本；先逆而后病者，治其本；先寒而后生病者，治其本；先病而后生寒者，治其本。先热而后生病者，治其本，先病而后生热者，治其本；先病而后泄者，治其本；先泄而后生他病者，治其本；先热而后生中满者，治其标；先病而后生中满者，治其标；先中满而后生烦心者，治其本。小大不利治其标，小大利治其本，先小大不利而后生病者，治其本。由此观之，则诸病皆当治本，而惟中满与小大不利两证，当治标耳！盖中满则上焦不通，小大不利则下焦不通，此不得不为治标，以开通道路，而为升降之所由。是则虽曰治标，而实亦所以治本也。自此以外，若以标本对待为言，则治标治本当相半矣。故予谓其为不经者。此也。然亦谓其可取者，则在缓、急二字，诚所当辩。然即中满及小大不利二证，亦各有缓急。盖急者不可从缓，缓者不可从急。此中亦自有标本之辩，万不可以误认而一概论也。今见时情，非但不知标本，而且不知缓急。不知标本，则但见其形，不见其情。不知缓急，则所急在病，而不知所急在命。故每致认标作本，认缓作急，而颠倒错乱，全失四者之大义，重命君子，不可不慎察于此！

三、关于防治原则的研究进展

这里重点介绍治疗原则的研究。

中医治则源远流长，先由《黄帝内经》奠定了基础，继由历代医家不断加以补充发展，从而逐渐形成了内容丰富的治则学理论体系。现将新中国成立以来有关治则研究的概况综述于下。

（一）中医治则涵义的讨论

对中医治则涵义的论述，比较有代表性的如《素问·移精变气论》“治之要极，无失色脉，用之不惑，治之大则”。王冰释之为“治则谓法则也”。又如《辞海》载，治则是“治疗疾病的总原则”。又如《中医基础理论》教材指出“治则，即治疗疾病的法则，它是在整体观念和辨证论治指导下制订的，对临床治疗立法、处方、用药具有普遍指导意义”。很明确，这是从治病的角度来确定治则的涵义的。

在1986年，首届全国中医治则研讨会上，多数代表同意“中医治则是在中医理论指导下制定的，对保持健康和祛除疾病，恢复健康具有普遍指导意义的防病治病规律”。这个定义的特点有三：一是指出中医理论对治则的指导；二是强调防病治病的规律，不单指治疗规律；三是强调保持和恢复健康。这个涵义拓宽了中医治则的范围。它不仅包括治疗原则，还包括了养生与预防原则。

（二）中医治则的内容与范围

目前，对整个治则体系尚缺乏统一的认识。《中医基础理论》教材中治则内容仅包括治病求本、扶正祛邪、调整阴阳、调整脏腑功能、调整气血关系、三因制宜。周超凡等认为，有些内容虽未作治则提出过，但确实有指导防病治病的作用，归纳为，治则包括治病求本，以平为期、调整阴阳、标本论治、扶正祛邪、三因制宜、正治反治、治未病、同病异治、异病同治、随证等内容。回顾近代医学对中医治则的论述，一致公认的治则，仅有治病求本、标本论治、调整阴阳、扶正祛邪、三因制宜、正治反治等；有争议的有：治未病、同病异治、异病同治等。还有寒者热之、热者寒之、虚者补之、实者泻之、木郁达之、惊者平之等治则。近几年，何欲民等提出月生无泻，月满无补也属治则。目前，有些专家学者不仅仅限于整理治则内容，而且注意创新，如有人所提出的“截断扭转”治则，经有关单位验证，不但对中医温病的治疗，而且对西医的乙脑流行性出血热、急性细菌性痢疾等治疗，均能显著提高疗效，缩短疗效。朱文锋等根据临床实践提出了“因热制宜”等一些新的治则，还有待于临床实践的验证和理论上完善。

（三）关于中医治则的哲学基础的认识

爱因斯坦说：“如果一个自然科学的理论没有认识论作依据，是站不住脚的。”刘长林指出，《黄帝内经》总结的治疗原则，生动地体现了先秦两汉以来朴素辨证的许多精华，是古代辩证法在一个实践领域里成功的运用。王玉玺认为，中医治则是以中医理论思维中具有特色的整体观、恒动观、动态平稳观、朴素的唯物辨证对立统一观为指导的，故治则是我国古典唯物论的认识论在治疗学中的体现。

中医治则的哲学核心是什么呢？刘时觉等认为，中医临床治疗追求的是“平”，中医治则也提出了“以平为期”的治则，明确以恢复机体阴阳平衡，内环境处于稳态为中医治则的直接目标。“平”是中医治则理论的核心。

具体到每个治则和认识论的联系，刘时觉等概括为：治病求本即认识事物的本质；标本论治，即抓主要矛盾和矛盾的主要方面；三因制宜，随证治之，强调的是具体问题具体分析；反治理论谈的是如何透过现象看本质；同病异治，异病同治，体现了正确处理矛盾的共性和个性；既病防变，则从发展、联系的观点认识疾病，提供治疗依据。这无疑都是用新的认识论方法论去探求中医治则的本质，为临床治疗开拓思路。

（四）关于中医治则层次划分的意见

随着对中医治则研究的深入发展，为了使整个治则理论体系脉络清晰，泾渭分明，在临床中发挥逐层论治的优势和指导作用，试将治则加以层次化、系统化。周氏提出三层次理论，认为治则的特点之一，是具有一定的抽象性，但各治则的抽象程度不一。抽象程度高的大治则，往往下统几个抽象程度低的小治则。从而，呈现出治则间的从属关系。据此，将治则体会划分为三个层次：治病求本，以平为期，为第一层次的总则；治未病，调整阴阳，扶正祛邪，随证治之，为第二层次治则。第一层次的两个治则，共同支配着第二层次的四个治则。而第二层次的治则，又支配着属于第三层次的寒者热之、热者寒之、虚者补之、实者泻之、燥者润之、坚者削之等十几个治则。

孙世发虽也持三级治则的分类法，但具体的划分原则却有所不同。他认为一级治则是治疗疾病的总法则，主要包括同病同治、同证同治、扶正祛邪、平衡阴阳、调理气血等治则。它不能直接指导临床组方用药，而只能对各种具体治疗法则作出抽象的概括，从而决定具体治则的大方向和总任务。二级治则是决定组方的大法则，如八法、十剂、十八剂等，把方剂按其主治功能分类，每一类方剂的主要功能，就成为治疗的一大法则，如解表、泻下、温里、清热等。三级治则是指导临床制方用药的具体法则。它根据疾病的特点、证候、个体差异、发病时间等多方面情况，在辨证的基础上随病证提出，并随病证的变化而不断修订。显然，这里所说的二、三级治则，包括了平常所说的治法。

刘时觉等认为“治则与临床具体治法之间，是一个多层次的，由高度抽象的指导原则，到一般性的治疗大法，再过渡到具体治法，最终落实到方药”。总之，关于治则层次如何划分，还有待于今后进一步探讨和研究。

（五）中医治则与治法的关系

治则与治法是既有区别又有联系的两个不同概念。王玉玺从概念、内容、哲学基础、研究范围及对象等方面，对两者的区别作了较全面的论述，认为治则是固定不变的原则，无论何时、何地，也不论辨为何证，其指导性都是不变的，这体现了治则的原则性；而治法都是灵活多变的。由于证具有随病因、病位、病势等因素而异的多变性，因而治法也随之变化，即证变法亦变，体现了辨证论治的灵活性。

孙世发的看法，治则与治法之间没有根本区别。故提出通称治疗法则。因而得出三级治则就表现了治法。并认为，两者在内涵上是一致的，两者的关系是从属关系，只是前者内涵一般、抽象；后者内涵特殊、具体，是大法则与小法则的区别。

周超凡等认为，治则与治法既有区别又有联系。就区别而言，治则概括程度高，对于防病治病具有普遍的指导意义，能指导治法的选择与应用。如“体若燔炭”，“邪在皮者，汗而发之”是治则，而因风寒所致者必用辛温除汗法，风热而生者必以辛凉除汗法。因此治法对疾病的针对性强，是治则理论在临床中的具体应用。因此，治则与治法，犹如战略与战术的关系。就联系而言，治则与治法之间存在着相互交接的层次。通过这一层次，治则过渡到治法。具体来说，就是第三层次的治则与治疗大法是相互交接的，如寒者热之（第三层次治则）与温法（治疗大法，八法之一）、热者寒之与清法等。总之，治则与治法的交接，一般是以治疗大法为主，故以“八法”为界，既可清楚地表明治则与治法的联系，又可显示两者的区别。

（六）中医治则文献的研究

目前的中医治则研究，主要属于文献研究。临床研究，特别是实验研究很少开展。在这40年中，治则文献研究已发表数以百计的学术文章，涉及《黄帝内经》、《难经》、《伤寒论》、《金匮要略》、温病学等多个领域，讨论的面较广。其中，对《黄帝内经》治则的研究较为突出的，是浙江的徐荣斋等，有计划地研究了《素问》中的“阴阳应象大论”、“标本病传论”、“藏气法时论”等篇中的治则理论。其他则多以某一个专题研究形式出现，如治病求本、标本论治、正治反治、扶正祛邪、上病下取、同病异治等，都有专文论述。对《伤寒论》、《金匮要略》的治则思想，研究得较深入，如李家庚阐述了《伤寒论》中扶阳气的法则；张俊探讨了《金匮要略》的虚劳病治则。王绪前也系统地论述了《伤寒杂病论》的治则，把它总结为无病早防，有病早治；卒病急治，久病后治；表病先治，里急急治；同病异治，异病同治；逆者正治，从者反治；上病下治，下病上治六个方面。对温病治则的文献研究也多，如赵成春强调时时注意养阴保津为温病的重要治疗原则。对温病卫气营血治则也有探讨，特别是赵绍琴对“在卫汗之”的意义作了较深入的研讨。